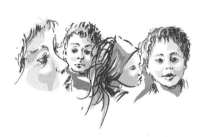

儿童行为障碍案例集 第6版
Casebook in Child Behavior Disorders sixth edition

[美]克里斯托弗·卡尼 著
Christopher A. Kearney

王金丽 李 哲 —— 译

上海社会科学院出版社
SHANGHAI ACADEMY OF SOCIAL SCIENCES PRESS

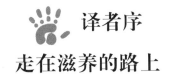# 译者序
走在滋养的路上

现在看，马上看，或许还来得及！

对，你，猜对了！

这是一本能够帮到千万个家庭的书！

这是一本给爸爸妈妈看的书，因为它让父母理解夫妻相处的模式、原生家庭的样貌会带给孩子何种深刻的影响！

这是一本给教师看的书，因为它让教师从更深层次、更科学角度理解学生的状态及其背后的家庭，因而会"用心"能"懂心"，更加包容学生和真正地帮助到学生！

这是一本给心理学业界人士看的书，因为它非常专业，并且案例实在太棒了！

这是一本给非专业人士看的书，因为无论对家长还是对孩子，它都足够有用！

当下中国经济发展仍保持稳定增长的态势，机遇与挑战共存，选择与机会同在。在这样的社会背景下，孩子属于一个特别重要的群体，就国家而言，孩子要肩负国家民族未来建设发展的历史使命；梁启超曾言：少年强则中国强。从小家来说，孩子承载着祖父母辈、父母辈几代人的期望，同时也承受着几个家庭的压力。孩子的健康成长关乎千万家。

谁家都想把孩子养成才，可不知不觉就养"歪"了，"歪"了还能正过来吗？这本《儿童行为障碍案例集（第6版）》会告诉你答案。

刚从编辑手里接过《儿童行为障碍案例集》时，觉得不大厚，翻翻看，里面也没什么照片图表，蛮朴素的一本书。到翻译起来才发现，作者卡尼博士从症状描述到障碍标准的界定，再到评估与治疗，每个环节都细致、科学、全面，每一个案例精挑细选，作者的行文风格轻松畅快，语言生动，易学耐读。对家庭原貌的呈现自然清晰，治疗方式方法简明、实用、有效。真是难得的一本原生家庭病理分析书，也是一本原生家庭成长指导书，为障碍儿童的家庭康复指出了一条专业的道路。

每一次翻译，都是很好的专业提升。有这样一本书相伴，就如同草儿得到阳光、花儿得到水一样，获得了滋养。

2011年初次翻译这本书的第4版，那个时候，"原生家庭"还是一个不常见的专有名词；2020年再译此书的第6版时，"原生家庭"已成流行语。

打开这本《儿童行为障碍案例集(第6版)》看个清楚：社交焦虑及退缩、抑郁症、早发性双相情感障碍、进食障碍、注意缺陷与多动障碍、学习障碍、攻击性与品行障碍、物质使用障碍、家庭矛盾和对立违抗障碍、自闭症与智力障碍、儿科疾病与疼痛、性虐待及PTSD、其他综合类问题。书里会告诉你发生在孩子生活中某些看似怪异行为的深层原因，而这些原因与原生家庭均有着千丝万缕的联系。

除了器质性病变确是由遗传、生物、生理、环境等诸多原因引起外，其他症状与依恋关系、教养风格、父母的人格特点、家长应对方式、婚姻状况、压力处理等均存在不同程度的相关。

这本书告诉家长们一个简单而精辟的道理：自己成长好就是对孩子最大的好！

这本书的翻译工作由多人参与合作完成，所有译者均为心理学专业硕士以上研究生，他们是：王莉文(第一、五章)；陈晓华(第二、三章)；李哲(第四章)；王金丽(第六章)；张严瑞(第七章)；李云(第八、九章)；黄宽(第十章)；李泽琳(第十一章)；杨春辉(第十二、十三章)；周其亮(第十四、十五章)。王金丽对封面、封底、前言、索引、译者序等部分进行了翻译和整理。李哲对整本书进行统稿和校对。

　　因为是一本专业书，翻译时涉及许多术语，为此译者召开两次会议讨论术语翻译的专业性和一致性问题，我们尽己所能把这本书翻译到让读者既能领略原作者专业的功底，又能饶有兴趣地品味字里行间。

　　在此，感谢周需编辑的信任，感谢参与此书翻译的所有译者，本书反反复复，几经更改完善，你们付出了心血，也获得了历练。

　　由于能力有限，书中难免有纰漏，敬请赐教，以激励我们以后把工作做得更好。所有的指导在专业领域都是一种馈赠，滋养我们以后的职业之路。

　　是为序。

王金丽

2020 年 5 月 20 日于上海

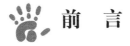# 前　言

随着有关儿童行为障碍知识的骤增，为了孩子们的健康发展，我萌生了一种强烈的责任感，就是和孩子们的父母以及试图帮助他们的人们一起，去关注这些障碍带来的问题。这本案例集的目的之一在于通过讨论这些特别的儿童及他们的重要他人的案例（含在家庭、学校，及其他环境下）来综合展示当前对于儿童行为障碍的最新进展。我想让更多的人了解：这些儿童及其家庭的日常生活有多么分裂、痛苦和不容易。

儿童精神病理学拓展的标志

我们以各种各样的个案为例来说明从儿童到青年的精神病理学连续发展谱系。你会发现这些个案呈现了内化障碍、外化障碍，以及综合的症状（诊断）。在第1、14、15章里的案例，我们故意省略了诊断，这样教师可以带着学生在课堂上讨论案例，为案例的问题解决提供特别的补充和支持。就单一个案而言，学生们通过阅读症状、主要评估方法、风险因素和维持变量、发展方面及治疗策略来为个案设计总体咨询框架。每个案例结尾处都留有一系列问题去激发学生进行回顾或小组讨论。这些个案所涉及的范畴，证实了儿童所表现的症状常与DSM-5上的标准不尽相同，治疗结果往往也有较大变数。

真实案例在不同情境中的使用

虽然这本案例集主要是为心理学专业大学生及低年级研究生而设计的,但其他专业领域或感兴趣的人们同样会发现这本书中的内容很有助益。书中的案例均基于真实个案病史资料,或由不同的真实案例组合而来。案主的名字及相关细节已修改以保护隐私,如有相似纯属巧合。

一种经验主义的路径

这本案例集大体上反映的是一种基于"认知-行为-家庭"取向的经验主义观点。但这并不意味着,对于具体的个案来说,其他形式的治疗是无效的。要成功治疗一个特定的儿童行为障碍患者,我们通常都需要明智地综合运用生物学和其他各种不同的干预手段。

目 录

第一章

综 合 案 例 一

症　状

　　迈克尔·拉博波特是一位9岁的欧裔美国小男孩,被他的父母带到一家心理门诊求助。在他的首次心理评估期间,迈克尔正在读小学四年级。针对儿子"麻烦"和"失控"的行为,他的父母拉博波特夫妇向治疗师求助。在视频访谈期间,拉博波特太太告诉治疗师迈克尔不服她、也不服老师的管教,学习成绩也不好,甚至有时会攻击他5岁的妹妹。拉博波特太太还透露,自从她丈夫几周前失业后,他们的家庭正在经历一系列纷争和经济危机。他们原定于那周就参与治疗师的评估治疗,但这一家子一连三次不是推迟就是爽约。

　　一位从事儿童行为障碍领域的临床心理治疗师分别对迈克尔和他的父母进行单独一对一访谈。他首先和迈克尔谈话,发现他懂礼貌、懂社交,对大部分问题都有回应。迈克尔还详细谈了谈自己的宠物、足球队和邻居朋友。但当被问及他为什么会来诊所,迈克尔却只是耸耸肩,无奈地说父母不太喜欢自己。他说父母经常对自己大喊大叫,父亲还会"在我表现不好时打我"。当治疗师问他的爸爸如何打、多久打一次时,他却只是再次耸耸肩,没作任何回答。

　　随后,治疗师询问迈克尔他的哪些行为是父母讨厌的,迈克尔回答说,父母时常争吵,每每此时,他就会跑开并躲进自己的房间,而母亲并不喜欢他在房子里乱跑。另外,他经常因功课不及格和学习成绩差而陷入麻烦,大部分功课对于他来说都很吃力。他还指出,和自己的小妹妹"相处不融洽"。

迈克尔抱怨他的老师"动不动就冲我大吼大叫",老师经常因为迈克尔没有老实坐在位子上、没有专心听讲或是完成作业而责罚他。他认为这些作业实在太难了,特别是阅读作业,他无法集中精力去完成。于是,他经常不得不整天坐在老师旁边,还要利用休息时间补作业。

治疗师还注意到,当谈话内容转向品行不端这个问题时,迈克尔的情绪变得更加沮丧,与她的互动也减少了很多。迈克尔一度哭泣着说他时常感到"孤单和悲伤",他感到在学校里和朋友在一起的时间被剥夺了,可又不好意思带朋友回家玩。对于父母时常吵架,他感到悲伤,并且担心未来会发生什么事情。迈克尔否认有自残的想法,但却又思考过如果他死了他的父母会怎么想。

最后,治疗师以一个提问结束了她与迈克尔的初次访谈:他想看到自己的生活有哪些改变?迈克尔回答说,因为家里经常爆发战争,所以他希望爸爸离开这个家。同时他还希望自己能在学校里表现得更加出色,而不再遇到这么多麻烦。当治疗师问迈克尔是否想从中体验到什么不同时,他只是耸了耸肩。

随后,治疗师继续对拉博波特夫妇二人进行了访谈。这两人明显对彼此都怒气冲冲。拉博波特太太对前几次推迟治疗表示了歉意,并且直接责备她丈夫。拉博波特丈夫对她翻了一个白眼,随后说道:"让我们开始访谈吧!"同样,治疗师首先询问这对夫妇为何到此。拉博波特先生只是淡漠地耸了耸肩,但拉博波特太太很快就罗列出有关迈克尔的一系列问题。

拉博波特太太首先讲述迈克尔的"难以控制",尤其是他极度好争执、狂暴和叛逆。拉博波特太太又抱怨迈克尔不听话,当她要求他做事时,迈克尔还经常冲着她骂脏话。另外,迈克尔发脾气的时候会满屋子乱跑、吼叫、哭喊、摔东西等。这种情况通常出现在父母对他下命令或是夫妇俩"讨论事情"时,结局一般是他躲进房间或是被父亲揍一顿。显然,这些方法基本上管制不了他的行为。另外,迈克尔开始对他5岁的小妹妹变得充满攻击性,总是欺负她。有好几次,他们就当场抓住迈克尔正在打他的妹妹。到最后,父母再也不允许他和他的妹妹单独相处了。

拉博波特太太同时还指出,迈克尔在学校的表现也很差。他几乎门门功课都不及格,在阅读和拼写上更是麻烦重重。这多少令人有一点吃惊,因为迈克尔在三年级期中(即去年)之前一直都是一个表现很不错的好学生。另外,迈克尔在教室里很难管得住自己。他经常随随便便就发火,抱怨功课太难。他经常拒绝做作业,所以老师不得不让他坐在自己的近旁,以便更好地监管他的行为。实际上,迈克尔的学业问题和品行不端问题已经发展到很糟糕的程度,以至于他的老师格列柯女士提出让他接受特殊教育的建议。当然了,拉博波特夫妇都强烈反对。

最后,拉博波特太太还对迈克尔给出了一个评价,那就是他经常闷闷不乐,而且有时在行为上表现得很"古怪"。比如,当迈克尔沮丧时,他经常大哭大闹,并一个人躲进自己的房间。另外,他太过关注有关艾滋病(获得性免疫功能丧失综合征)感染方面的问题。迈克尔班上曾经有一个同学得过肝炎,病好后又重返课堂,很显然这引发了迈克尔对于艾滋病和其他疾病的恐惧。结果,他一天内至少要洗 10 次手,以预防任何可能发生的感染。

治疗师又继续询问了迈克尔父母有关他们家庭其他方面的问题。拉博波特太太再一次抢过了话头,说她的丈夫最近失业、家庭正在经历一场经济危机,她也承认自己和丈夫"有时候"是会发生争吵,但是并不认为这与迈克尔的行为有关系。事实上,她坚持认为现在的访谈治疗和随后的治疗重点都应该落在问题一大堆的儿子身上。尽管治疗师提出了几个比较委婉的刺探性问题,但她和她的丈夫并没有就自身的婚姻状况或其家家庭教育风格提供更多的细节。

在征得这对夫妇的同意之后,治疗师也与迈克尔的老师格列柯女士进行了一番交谈。格列柯老师说一直到今年的一月份,迈克尔还表现得比较出色,但是在此之后,他的成绩和行为举止都开始出现了问题。格列柯女士说迈克尔很聪明,如果有充足的动力他就可以轻松完成功课,但他的许多任务都完成得极其勉强,特别是阅读和写作方面。格列柯女士还说她从未建议迈克尔进行拉博波特夫妇所谓的"特殊教育",不过她确实感觉到迈克尔的父母需要采取更加积极的方式去解决他们儿子的学业问题。她猜测迈克尔的父母有可能连自身的问题都没处理好,这恐怕就是导致迈克尔出现异常行为的主要原因。

格列柯女士又指出,迈克尔的品行不端也开始变得令人难以容忍。她抱怨这个学生时常叛逆、不专心、爱捣蛋。她还特别强调,迈克尔经常通过扔试卷、哭喊、在屋子里到处跺脚,以此来拒绝完成作业。结果,他每个星期都要被送往校长办公室一次。另外,他过于活跃,经常需要提醒才能坐回自己的座位。总之,格列柯女士需要对他充分关注,以至于分散了她照顾其他学生的精力。

基于获得的这些初步信息,治疗师得出结论:迈克尔和他的家庭存在一系列亟待解决的问题。特别是迈克尔,治疗师初步判断他的行为障碍是内化行为障碍、外化行为障碍和学业障碍的多重结合。另外,迈克尔的家庭很明显正处于高水平的冲突和高强度的生活应激状态之中。治疗师还认为,这个家庭中潜在的虐待问题也必须得到进一步解决。

✋ 评 估 ✋

在治疗中,对孩子和他们家庭的评估以及信息收集的总体目标,是为了回答以下三个基本问题:

1. 这个行为问题是什么?
2. 为什么这个问题会持续存在?
3. 什么是解决这个问题的最佳方案?

这些问题看起来可能很直接,但是它们通常都很难回答,特别是像发生在拉博波特家庭里这种复杂的案例中。

第一个问题——这个行为问题是什么?——可能会引出几个额外的问题。比如,有没有需要解决的急性行为问题?举个例子说,在迈克尔的个案中,他被送来治疗是因为他的行为确实不正常?还是因为他只是惹恼了自己的父母和老师?事实上,他的某些行为很可能非常符合一个9岁孩子的正常发展状况。在相关的例子中,如果孩子的行为问题是由于家庭因素,如冲突、混乱、虐待或父母消极态度而产生的可以理解的结果呢?换句话说,如果这个"行为问题"更多要归咎于家庭而非孩子本身呢?在迈克尔的案例中,父母的争吵可能诱发了他的悲伤情绪。因此,在这样的情境中,治疗师不应该一开始就直接认定只有这个孩子是治疗中需要高度关注的对象。

如果当事人(比如孩子)认为自己没有任何问题但其他人(比如父母)却对此持不同意见,那么判断行为问题究竟是什么也会比较困难。在这里,心理治疗师应该更多关注的是:显著干扰到这个孩子日常生活的行为是什么?在迈克尔的案例中,他的某些行为看起来确实有些问题,因此急需得到解决。如果一个孩子被判定出现了行为问题,必须要分析出他的哪些行为最严重、并且首先应该得到解决。在许多求助心理治疗的青少年中,由不同障碍引发的不同症状会相互重叠。在迈克尔的案例中,他的确存在一些明显的外在症状,但是他的外在行为很可能和一些严重的内在问题有关联,比如焦虑或抑郁。

评估程序中的第二个问题——为什么这个问题会持续发生?——也是同样充满难度的。此时,心理治疗师必须判定有哪些**因素**在影响着儿童的行为问题。这些维持变量,正如在案例中重点指出的,包括感官强化、关注、逃离厌恶情境以及含金钱在内的实际奖赏等。如同迈克尔的案例所显示出的,不同的行为可能由于不同的变量而一直影响维持着。比如说他的发怒和对妹妹的攻击可能是设法获取他人注意的一种方式,他的洗手可能是逃离或减轻对感染疾病担忧的一种方法,他的叛逆可能正是渴望父母安抚关注的一种表现。

前面两个问题——这个行为问题是什么?以及为什么这个问题会持续发生?——指出了目标行为的形式和功能。了解孩子行为的形式和功能使得回答最后一个主要问题变得更加容易,即什么是解决这个问题的最佳方案? 比如,假定迈克尔最严重的行为是他在家里和学校的发怒(形式),消除这种行为问题可以帮助减少其他行为问题,比如他的叛逆行为。又假设迈克尔的发怒是由于他希望在家里得到关注而在学校里得到解脱(功能)。对此,迈克尔的父母也许应该不去计较他在家中的发怒,而迈克尔的老师则应该努力适应他的发怒,同时不允许他随便离开课堂。

回答这些问题可以采取不同的评估方法,对此该案例中也有相关的描述。它们包括面谈法,自我报告,认知测量,自我监管,生理和药物治疗程序,角色扮演,家长、家庭以及老师的评估,社会测量等级评估,直接观察以及标准智力、成就、人格测验。在大多数案例中,多维度的评估方法对于评估不同领域(如社会、学业、智力、情感)的功能而言可能是非常必要的。

在迈克尔的个案中,他和他的父母参与了焦虑障碍访谈进度表版本测试,这是一个涵盖了不同种类的内化、外化行为障碍的半结构化访谈(Silverman & Albano,1996;Silverman,Saavedra, & Pina,2001)。迈克尔被正式诊断患有《精神疾病诊断与统计手册(第5版)》(DSM-5;American Psychiatric Association,2013)中的三类障碍。其中,一个涉及内化行为障碍、一个涉及外化行为障碍,第三个则是学业障碍。每一项障碍都在中等到严重程度。迈克尔自己也认可这些项目反映了他对和医学相关的刺激(如疾病、细菌、医院、注射)、社会和评估情境(如大量人群、被批评)以及父母争吵的恐惧。

迈克尔按要求完成了自我报告测量,包括《儿童多维焦虑量表第二版》(MASC2)和《儿童焦虑抑郁量表(修订版)》(Chorpita,Moffitt, & Gray,2005;March,2013)。这些测验是被用来评估在更多细节化的样式中的内化问题,而访谈中并没有讨论这些问题。迈克尔说他在学校里经常哭泣、没有主见、害羞和不开心。他也担心自己的学业、他人的评价、自己的未来、父母对他所说的话以及发生在他身上的糟糕的事情。他会做噩梦、很难集中注意力,以及出现各种生理不适,如胃部感到恶心。迈克尔认为即将会有糟糕的事情出现在自己身上,他感到孤单,感到可能永远都不如其他孩子那么出色。总体而言,迈克尔在生活中的不同领域似乎都感到焦虑而且抑郁。他特别在意家庭现状、医疗情况、社会评估和未来事件。

迈克尔的父母则完成了《儿童行为量表》(CBCL;Achenbach & Rescorla,2001)、《家庭环境量表》(FES,4th ed.;Moos & Moss,2009)、《父母期望量表》(PES;Eisen,Spasaro,Brien,Kearney, & Albano,2004),以及《婚姻适应量表(修订版)》(RDAS;Ward,Lundberg,Zabriskie,Berrett,2009),这是一项有关总体婚姻满意度的测量。拉博波特夫妇认可了儿童行为量表反映的关于迈克尔的高水平的注意力问题和攻击性问题。他们特别强调了儿子的冲动、紧张、不佳的学业表现、争吵、吝啬、叛逆、怪叫、发脾气和需要获得别人注意。但他们较少认可其内化问题的症状。在《家庭环境量表》中,拉博波特夫妇评估了他们的家庭正处于冲突和分离状态,在《父母期望量表》中,拉博波特夫妇承认他们对迈克尔应该在家庭中承担许多责任的过高期望。

《婚姻适应量表修订版》的结果表明拉博波特夫妇经常在某些方面意见不和,特别是财务方面,他们双方几乎没有积极的沟通或是显示出与对方的丝毫感情。这些反应在某种程度上与他们访谈中的口头报告形成鲜明对照。总体上说来,虽然该家庭很明显处在危机之中,可是拉博波特夫妇仍然继续将他们儿子的外在行为当作最主要的问题,并特别强调他的叛逆和破坏性行为。

该个案中还使用了其他评估工具,包括《教师评定量表》(TRF Achenbach & Rescorla,2001),这是一项持续行为测试,以及《韦克斯勒儿童智力量表》(5th ed.;Wechsler,2015)。迈克尔的老师格列柯女士在完成《教师评定量表》后强调了迈克尔的社会性和注意力问题,特别是他的退缩行为、哭喊、缺乏专注、冲动、不合群和低成就感。测量冲动性的持续行为测试表明迈克尔的反应速度与患有注意缺陷/多动障碍(ADHD)的儿童有一点类似。最后,迈克尔的智力测验分数属于高水平行列,表明了他的学业问题与智力缺陷无关,恰恰相反,迈克尔的行为表现低于他的真实能力水平。

治疗师认为迈克尔仍然还有很多无法清晰界定的显著行为问题。还有很多不同的作用因素导致许多问题持续存在。最重要的是,迈克尔的家庭情况问题可以被确定为存在婚姻紧张、冲突、经济压力和潜在虐待。这样一来,任何一种治疗方案都将有可能涉及整个家庭,并且需要采取一个复合而全面的策略。

☙ 风险因素和维持变量 ☙

目前有几种公认的理论模式,用以解释儿童行为障碍的产生原因。比如,心理动力学派的专家认为应将先天性驱力和内心冲突作为致病因素。依恋理论的专家则推测,照料者如果没有能满足婴儿的需求,有可能导致其在儿童时期出现精神病理学症状。这些理论范式部分适用于青年阶段,但是两者的效度仍有待考证。

本书反复提到一个更加受到广泛支持的病因学理论模式——行为理论。行为理论的支持者认为出现行为障碍的儿童是因为学习或强化了某些异常行为。他们的学习榜样包括无意中鼓励叛逆行为的父母、对抑郁沮丧行为给予同情的家庭成员以及奖励过失行为的同伴。在相关样式中,社会学习理论专家认为儿童会模仿或模拟他人的不当行为。比如,模仿父母暴力行为的儿童攻击事件、观察他人喝酒或使用非法药物之后的药物滥用等。

在迈克尔的个案中,这些学习模式理论确实可以解释他的某些行为举止。父母的关注强化了他的攻击行为。另外,迈克尔的健康焦虑、对艾滋病的恐惧和反复洗手的行为显然是由于社会学习的触发。迈克尔的同学们曾经讨论过一个患有肝炎的学生,描述了他的住院情况、与他人的隔离情况、打针注射和对保持清洁的需求等。虽然对于不少9岁的孩子而言,他们很明显是有点添油加醋了,然而迈克尔却信以为真,对这些整天害怕担忧,于是开始了强迫性质的洗手行为。

认知心理学家也提出了另一个颇为流行的儿童精神病理学的病因学模式。该流派认为歪曲的认知过程触发或维持了行为问题,这其中包括受到来自他人的消极评价后出现的非理性认知而导致的焦虑和抑郁,以及因关于漂亮和减肥的非理性信念而导致的进食障碍。情感理论专家认为有些人无法控制他们的情绪,因此难以控制自身动机、行为活动或者与他人交流出现困难。在受虐待人群中,持续的焦虑、使个体回忆起虐待的诱发线索,都将有可能会导致创伤后应激障碍。

在迈克尔的个案中,尽管他确实对现状和未来表示过担忧,但是治疗师仍无法确定他存在认知歪曲的问题。然而,他的情绪状态具有兴奋性,因此在行为控制方面出现了困难。由于他的兴奋性和冲动性很高,他在把注意力集中于学业上、组织信息、与他人交流和控制发怒情绪等方面都存在一定的问题。这些问题逐渐导致低学分、孤僻和一系列因干扰课堂行为而遭到的惩罚。

生物学因素通常也与儿童精神病理学有关。这类理论模式的因果模型机制包括基因的易患病性质、染色体变异、中枢神经系统改变、影响神经系统的化学物质失衡以及压力和气质。比如,有证据表明某一类基因的易患病性质可能会导致包括抑郁在内的几种障碍。另外,染色体变异如唐氏综合征,通常导致中度智力缺陷。类似地,中枢神经系统的改变可以引起特定领域的发展障碍(如学习障碍),或更广泛的发展障碍(如自闭症)。影响神经系统的化学物质失衡、压力和气质同样也是社交焦虑和注意缺陷/多动障碍的影响因素。通过对迈克尔进行医学检测,并没有发现他有明显问题,然而,他的异常行为可能归结为一些不太明显的问题,如脑组织的微小改变或持续的压力。

在家庭系统模式理论中,儿童出现行为障碍的原因可归结为由于不和谐的教育方式或家庭机能不良。在迈克尔的个案中,父母间的持续冲突可能导致了他的某些行为方式。例如,冲突的压力可能触发了他的闷闷不乐、孤僻和隔离感。另外,他的父母彼此间关于互相伤害或是离婚的口头威胁也许加剧了迈克尔关于未来的担忧。这样的抑郁和担忧可能随后导致了他在集中注意力方面的困难、动机的缺失以及较低的学业绩效。最终,夫妇的争斗使得迈克尔无暇顾及对自身行为的约束。结果,由于他的脾气发作和一系列捣蛋行为越发严重,以致一发而不可收拾,这才引起了家长的重视。

每一种理论模式——精神动力学、依恋、行为、社会学习、认知、情感、生物和家庭系统理论——都认为是特定的因果路径导致了儿童行为障碍。然而,目前却还没有出现任何一个理论模式,可以成功地解释任何儿童行为障碍的所有方面。相反,儿童行为障碍的复杂性迫切需要有一个整合的方法。为了成功地将来自不同视角或是多样的因果路径的变量相结合,首先需要全面解释清楚任何一种障碍的病因学原理。在迈克尔的个案中,来自孩子、父母、同伴和教师方面的各种因素都影响着他的行为。多样化的因果路径也证明了要成功治疗一名有行为障碍的儿童,必须采取多种策略。

🖐 发 展 方 面 🖐

发展精神病理学分析了儿童行为障碍的前因后果,并提出了对这些障碍与正常行为发展的对比研究(Lewis & Rudolph,2014)。发展精神病理学的一项重要任务就是探究导致儿童正常发展、心理障碍或是在这二者之间波动的路径。比如,发展精神病理学专家很希望能探究有哪些儿童因素和家庭因素会导致抑郁。另外,还有哪些因素会阻止抑郁的发展,哪些因素能帮助抑郁症患者重回健康的心理状态,哪些因素会使抑郁维持一段时间。

发展精神病理学的一个重要任务是研究儿童行为问题是否在一定时期内较稳定以及这些问题是否会在成年时期再度出现。一些儿童行为问题在一定时期内**非常**稳定。结果,它们大多数会扰乱个体成年时期的官能,比如自闭症、重度智力缺陷和精神分裂症。之后在青春期出现的严重问题如行为障碍或药物滥用,也可能会被随之带进成年期并产生持续的问题。

另外一些儿童行为障碍在一定时期内**相对**稳定。它们可能会、也可能不会在成年期导致问题,这要取决于儿童障碍的严重程度以及是否接受过早期干预。这样的例子包括儿童多动症、学习障碍、攻击行为、拒学行为、进食障碍、儿童健康状况以及药物滥用产生的不良后果。

还有其他的问题在一定时期内**不太**稳定,这些问题可能会消失,但是如果被消极环境、事件激发,仍然会在一段时间内引发问题,包括恐惧、焦虑、抑郁和排泄障碍。

儿童行为障碍在一定时期内可能会持续,但障碍的症状也可能会不尽相同。比如,患有注意缺陷/多动障碍的孩子,当他们成年后可能就不太那么活跃了,但是持续的多动和延迟社会发展会给他们的青春期带来其他方面的问题。同样,孩子在儿童期可能是由于叛逆而从家人那里强行索要东西,但是到了青春期就变了味,转而带有攻击性。另外,一个学龄前儿童如果在学前教育阶段比较压抑,那么就极有可能在儿童期逃避新的社会情境,在青春期转变成抑郁。

这类改变在迈克尔的个案中就体现得非常明显。尽管9岁的他出现的这些问题行为与他在学前生涯的表现相比是有一点奇怪,但是他的一些总体行为方式依然如故。比如,他的父母将迈克尔描述成一个"爱争吵"的孩子,他很挑剔、经常抱怨每天的饭菜;拉博波特太太也说迈克尔是一个"非常敏感的孩子",对于批评反应过度,甚至自我封闭——从某种程度上来讲,这些总体性格特征植根于迈克尔现在的行为问题之中。比如说,他的发怒就是他面对压力时的退行,而他对于疾病的突发恐惧则是对他同学所讲故事的一种过度反应。尽管迈克尔的行为随着时间而表现不同,但是他的行为模式却相当稳定。

决定儿童行为问题的稳定性变量大体上可以分为邻近因素和远端因素两类(Hayden & Mash,2014),邻近因素是那些与儿童接触最多、对其行为有更加直接影响的因素,例如:

1. 早期生活经历中的发展障碍,特别是影响语言的因素。

2. 儿童大脑或是其他生理状态方面发生的重要改变。

3. 早期和根深蒂固的学习模式。

4. 因早期环境事件触发的严重的易患病体质。

5. 威胁到儿童自尊和社会、学业竞争的持续体验。

6. 导致儿童追求更多适应不良性行为模式的阻碍。

关于最后一项,一些阻碍例如家庭冲突或性虐待,可能会引发青春期叛逆或增加酒精嗜饮次数。

在迈克尔的个案中,他的早期生活并未表现出重大压力或是生理问题。不过,他悟出了获得父母关注的最好方式,其中一个方式就是要表现得叛逆一些。随着时间的推移,无论是在他表现叛逆、攻击自己的妹妹时还是在学校里问题不断时,迈克尔都成功地获得了父母对他的关注。同时,迈克尔在试图建立长期朋友关系时也遭遇了不少阻碍,比如在学校休息时间太少,将伙伴带回家中玩耍却不能尽兴。朋友的匮乏导致迈克尔出现了许多适应不良性行为,比如社会退缩和抑郁心境。

影响儿童行为问题稳定性的其他因素是远端因素,或者是指间接影响儿童的因素。远端因素包括:

1. 贫穷和/或无家可归。

2. 暴力冲突和/或受到父母的忽视。

3. 早期生活中失去至亲。

4. 严重的家庭机能不良。

5. 社会动荡。

婚姻冲突在迈克尔的个案中表现最明显,也最具相关性。迈克尔的一些发怒行为,或是因为被父母的争吵所触发,或是为了使父母停止争吵而故意为之。

❀ 治 疗 ❀

对于拉博波特家庭的治疗一开始就显得有点步履维艰。拉博波特先生在治疗过程中逐渐变得孤僻内向，三个星期后他干脆就不再和家人一道前来治疗。不过他最终还是同意了通过电话的方式与治疗师谈话，并且帮助他的妻子开展心理治疗。但拉博波特太太依然强硬地要求将治疗重点放在她的儿子身上。对此，治疗师首先利用前四个阶段来描述导致迈克尔问题行为产生的家庭机制，并讲明了将她和迈克尔的老师纳入治疗程序中的必要性。直到四个星期之后，拉博波特太太才同意参与治疗，并且她也同意考虑治疗师给出的建议，也就是让她和她的丈夫都分别接受婚姻治疗。

在那四个星期内，拉博波特太太一直在思考她在治疗中的地位和作用，与此同时治疗师对迈克尔进行心理治疗，首先着手解决的是他对疾病恐惧和过度频繁洗手的问题。迈克尔充分接受了关于疾病的传播，特别是艾滋病传播的一般性教育。治疗师特别关注了让迈克尔极为痴迷的关于疾病的外因和内在影响等信息。期间，在有关疾病和一般医学治疗程序的自我报告中，迈克尔的焦虑程度有所减轻。

治疗师同样注意到迈克尔的洗手问题，迈克尔的这个行为通常是当他坐在一个"看起来像患病"的人旁边时就会触发。治疗师首先让迈克尔坐在候诊室里，待在不同人的旁边，只有当身边的人打喷嚏时，他才能得到允许去洗手。同时，他被带往治疗师办公室，并且至少一个小时内不得洗手。在这段时间内，迈克尔发现虽然没有洗手，但他的焦虑也在减轻。在随后的阶段中，医生要求迈克尔等得更久一些，同时还要求他在回到现实生活情境后，还要持续在洗手前练习等待。这样的训练方法很快就奏效了。四个星期的治疗阶段结束后，迈克尔每天的洗手次数逐渐变得正常起来。

正如先前所提到的,拉博波特太太终于同意在治疗中发挥更为积极的作用。然而,她依旧坚持认为治疗的第一重点应该放在迈克尔的叛逆、发怒和攻击行为方面。治疗师解释说,迈克尔之所以会经常出现这些行为,只不过是为了对抗父母的争吵,于是拉博波特夫妇同意尽可能地私下开展他们的"讨论"。但是两个人都表示他们对迈克尔的不当行为无法容忍太久。替代方法是,一旦迈克尔对他们的某个命令或要求表现出叛逆对抗,他们二人都应该立刻让迈克尔休息10分钟。这也被认为是一个替代棍棒教育的较好方式。进一步的评估表明这个家庭没有出现虐待,而且二人也都承认打孩子的屁股并非最佳选择。因此,三个星期的治疗都集中在当孩子叛逆时如何落实采取的暂停措施。在此期间,尽管迈克尔也许只是因为受到父母额外的关注,但他的确更顺从他父母。

在这段治疗时期内,迈克尔的发怒次数也有所减少,这再一次表明父母的争吵的减少和关注的增加对他的行为产生了不少影响。然而,在治疗的最初阶段,他对妹妹的攻击反而更加严重了。因此,治疗师建议拉博波特夫妇在他和妹妹一起相处时加大对他俩的监管力度。这样,可以预防他的绝大多数攻击行为。如果迈克尔确实发生了攻击行为,不提倡对他使用体罚,因为儿童通常会模仿这种对攻击的回应行为。相反,治疗师建议拉博波特夫妇,当迈克尔打他妹妹时忽视迈克尔,并且给予妹妹大量的同情和额外关照。在接下来的三个星期内,可以看出,这种结合手段的确收到了比较良好的效果。

后来,迈克尔父母决定分居,拉博波特先生最终离开了家。尽管拉博波特太太情绪比较低落,但她仍决定继续参与迈克尔的治疗,这多少令人有一点吃惊。这时,治疗师决定为拉博波特太太提供帮助,并且根据前几个治疗阶段调整了治疗建议。这种方式可以防止拉博波特太太被新的治疗责任压倒,而且依然可以有效地管控迈克尔的行为。幸运的是,对于他爸爸的离开,迈克尔的反应并不是太消极,因为他们每个周末还会一起相处。也因为爸爸不再支撑这个家,迈克尔甚至还许诺会帮助妈妈分担一些家务活。

考虑到拉博波特太太的情绪状态，治疗师对迈克尔与学校相关的问题给予了新的重点关注。迈克尔的老师格列柯女士也已经温和地答应参与治疗，这一焦点的转变使得医生与她一起合作参与了近一半的治疗过程。由于拉博波特太太不允许对迈克尔进行药物治疗，治疗师便决定在卡片系统的基础上建立一个代币制。如果迈克尔依旧犯了原先的错误，他将会得到一个警告；如果他还是不停止，治疗师将不得不把他的卡片从绿色转为黄色。如果他继续如此，他将会再一次得到警告和一张红色卡片。红色卡片意味着迈克尔将要在校长办公室里做功课以度过一天，而绿色卡片的权利则是换来一整天的不同奖赏或者享有教室里的特别待遇。

然而，五周过去了，迈克尔的行为依然没有任何改变。与此同时，格列柯女士也指出，她无法继续执行代币制。问题之一在于，究竟应该关注迈克尔的哪些外在行为表现？因此，对于代币制的聚焦便转到了迈克尔的学业问题上。不管迈克尔的表现如何，他都必须留在教室，至于对他的奖惩标准，则主要根据他完成功课的数量而定。遗憾的是，这个策略依旧没有为迈克尔的功课或是分数带来多少改观。

这背后有一个重要原因，那就是迈克尔家庭情况的恶化。拉博波特夫妇已经决定正式离婚，拉博波特先生很快就在另一个州找到了一份工作。他在三周内离开了家，很长时间都没有音讯。结果，迈克尔为此悲伤了一个月之久，并且对学校、朋友和运动都失去了动力和兴趣。当他终于和爸爸见面之后，迈克尔的状态稍微好了一点，不过依旧对先前开展的心理治疗提不起半点兴趣。

由于这个家庭所遭受的变故，拉博波特太太和迈克尔在随后的六周时间内仅仅间断性地参与了几回治疗。尽管治疗师一再催促，但迈克尔和他的妈妈最后终于不再来诊所参与治疗；拉博波特太太在随后的一年时间里偶尔和治疗师有电话联系，治疗师得知了他们的家庭近况，而迈克尔的家庭行为已经有所稳定，但他的学业问题以及在学校的不佳表现依然存在。

❦ 问 题 讨 论 ❦

1. 你认为迈克尔的哪种行为可能会让他感到更加"困扰",哪种行为对于他的父母和老师而言更加"烦扰"? 他的哪种行为"问题"可能对于一个9岁的儿童来说比较正常?

2. 哪些是迈克尔的最初行为问题? 确定你所认为的最重要的五个问题并解释其原因。另外,正如案例中指出的,迈克尔行为中所对应的DSM-5中的三个症状,你认为哪些最具相关性? 解释原因。

3. 在像迈克尔的案例中,这个家庭可能和孩子一样存在问题。你如何对家长和他人解释如果要改变孩子的行为,他们也必须注重自身行为的改变? 同样,当你坚信他们会从中极大受益时,你如何使整个家庭信服并参与治疗? 如果家庭成员说他们对治疗不再感兴趣,你是否应该依然坚持? 为什么?

4. 发展精神病理学家的一个关键目标是确定导致或避免心理障碍的路径。选择一个儿童障碍或行为问题并对此建立一个因果模型,并形成一个理论基础,探讨有些孩子出现这个特定问题而其他人不会的原因。同时,请讨论帮助孩子避免出现品行不端的"防御性"因素,并列出使儿童可能远离不良行为或者至少使他们的预后在将来得以改善的因素。

5. 除了拉博波特家庭成员及迈克尔的老师,还有哪些人对于解决迈克尔的行为问题有着重要作用? 你会对这些人问些什么或说些什么? 为什么?

第二章

社交焦虑及退缩

❀ 症 状 ❀

布拉德利·梅温是一名 12 岁的欧裔美国男孩,他被送到一所专门治疗青少年社交焦虑和社交退缩的心理诊所。在他七年级时,医生对他进行了初次评估。纳尔逊先生与夫人,孩子的继父和母亲,在看到报纸上刊登了一条招募团体治疗项目参与者的广告后带他来到了诊所。这个项目是对有社交问题的青少年进行检验评估和治疗的。在电话访谈中,纳尔逊夫人表示,布拉德利在适应新学校时遇到了麻烦,有些抑郁和退缩。此外,他对母亲的离婚以及再婚似乎有些不安。布拉德利逃课的次数比以前更多,他的成绩也开始下滑。

在开始治疗时,布拉德利接受了一名高年级临床儿童心理学博士的访谈。最初,布拉德利表现得拘谨和不自信,避免眼神接触,说话声也很轻。这位博士生在童年期也曾有过害羞和社交焦虑经历,他先从布拉德利可能喜欢的各种话题聊起,涉及他的宠物、所学科目和妹妹等,为他营造出“融洽”氛围,让布拉德利更加放松。之后,这个博士开始问他关于近期社交的问题。

布拉德利说,他现在新进入的这所中学与他从幼儿园时就开始就读的小学一点也不一样。许多在小学结交的朋友,因为学区的划分,最终进入了不同的中学。目前,他在这个学校认识的人并不多,他想转到另一所中学,这样就可以和以前的朋友们在一起了。布拉德利还说,他的新同学中几乎没有人愿意和他说话、一起吃饭或参加活动。但访谈者发现,在学校中,布拉德利几乎从不主动与人接触。布拉德利说,他讨厌上体育课,课堂上每个人都拿他的身高开玩笑(他的个头确实比同龄人小一些)。他经常感到孤独、难过,被孤立。

布拉德利还抱怨他英语课上要作的口头报告,以前从没有做过这种作业。据他描述,第一次做口头报告时他表现很糟,当时他要做一个关于汽车历史的口头报告,布拉德利说,当站在同学面前时,他很紧张,浑身发抖,呼吸困难,手和声音明显在颤抖,他看到一些同学在笑他,他暗下决心再也不做这样的口头报告了。不幸的是,之后他又被要求做了三次这种口头报告,同样差劲的表现,最终他的成绩只得了一个 E。这些糟糕的过往让布拉德利开始讨厌学校,他开始不时地在体育课上逃课。在过去的 1 个月中,他每周都会逃一两天的课。逃课的时候,布拉德利会待在家里做作业和看电视,他要求父母要么帮他转到新学校,要么让他在家里自学。

随后的访谈聚焦在布拉德利社会生活的其他方面。布拉德利说,他与原来社区的好朋友们在一起会很活跃主动,但不愿与任何陌生人接触。他似乎与母亲和两个妹妹关系较好,与继父的关系有些紧张。布拉德利说,他的继父对他很严厉,一犯错就打他。特别是在不回学校这件事情上,继父暴跳如雷,父母为此也经常吵架。当他们在报纸上看到这个针对社交问题儿童的项目时,立马就打电话预约了。在访谈中,纳尔逊先生和夫人证实了布拉德利所说的大多数情况。纳尔逊夫人说,布拉德利以前一直都是个乖孩子,直到两年前,她和第一任丈夫离婚(布拉德利的亲生父亲现在与家庭已经没有任何联系),一切都改变了。从那时起,布拉德利变得退缩,不愿与社区中其他小朋友玩耍。纳尔逊夫人与布拉德利所说不一致的是:布拉德利对社区的很多好朋友同样是回避的,不愿意和他们玩,课余时间很多他都花在了做作业或打电子游戏上。他确实也参加家庭聚餐及户外活动,但这些时候他通常都是与母亲和妹妹待在一起。

纳尔逊夫人说,布拉德利的情况在最近 3 个月恶化了。她证实布拉德利对体育课和英语课口头报告感到恐惧,他也几乎没交到新朋友。这印证了布拉德利想在家里自学,正当她准备让他这样做时,看到了招募广告。纳尔逊夫人认为布拉德利过来接受治疗会比在家学习受益更多,她想听听诊所工作人员对这件事的建议。

纳尔逊夫人说,布拉德利是一个好学生,就是有些害羞。他喜欢学校的课程,就像其他孩子喜欢打篮球一样。他是一个"独行侠",除了与两个妹妹玩,很少与其他同龄孩子互动。除此之外,从帮大人做家务劳动中可以看出他是一个听话、有礼貌、有责任感的标准好孩子。

纳尔逊先生补充道,他与布拉德利的关系一直都很紧张,两个人"几乎没有接触"。纳尔逊先生坚持让布拉德利回学校上学,但妻子建议对布拉德利先进行心理治疗,因此他的想法就先搁置了下来。他想帮布拉德利解决问题,但不确定一定能帮到他。纳尔逊先生希望通过治疗,布拉德利能变得更自信,同时也能改善他们之间紧张的关系。

治疗师在征得纳尔逊先生和夫人同意之后,也访谈了布拉德利学校的老师。大家都说布拉德利是一个优秀的学生,他很有潜力,但很害羞、内向。布拉德利的英语老师阿诺特太太说布拉德利在做口头报告之前他的所有作业都做得很好。他第一次口头报告也还不错,但很明显布拉德利身体上表现得很焦虑紧张。她说她有一个严格的课堂纪律规定,就是当有人做口头报告时,学生不能嘲笑和开玩笑。布拉德利在做报告时并没有人这样做。下课后,布拉德利走到她跟前,哭了起来,请求取消他剩下的口头报告作业。

布拉德利的体育老师赞同上述说法,但表示布拉德利在某种程度上被其他人嘲笑了。他说布拉德利需要"成长",需要和其他孩子多互动,变得更自信。通过走访,布拉德利其他老师们和辅导员也证实,布拉德利会避开很多社交场合,尤其是那些需要结识新朋友、与他人合作,及要在众人前展示的场合。治疗师得出初步结论,布拉德利有中度社交退缩,符合社交恐惧症或社交焦虑障碍的主要诊断标准。

❈ 评 估 ❈

社交恐惧症或社交焦虑障碍的基本特征是"在社会环境中个体被他人注视时出现明显的、强烈的害怕或焦虑"(American Psychiatric Association,2013,p.203)。通常,患者与熟悉的人,如家庭成员之间的互动是正常的,但与陌生人互动或在一些自认为会被给予负性评价、被羞辱或是遭遇尴尬难堪的情境中时,就会产生社交恐惧。患者处于社交环境中时就会出现一阵恐慌或是惊恐发作的症状。患者如果是儿童,可能会在社交中出现"哭闹、发火、木僵、黏人、失语等症状"(p.202)。那些有社交恐惧症的人,当然不仅限于儿童,他们知道这种反应过度不应该,但却无法克服,他们在社交中需承受巨大痛苦。最后,这种失调会严重影响一个人的日常功能,持续至少六个月,且非器质性或物质使用等原因导致。狭义的社交恐惧可限定为在公众场合害怕说话或举止紧张。

布拉德利的表现符合这些判断标准。与陌生人接触时他感到恐惧和焦虑,在大型公共场合下会"紧张和不适",在被他人密切关注时尤其会感到很不舒服,如在体育课上和做口头报告时。在这些情境下,布拉德利会恶心和颤抖,并确信他人也会注意到他的这些反应。因此,他的社会焦虑和退缩的水平已经显著影响到他正常学业的完成。但布拉德利与家人和亲戚的互动还较为正常。

评估青少年是否患有社交焦虑的方法通常有:访谈法、自我报告、自我监测、家长和教师评定,以及生理反应等。通常,治疗师会将多种措施结合起来使用,因为通过这些方法得到的结果并非总是高度相关,例如在一个充满压力的情境中,孩子本人可能报告没有认知上的焦虑,但实质上仍然会有生理上的唤醒。

对患焦虑障碍儿童的半结构化访谈会使用《焦虑障碍访谈量表》(第一章)。临床治疗师在研究中经常会用这种访谈用来识别儿童和青少年的焦虑症状及其他相关问题。布拉德利的治疗师也在这种专业研究心理诊所工作,他也使用了这个量表。

这个量表的问题主要关注当事人如何评价他人以及处于害羞和尴尬的社会情境中的感受等。治疗师会询问孩子在一些社会情境中,如课堂上回答问题时、做测验时、在他人面前用餐和约会时的恐惧水平。在这些情境中的恐惧被分为0—8级,8代表最高程度的恐惧。此外,一些问题也会被问及,如孩子的社交恐惧是否会因某些人(如更年幼的人)的出现而下降,以及社交恐惧对他/她的社会功能影响多大等。

布拉德利说,他很担心在不同情境下做出一些愚蠢或笨拙的事情,尤其是在遇见陌生人或是要在他人面前展示自己的时候。这些时候,他很在意别人会取笑他以及自己尴尬的样子。布拉德利确认在口头报告时、体育课上、食堂就餐时、开始或者维持一段谈话时以及当着同学们的面回答问题等是他感到最紧张的时候。

评估儿童是否有社交焦虑也会用到自我报告量表,如《儿童社交焦虑量表(修订版)》(La Greca,1998;Sanna et al.,2009)和《儿童社交恐惧症和焦虑量表》(Beidel,Turner,& Morris,2000;Scaini,Battaglia,Beidel,& Ogliari,2012)。下面是第二个量表中的一些相关题目:

1. 去参加一个有很多男生和女生出席的大型聚会时,我感到害怕。

2. 遇到陌生人时,我感到害怕。

3. 在课堂上回答问题时,我很害怕。

4. 我会避开有很多陌生同龄男生、女生去的场合(如聚会、学校及与他人一起游戏)。

5. 当我处在某个场合(聚会、学校、足球比赛或者任何我要和他人在一起的场合)时,我的心会跳得很快。

布拉德利的自评症状包括:在众人面前时会担心被戏弄,特别在意别人的看法;和陌生人交谈时会紧张,感到害羞,老感觉别人在取笑他,很难主动邀请他人一起玩。

布拉德利的治疗师让他对自己的几个行为进行自我监测。布拉德利要写下一天中所有让他感到紧张和不适的社交情境,他用 0—10 的等级来评估对应情境下他紧张和难受的程度。治疗师进一步描述了在这些社会情境中布拉德利可能有的各种想法,并让他一起记录下来。最后,布拉德利也要记下一天中任何能引起他关注的事情。

经过两周,从布拉德利的自我监测记录中有两个主要发现:

1. 社交焦虑程度最高的情境,是他进入学校从一个教室到另一个教室时、在餐厅里吃午饭时。他并没有把上英语课和体育课时列为焦虑水平最高的时候,除非他需要在他人面前展示自己。

2. 布拉德利的思维会在不愉快的情境中发生扭曲。例如,他常确信别人在密切关注他,而且对他的评价是负面的。更糟糕的是,布拉德利认为他人正设计"合起伙来对付他",会偷他的书和其他东西。

治疗师通常会通过家长和教师的评定来评估儿童是否有社交焦虑,其中常用的量表是《儿童行为检查表及教师报告表》(Achenbach & Rescorla,2001)。纳尔逊先生和夫人注意到儿子有些黏人、笨拙,喜欢和比自己小的玩伴玩,常被人取笑。布拉德利的英语老师阿诺特夫人,在评估中记录下了布拉德利哭闹和情感受伤害时的情况。生理评估指标,如心率和出汗情况,有时也会被用来评估青少年的社交焦虑状况,但这一指标在布拉德利的案例中没有使用。

评估儿童社交退缩的途径也包括社会测量法和直接观察法。社会测量法包括征求被怀疑、拒绝或忽视孩子的同伴们的意见来对这名儿童进行评估(Poulin & Dishion,2008)。社会测量法可能包括提名,即让孩子们简单列出他们最喜欢和最不喜欢一起学习和玩耍的人的名字。此外,也可以让老师们或孩子们给出每个人在课堂上的大致排名。以此来辨认一个特殊学生受欢迎程度和与他人的社会互动程度。配对测试,即每个孩子都与另一个孩子进行对应比较,也可能会用到。社会测量法要谨慎使用,以防招致更多针对目标孩子的社会拒绝。而布拉德利案例中并未使用社会测量法。

布拉德利的治疗师采用了在特定时间内观察他在学校表现的方法。虽然,布拉德利知道治疗师会到学校观察他,但他并不知道具体时间。治疗师在午饭时间和户外体育课上对他进行了观察。治疗师发现,布拉德利通常是一个人站在那里,拒绝与人交流,看起来情绪有些低落。治疗师认为,布拉德利在这些情境中有些焦虑,且缺乏一些基本的社会交往技能。

🖐 风险因素和维持变量 🖐

青少年的焦虑与退缩可能是许多因素(如生理上的缺陷、家庭因素、生活应激事件及儿童性格等)综合作用的结果(Ollendick & Benoit,2011)。双生子研究结果表明,社交恐惧与基因有关,近亲中有社交恐惧患者的人群患病几率可能比常人更高(Stein & Stein,2008)。基因因素的作用也可部分归因于环境因素:焦虑的父母养育出焦虑的孩子。

事实上,家庭因素在儿童社交焦虑和退缩上看起来确有重大影响。如,焦虑型儿童易从父母那里获得环境威胁的模式化观念(Muris & Field,2010)。他们对父母表现出的谨慎和逃避行为耳濡目染,并在自己的社交情境中加以模仿重现。布拉德利就是如此。他的母亲是一个害羞和保守的女士,她非常喜欢传统的妻子和母亲的角色。正因如此,她大部分的生活都是围绕着丈夫和孩子,也不经常跟其他人接触。她遇到心理诊所里的陌生的人时,也表现出焦虑。因此,布拉德利或许学习了许多妈妈的社会互动行为中的退缩及焦虑的模式。

其他导致孩子们社交焦虑的家庭因素还包括:过度保护、缺少双亲的温暖,以及被破坏的依恋关系(Essex,Klein,Slattery,Goldsmith,& Kalin,2010;Knappe et al.,2009)。布拉德利的案例中,他的母亲明显对他过分保护,经常急切想知道儿子在一天中不同时段都在哪里,甚至早上帮他挑选好一天要穿的衣服,在买东西或在外工作时也将他带在身边。布拉德利与妈妈的感情很好,且早期与母亲形成了一种安全型的依恋关系。他跟亲生父亲和继父相处都有困难,但这似乎与目前他的社交焦虑与退缩并无多大关系。

有焦虑障碍的儿童也可能会有一个有焦虑障碍、抑郁障碍或药物滥用的父母。布拉德利的亲生父亲酗酒,也可能有些抑郁。布拉德利的母亲说,当"情绪低落"时,她会感到沮丧并躲到屋子角落里。在童年早期,布拉德利可能已经开始模仿这些行为了。

各种应激性生活事件,特别是那些与社会创伤有关的事件也会引发焦虑症和退缩行为。在布拉德利的个案中,他做口头报告和在体育课上遇到麻烦时,他的焦虑和退缩问题就会出现。然而,在与布拉德利和他母亲讨论中,治疗师发现,布拉德利的朋友数量从四年级开始减少,这种情况的出现可能与那时发生的一些事情有关。如,由于小镇主要产业的搬迁,他许多早期的朋友迁出了这个小镇。另外,在一二年级时布拉德利因为尿床还曾被人嘲笑过。

早年的儿童社交焦虑和退缩也与儿童性格特点有关,包括对社交场合感到恐惧、不可控和行为抑制(Kearney,2005)。关于社会认知方面,很多像布拉德利这样的孩子会对未来的社会情况产生最坏预期。当面对社交或评估环境时,布拉德利抱怨说,他人企图伤害他或是不喜欢他。他坚信他的同伴在他做口头报告的时候讥笑他,即使他没有任何证据表明确实如此。此外,布拉德利说,他不会主动和别人玩或一起做事,因为他认为别人"有可能会拒绝我,或偷我的东西"。

有社交焦虑的儿童也经常报告说会有不可控的感觉。这指一般意义上的习得性无助感,孩子们会感到他们的行动几乎对环境的改变不会产生影响,这可能有助于解释为什么许多焦虑儿童同时也会有抑郁的症状。布拉德利说当他准备与人交谈或者尝试让自己在课堂发言中尽量放松时就会出现不可控感。此外,治疗师发现布拉德利经常独处或走路时低着头。这些行为暗示布拉德利内在认为他不能对他所处的社会环境做任何积极的改变。

社交焦虑和退缩的儿童也会有行为抑制的情况。受行为抑制影响的10%～20%的儿童,可能都与各种焦虑障碍有关(Clauss & Blackford,2012;Hirshfeld-Becker et al.,2008)。这是因为这种特质通常与逃避、依赖和消极行为紧密相关。布拉德利的这些行为表现都非常明显。有外人在场时,他胆小害羞,在陌生的情境中他想赶紧逃离。此外,在情感上他似乎也过于依赖母亲并且不太自信。

各种因素共同造成了儿童的社交焦虑和退缩现象的发生。问题的出现可能与易怒、退缩和对刺激高度敏感的生理唤醒有关。随着个体成长,一系列负面的社会事件可能使其对周围环境产生习得性无助或不可控感。这些事件可能会引发较高的生理唤醒。当他/她审视环境中潜在的威胁时,就可能产生社交恐惧。随后,这个人会在越来越多的社会情境中选择逃避(Kearney,2005)。

一些因素导致的社交焦虑或退缩可能会持续下去。如,一个小孩可能会向父母抱怨在学校受到不公正待遇,从而得到积极关注。这些关注可能以同情、口头称赞或身体接触等形式出现。反之,孩子可能就会通过诸如在聚会中帮父母的忙的方式来逃离涉及额外的作业或压力的情境。宣称社交焦虑及肚子疼等不适身体症状可能会帮助孩子逃脱某些义务(Kearney & Drake,2002)。在布拉德利的案例中,寻求关注和有目的的逃避行为都很明显。

👋 发 展 方 面 👋

纵向研究表明,社交焦虑、退缩的一个核心方面是行为抑制——一个相对稳定的过程(Hirshfeld-Becker et al.,2008)。如,拘谨或脾气暴躁的孩子经常会有一个不规律的饮食和睡眠模式,在新环境中会退缩,适应性差,易怒或对有害刺激如噪声反应强烈。相反,不太拘谨和脾气温和的孩子会有更积极的情绪体验和更好的适应能力。

随着年龄的增长,退缩和适应这些特质依然会是个体特性的主要方面。如,拘谨的儿童较容易害羞,谨慎、防备,并且在其学龄前都是内向的。大多时候,他们会更安静,对大人更加依赖,特别是在新的社会环境中。退缩的孩子会比适应性好的孩子表现出更多的不良生理唤醒和情绪反应(McDermott et al.,2009)。

社会退缩发展模型说明,早期的一些退缩行为会造成学龄期儿童在探索家庭以外的社会环境时更加犹豫不前(Rubin, Coplan, & Bowker,2009)。这种倾向会对正常表现产生消极影响,阻碍儿童获取和掌握一些必要的、能发展出高级社会关系的社会认知技能。一旦如此,孩子在社会互动中会变得更加焦虑、逃避和感到被孤立。认识到这种社交失败,孩子可能会产生一种不安全感和低自尊感。他/她可能会发展成分离焦虑或社交焦虑障碍。

汤普森夫人说,布拉德利是个有点"易烦恼"的孩子,但他并不难照料。她提到,幼儿园时候布拉德利与其他孩子相处得都很好,从没出现过激行为。她也清楚记得,布拉德利幼儿园老师曾说他是一个害羞的、等着别人主动靠近才会与人玩的小孩。但这种情况在布拉德利与大人的互动中并不存在,与同龄人相比他更喜欢与大人相处。这一点可从通常他对成人表现出的彬彬有礼、温顺,即时的互动中看出来。纳尔逊夫人承认,因为婚姻问题,她有时会过于保护及情感上过分依赖儿子。她也会经常让儿子跟她很亲近。

纳尔逊夫人说,布拉德利上小学时,因与孩子分开,她会有一些分离焦虑,随着时间推移这些似乎都消退了。她将更多精力放在了糟糕的婚姻关系以及受此破坏的家庭上。这些问题随着布拉德利两个妹妹的出生而更严重。纳尔逊夫人认为她丈夫在抚养孩子方面没能帮她,她会更依赖布拉德利,布拉德利也逐渐担负起家庭中做饭、洗衣和日常清洁等家务。布拉德利本可以用来与朋友交往的时间却用在了履行家庭责任上。这些繁忙的家务增强了布拉德利与母亲的情感联系和对彼此的依赖。

在布拉德利小学的最后几年,他与母亲的这种互动模式加深了。纳尔逊夫人与丈夫离婚后,将更多的家庭责任转到了布拉德利身上。布拉德利更加看重功课,它的好坏是其获得自尊的重要来源,这占用了他许多参加教会活动、体育活动和其他社会活动的时间。布拉德利的治疗师认为,在这段时间布拉德利失去了一些培养更好社会技能的机会,在感悟如何主动与人接触或与人交谈等方面出现了困难。

研究者也记录下了具体游戏行为的发展对社会焦虑和退缩的儿童可能产生的重要影响。从年龄来看,幼儿会高度自我中心、希望得到更多成人关注和明确的规则导向。但在后来的学龄前阶段,合作、分享、欣赏他人变得更重要。游戏时,儿童要学会还没轮到自己时要先学会等待。这些行为经常是后来一些社会技巧发展的基础,因此对社会退缩儿童的治疗,这个时期可能很关键。

确实,这些早期游戏行为的良好发展与后期社交行为的发展密切相关,这些后期社交行为包括:延迟满足、倾听、欣赏他人的观点、理解友谊的含义、以非激进的方式解决问题、与他人有效沟通,以及果断、有主见。缺乏这些技巧的孩子们有可能会在发展社会关系上出现缺陷,有些可能需要治疗矫正。布拉德利的自我约束和与成人沟通的技巧得到了很好的发展,但对同伴关系的理解不尽人意。如,他对一般人该拥有多少朋友和该怎样开始培养友情不太清楚。他不知道如何将发展友谊和高质量的生活联系在一起。布拉德利与同龄人的沟通技巧,特别是他的表达技巧也需提高。

在游戏和社交行为的发展过程中也存在性别差异。学龄前男孩更喜欢玩汽车类玩具,而女孩更喜欢洋娃娃。此外,女孩们更可能玩一些传统上被认为较女性化的玩具,而男孩喜欢的玩具更显阳刚之气。与女孩相比,男孩更喜欢一些体能活动,喜欢花更多时间在户外,这些活动虽更具竞争性,但同时能更频繁和更多与人有社交联系(Leaper,2015)。布拉德利在他学龄前和小学期间经常待在室内或者离家很近的地方。这些可能使他失去了一些与同龄人产生社交接触的机会。布拉德利的社交状况更像一个传统女性的社交模式。与大多数男孩相比,他是一个温顺的,像成人一样,更喜欢单独活动的男生。治疗师认为,布拉德利的这些性格特征导致了他被其他同龄同性伙伴排斥。

患有社交焦虑和退缩的儿童长期发展会怎样?社交孤立和贫乏的社交技能似乎与青少年中出现的各种问题都有关系,包括压抑、负性的自我评价、孤独感(Rubin et al.,2009)。其他可能导致的问题包括物质滥用、持续的学业和职业上面临的困境及不断恶化的人际关系。但是这些潜在的长期影响,可以被温馨的家庭环境、学业胜任力和感知到自己已充分融入社交活动中等因素缓解。在布拉德利的案例中,这些因素是存在的,而且减少了布拉德利早期的一些社会退缩的负面影响。如,他学业上的才能和家庭的支持可以使他在高中和大学期间成为一个"大器晚成"的人,也能培养出持久的友谊。

治 疗

当给一个患有社交焦虑和退缩孩子治疗时,医生应该关注导致问题出现是因为(1) 缺乏社会技能(2) 社交焦虑阻碍了已形成的社会技能的发挥。布拉德利的案例中,起初让他参加有助于社交技能发展的团体治疗。然而,他当前的问题是社交恐惧和逃避学校的行为,所以,对于布拉德利,首先开始的是针对特定环境焦虑的个体治疗。

对有社交焦虑青少年的治疗常通过将其暴露在能引起其焦虑的社会情境中,并采用能应付或减少其焦虑的措施来实现。治疗人员也会使用认知疗法来帮助青少年在这些社会情境中更贴近实际去思考。通常策略是建立一个"社交等级"或是列出一个人逃避的具体社会互动情境,这些情境通常按照能引起布拉德利焦虑程度从低到高的顺序排列(Hofmann & DiBartolo,2014)。布拉德利列举了四种情况:进入餐厅点餐吃饭时、上体育课时、遇到陌生人时、做口头报告时(最后一个是能够引起最大程度焦虑的事项)。

然后,从能引起最低焦虑的条目开始,孩子在治疗设置中将每一个能引起焦虑的条目都在焦虑"等级表"中标注出来。布拉德利的第一条是关于他在餐厅里的行为。布拉德利讨论了他对这种场景的恐惧包括:乱扔食物、排队时间太长、买单时现金不足、吃饭时被别人盯着看。治疗师先帮助布拉德利看清那些让他恐惧但却没有事实根据的想法。治疗师问布拉德利,他提到的让他感觉恐惧的排队情形,之前是否真实发生过,给出的答案是否定的。这样,治疗师就证明布拉德利的这个想法缺少足够证据支持,因此,可以进行调整。布拉德利承认,他可能会乱扔食物或是没有足够的钱付账,但也承认这种情况发生的可能性很小。此外,治疗师指出,布拉德利在吃饭的时候很少看他人,所以并不可能知道自己在被盯着看。为了证实这些,咨询师带着布拉德利来到了当地一个餐馆,让他看到他在那里吃饭的时候其实并没有人盯着他看。

然后,治疗师开始着手处理让布拉德利产生焦虑等级更高的条目。布拉德利谈论了体育课和口头报告的恐惧,这些恐惧都具有显著的相似性:他认为别人都很不公平地嫌弃他,或对他的表现给出粗鲁的评价。如,布拉德利抱怨说,虽然他在体育活动方面较擅长,但没有被任何一个团队选中。英语课中,他抱怨同学们要么不关注他,要么就贬低他的口头报告。治疗师指出布拉德利倾向于过高估计他人对自己苛刻的评价和批评,就像他在餐厅的感觉一样。她指出,布拉德利自身的退缩行为可能导致其他的孩子对其有戒备心或躲着他。

治疗师让布拉德利在体育课上与更多的同学接触,并且在上课前就主动加入一个团队。为了缓解这种状况,咨询师帮助布拉德利练习介绍自己的不同谈话方案,并让人知道他的特长,如打篮球。经过布拉德利的允许,治疗师与体育老师联系并向老师请求,如果条件允许,希望能让布拉德利经常更换团队,或担任队长的角色。布拉德利对这些新情况适应得非常好,他在体育课上的焦虑水平也明显下降。

值得关注的是布拉德利拒绝再做口头报告这件事。治疗师指导布拉德利在办公室对着她做了一系列的口头报告。开始,是阅读报纸和杂志的文章。随后,治疗师指定某个简短主题让他进行报告。在报告中,治疗师对布拉德利在技巧上给予了很多指导,特别是他的发音、与听众的眼神接触、音节吐字,以及如何控制身体的焦虑、紧张等。布拉德利尝试绷紧及放松那些在演讲过程中出现问题的肌肉群,包括紧绷的面部、下巴肌肉还有不断颤抖的双腿。

经过 1 个月的频繁治疗,布拉德利在办公室里的口头报告技能已经很不错了。然后,治疗师让他在更多的陌生听众面前演讲,他们中有些人是提前就安排好故意做一些让布拉德利分心的行为,如:叹气、对他不关注、偷笑。起初,布拉德利对这些行为感到不安。随后他就克服了这些,并且比较顺利地做完了报告。治疗师也对布拉德利使用了认知疗法,让布拉德利不会将一些情形"灾难化"。例如,布拉德利在观察他同学们的一些表现后明白,并非所有人在他做口头报告时都在偷笑。在治疗师和老师的帮助下他也看到,即使有人在笑,结果也并不可怕。接下来,布拉德利在课堂上做口头报告(老师有意将去年布拉德利剩下的所有要做的报告都安排在一起)。布拉德利在 3 天的时间内做了 3 次报告,尽管他表现平平,但他的焦虑水平确实随着每次口述报告的进行下降了。布拉德利重新开始全日制的上课时间安排。

布拉德利随后同其他有社交技巧缺陷和社交退缩的儿童一起参加了集体治疗。主要目的是培养布拉德利与陌生人交流的技巧。在集体治疗中,成员们学习如何接触别人和介绍自己。每位成员都要转向他的左边,注视着他身边的那个人,跟他打招呼,呼喊着他的名字,同时主动与人握手。许多成员发现这确实能引发较大程度焦虑,但至少每个人都在做同样的事情。他们还培养了其他的一些技能,包括维持谈话技巧、如何赞美他人、如何在环境中优雅退出以及如何控制身体的焦虑症状。此外,团队成员们也会在真实生活背景中练习他们所学的技能。最后,每位成员都会被安排参加两项在他们教堂、学校或社区中的社交活动。

针对患有社交焦虑和退缩的人的团体治疗有两个主要优点:(1) 可以发现其他人也存在相似的问题,(2) 有社会支持。在布拉德利的案例中,以上两点都达到了预期效果,而且他还与其他两个组员成了好朋友。在接下来 6 个月的治疗中,布拉德利在备受关注的特定领域中有了实质性改善,例如,如何在人面前讲话和维持对话正常进行。确实有时他还有些害羞、焦虑,焦虑时还会逃避一些社会情境。因此在随后的两年,他还参加了一些巩固性的课程。这段时间后,布拉德利的整体社会功能均评定为良好。

🖐 问 题 讨 论 🖐

1. 你认为不同类型的孩子,例如(a) 天生害羞、(b) 社交焦虑、(c) 社交退缩、(d) 被忽视、(e) 被拒绝,这些类型之间有哪些不同? 探索研究家庭、同伴以及孩子的特点等因素对此的影响。

2. 什么样人格特质会让一个孩子比其他孩子更"受欢迎"?

3. 布拉德利的社交焦虑和退缩主要是由于个人原因还是家庭原因造成的? 鼓励孩子有更适当的社会行为,父母应如何做? 什么活动能最有效地帮助孩子发展积极的社会技能? 对于一个孩子来说,什么社交技巧是最重要的?

4. 对于不同性别的儿童,我们通常会有什么期望? 探险经常被认为是男孩的活动和女孩的"禁区"。这将会如何损害社会技能的发展?

5. 你希望自己哪些社会行为方面能得到改善? 最好的方法是什么? 你如何寻求别人的帮助? 你如何帮助一个害羞但想积极参加社交活动的人?

6. 你会如何回应一个没有朋友却自称他对此并不在意的孩子?

7. 你会对一个决定加入帮派或与"不法之徒"混在一起的孩子说些什么? 这种社会行为的优点和缺点是什么?

8. 你认为在布拉德利的治疗计划中还应增加什么? 你有多大把握引导他的家人也参与治疗? 你会如何改善布拉德利和他继父的紧张关系?

9. 学校能做些什么来帮助有社交焦虑或退缩倾向的孩子?

第三章

抑　郁　症

症　状

　　安娜·汤普森,一名16岁非裔美国女孩,因被母亲汤普森夫人发现在卧室里割腕后被转到精神病医院青少年住院部接受治疗。虽然失血不多,但汤普森夫人还是将安娜送到了医院的急诊室治疗。主治医生说,安娜伤得并不重。但建议她到精神病医院住院,便于接受进一步的评估。考虑到安娜近期的抑郁的表现,汤普森夫人同意让女儿接受短期治疗。次日,一名擅长青少年行为障碍治疗的精神科医生对安娜进行了访谈。

　　最初,安娜不愿说话,她对母亲将她送来感到气愤。然而,经过一些初步交谈后,她变得友善了一些。安娜说,母亲离婚后,她转到了一所新的学校,可那里的人似乎都不喜欢她。特别是,她对自己少数族裔的身份感到不安,并且几乎没交到朋友。当被问及近期是否有令她感到不安的事情发生,安娜表示自己感到其他同龄人在她吃午饭的时候就她的体重问题散布一些贬损的言论(安娜确实有些胖)。但关于这一点,安娜了解得也不很详细,所以也不确定是否真的存在针对她的流言蜚语。

　　安娜进一步表示,过去的13个月对她来说是艰难的。她的父母经历了一段时间的婚姻矛盾后分居,最终离婚。安娜并不清楚母亲为何要带着她搬出那个地区,使她从此与父亲和13岁的弟弟分开了。这对安娜来说是一个很大的创伤,因为她与父亲和弟弟感情很好,却从此以后再也不能与他们联系了。安娜8月份在一所新学校注册,9月份入学。然而,在入学后的前两个月中,她错过了大约1/3的上课时间,最后两周就根本没去上过课。安娜抱怨自己很孤独,因为母亲忙于工作,而自己也没交到新朋友。

出事前的两个星期,安娜的情绪恶化。她非常怀念以前全家人在一起的生活,抱怨不能与父亲和弟弟共度感恩节(母亲说过不能与父亲和弟弟一起过感恩节)。因此,她变得消沉、无所事事,在家里看电视或上网聊天。在出事前一周,她只离开过家两次,她暴饮暴食、嗜睡。在那两周,母亲工作很忙,几乎没怎么与安娜好好聊天。有机会聊天时,母亲就极力劝安娜回学校上课。

医生还了解了安娜受伤前一天的相关情况。安娜说,她当时感觉很糟,在想一旦自己自杀了,会出现怎样的后果。她想知道家人在她自杀后的感受,还有谁会参加她的葬礼。她说,自己对未来并不乐观,并且有时觉得死了比活着会更好一些。不过,安娜坚持认为她的自伤行为并不意味着她真有自杀企图。相反,她认为自己只是用刀擦破了一点皮,看会发生什么事情。她确实流血了,但伤势不严重(检查报告证实确实如此)。安娜说,妈妈进到她房间看到血就吓坏了,安娜被强行送上救护车并送进了急诊室。当主治医师询问她的伤是怎么回事时,安娜很诚实地告诉他发生了什么。之后她就被转到现在的病房,还有一个人在病房外监视着她。

医生问安娜,目前她是否有要伤害自己的想法,安娜说没有。她重申,在这之前她并没真想自杀,现在她想离开这个病房。她提出要见母亲,得到了当天晚上就可以见到母亲的许可。安娜答应医生在病房里不会伤害自己,一旦有任何自杀的念头或冲动马上报告。医生给安娜注射了适量的镇定剂,整个下午安娜都在睡觉。

医生后来也访谈了安娜的母亲汤普森夫人,她提供了更多关于家庭情况的信息。汤普森夫人说,过去她和丈夫在一些问题上有很多分歧,尤其是在丈夫喝酒和家庭经济状况方面。汤普森夫人撞见她丈夫在安娜睡着时紧挨着她,这成了压垮婚姻的最后一根稻草。虽然没有证据证实,但汤普森夫人还是怀疑安娜受到了父亲的侵犯。安娜与母亲交谈后否认了这一点,但汤普森夫人认为她和安娜应该远离那个地方。汤普森夫人表示,她之所以断绝与儿子的关系,与儿子不听话任性及他们之间糟糕的关系有关。

关于安娜诉说的最近发生的事,得到了汤普森夫人的证实。例如,她承认自己忙于工作而不能像过去那样给予安娜更多关注。在最近3个星期,她们两人都没有一起度过周末和好好聊天。汤普森夫人也证实,她和安娜与安娜的爸爸和弟弟几乎没有联系,在即将到来的假日也不打算联系。

汤普森夫人说,在过去的两个月,安娜已经耽误了很多学校的课程,她也没有交到新的朋友。两人都关注了安娜的体重问题,汤普森夫人知道,这是造成她女儿沮丧和尴尬的主要原因。汤普森夫人说,尽管这些状况都存在,但当她发现安娜在卧室里割腕时,她感到非常震惊,她从来没想过安娜会自杀,但事态的严重性暴露出来后,她决定让安娜住院治疗。

经过汤普森夫人同意,医生与安娜的学校辅导员进行了交谈。辅导员迪兹夫人说,她对安娜的情况比较担忧,并且透露,安娜曾在一个月之前谈论过自杀的事情。安娜去过迪兹夫人办公室,抱怨同学们在体育课上因体重而取笑她。安娜哭着说,她没交到一个朋友,还说"真希望我死了算了"。迪兹夫人修改了安娜的课表,这样她就不必参加这些体育课了。她也给安娜提了几项有关课外活动的建议,但安娜都没有采纳,因为那样她将会被孤立起来。但迪兹夫人坚持认为,安娜被排斥,这一点是无根据的。她仍然关注着安娜,并愿意以任何方式来为医生提供帮助。

第二天,医生又与安娜进行了交谈,确认她目前没有自杀的念头或冲动。医生随后给安娜注射了少量的抗抑郁药物,并让她早晚都参加一段时间的团体治疗。安娜同意了这一安排,医生观察,她的心情较前一天来时有所改善。但鉴于目前搜集的信息,医生推测,安娜刚刚经历了一个重度抑郁发作期,以防意外,还要对其进行自杀监控。

❀ 评 估 ❀

重度抑郁发作期的一个主要特征是,"持续至少两周以上的情绪低落或对平常感兴趣的所有活动都失去兴趣"（American Psychiatric Association,2013,p.163）。在儿童和青少年中,这种情绪更可能表现为易激惹而不是伤心（American Psychiatric Association,2000,p.347）。在这两周,病人可能会经历以下症状中的至少5种,这也是判断抑郁症的诊断依据:持续的情绪低落;对通常感兴趣的活动失去兴趣;体重锐减或激增;睡眠困难或嗜睡;焦躁不安或感觉迟钝;白天疲劳;莫名的罪责感或无用感;难以集中注意力或做事犹豫不决;有自杀念头或企图。此外,这些症状必须已明显损害日常社会功能,并且排除药物滥用、身体原因或者对生活中应激事件（如家庭成员的去世等）可能的反应。

在安娜的案例中,安娜的情况与上述许多症状相符。如,在过去的一个月中,她情绪很低落,通常那些她感兴趣的活动也几乎不参加了。她的体重没有明显的增加,但存在暴饮暴食以及嗜睡的情况。嗜睡在情绪低落的人中较常见,通常他们以此来逃避一些负性生活事件。早醒在这类人中也是常见的,但安娜不存在这种情况。安娜说她感觉自己"脑子变得缓慢"并经常感觉疲劳。她对父母离婚这事深感愧疚,虽然并没有证据证明原因在她。安娜没有注意力难以集中的症状,但这也有可能是安娜已经有段时间没有正常上学,所以才没有报告注意力难以集中。基于这些抑郁症状与安娜出现自杀念头和行为之间的联系,医生对安娜做出了初步诊断。

诊断青少年抑郁症的方法有很多种,如:实验室检测法、访谈法、自我报告法、直接观察法。在安娜住院期间,她接受了多种医学测试来甄别各种可能导致她抑郁的原因。神经因素和药物原因,包括头痛、内分泌失调、心血管疾病和严重的病痛,也可以使人们出现一些抑郁症状(Boldrini & Mann,2015)。多种药物在使用后都可能引发抑郁症状,但在安娜的案例中,这些情况都不存在。

抑郁症的实验室检测法是地塞米松抑制试验(DST)。在这个测试中,抑制皮质醇的分泌水平的高低是诊断的标准。有抑郁症的人通常皮质醇(一种应激激素)的分泌水平高。DST测验对于判断青少年是否患有抑郁症并不可靠(Lopez-Duran, Kovacs, & George,2009)。如,检测结果是阳性的青少年并不一定就能被确诊为患有抑郁症,只说明有这种可能性。在安娜的案例中,DST检测结果是阴性的。

心理访谈对诊断是否患有抑郁症特别重要。通过访谈不仅可以获取相关重要信息,而且有助于建立治疗关系,尤其是对那些一开始不太乐意打开自己的患者而言。适用于学龄儿童的结构性访谈主要包括儿童情感性精神障碍、精神分裂症结构访谈(Kaufman et al.,1997)和儿童精神病综合结构访谈(Weller, Weller, Fristad, Rooney, & Schecter,2000)。大多数心理健康专家,包括本案例中的医生,多依靠非结构化访谈发掘特定案例的不同之处。

对一些可能患抑郁症的人进行访谈时,许多主题需要深入探讨。这些主题包括症状的描述、症状史、家族病史及与其相关的一些问题,如焦虑程度、药物滥用和外在行为表现等。青少年对自己症状的认识、家庭情况以及其他的一些问题等也应涉及。当然,除此之外,通过访谈应判断出当事人是否有伤害自己的想法。许多有自杀企图的人都愿意在实施之前和别人谈论这种想法,并将如何实施自杀计划准确传达给他人。自杀计划越详细,这个人自杀的危险性越大。其他重要的线索也应注意辨别,包括突然的行为改变和近期出现的压力事件,如某种关系的丧失等。

安娜的症状史先前也被描述过。在住院期间的团体治疗过程中,她对自身状况的认识和生活中其他重要的事件都讨论过。安娜说她最近被生活中的一些事情困扰着,特别是母亲突然离开父亲和弟弟这件事。她认为失去了她的家人和以前的朋友。她说精神病医院的病房使她感到恐惧和不安,但与过去的 6 个星期相比,现在社交更多一些。

在许多门诊和住院治疗中,经常使用自我报告法来诊断抑郁症。主要有:《雷诺兹青少年抑郁量表(第 2 版)》(Reynolds,2004)和《儿童抑郁量表(第 2 版)》(CDI 2★;Kovacs,2010)。安娜在住院治疗和后续的门诊咨询中都用到了《儿童抑郁量表》(CDI)。CDI 包括 27 个条目来检测当事人近期出现的抑郁症状,包括感到悲伤、哭泣、自责、犹豫不决、疲劳、饮食和睡眠障碍、孤独感。CDI 中的几个条目如下:

1. 我总是感到难过。

2. 我想自杀。

3. 我每天都想哭。

4. 我总感到孤独。

5. 没有人真的爱我。

安娜被送到精神病医院时,她的 CDI 分数达到临床治疗值。她的症状与一些条目相符,特别是感到悲伤、疲劳、孤独、不知所措等。3 个星期住院治疗结束后,她的分数降到了正常范围之内。精神科医生对安娜的绝望程度也作了评估,绝望是通常与抑郁特别是与自杀紧密联系的概念。《儿童绝望感量表》(Thurber,Hollingsworth, & Miller,1996)包括 17 道是非题,注重评估当事人对未来的感受。安娜没有做这个测试,但她对心理治疗师提出问题的回答显示她感受到的绝望程度处于比较高的水平。

行为直接观察法也可用来评估抑郁。诊断者需观察几方面:

1. 悲伤的面部表情。

2. 社会活动和目的性行为减少,例如很少的交谈、游戏或与他人的互动。

3. 过多独处行为,如阅读、看电影。

4. 言语迟缓。

5. 缺少眼神交流。

6. 争吵。

7. 以皱眉、抱怨或缺乏微笑为代表的不良情绪表现。

起初,医护人员注意到安娜总是一个人待着,除非有人鼓励她参加集体活动;她看起来经常是悲伤的,与人说话都是细声细气的。

评估抑郁的其他方法还包括同伴和成人对当事人的评估(Steiger,Allemand,Robins, & Fend,2014)。在安娜的案例中,并没有同龄人的评估,因为她的同学对她并不了解。在后期的门诊治疗中,成年人评估是汤普森夫人依据《儿童行为量表》(Achenbach & Rescorla,2001)对安娜做出的,结果显示安娜的孤独感、悲伤、哭闹和负罪感等均处在中度偏高的水平。

🖐 风险因素和维持变量 🖐

许多抑郁症案例表明,抑郁的产生是生理因素、遗传因素和心理因素等综合作用的结果。患抑郁症的人有时会有神经内分泌的改变,如非正常的糖皮质素或生长激素的分泌,去甲状肾上腺素和血清素分泌改变也会与抑郁症有关联。在抑郁症人群中,上述激素的分泌水平都较低,因此能够提高这些神经递质水平的药物就会有很好的抗抑郁作用(Zhou et al.,2015)。在安娜的案例中,没有重大的生理异常情况出现,但也有可能会有还未检测到的生理变化引发了一些抑郁症状的出现。此外,抗抑郁药物对安娜效果并不明显,表明她的抑郁可能更多由环境因素引起,而不是生理因素或遗传因素导致。

遗传因素也可能使青少年出现抑郁症。一些关于青少年的抑郁研究证实,同卵双胞胎同患抑郁症的风险是异卵双胞胎的两倍。亲生父母患抑郁症的青少年,即使已被无抑郁症史的养父母收养,他们患抑郁症的可能性也会更高。直系亲属中有抑郁症病史的青少年也会比其他普通人更易患抑郁症(Thapar, Collishaw, Pine, & Thapar, 2012)。然而遗传并非是青少年是否患抑郁症的决定性因素。先天素质往往也需要环境因素的触发才最终导致抑郁症的发生。

在安娜的案例中,抑郁症家族病史是存在的。很明显,汤普森夫人有许多抑郁的特征,但这是否仅是对生活事件的正常反应还不清楚。安娜的父亲也有抑郁史和酗酒倾向,但安娜母亲并不知道安娜父亲是否有过重度抑郁发作期。安娜自己以前也从未经历重度抑郁发作。或许,她当前出现的状况更有可能是环境使然。由于对安娜、安娜母亲及其他家庭成员的情况了解较少,治疗师并没有掌握更多他们这个家庭在抑郁症病史方面更详细的资料。

许多心理学上有关抑郁症的理论更适合用来解释安娜的情况。精神动力理论认为,抑郁症可能发生在过度依赖他人的人群身上。当一个过度依赖他人的人失去一些亲密关系,无论是丧失、死亡、被遗弃还是离别,他会将对失去他人的悲愤情绪内摄(introjection)到自己身上,因此就会出现自责感和无用感,并且也会出现抑郁。

心境障碍理论模型是心理学上一个被广泛接受的行为理论模型。该理论认为,抑郁症通常由于对积极、亲社会行为的强化不足和对抑郁行为的强化过多引起的。例如,青少年或许会做所有期待他去做的事情,如好好上学、帮做家务、完成家庭作业和做兼职工作。如果他所做的事情被当成理所当然,儿童就会感觉没有受到积极关注。相反,如果孩子变得抑郁,或者在上述那些事情中表现糟糕,而他人此时给予注意、同情和支持,无意间就对这些抑郁症状给予了正强化。像安娜那样的自杀行为,可能只是为了引起关注。

安娜并没因受到关注而抑郁,但入院治疗给她带来更多社交机会。她说,与住院前相比,现在妈妈对她的生活更加关心了。她开始喜欢与病房里其他孩子和医护人员交谈。一些护士甚至抱怨安娜有点话多,不停地问她们一些私人问题,很想知道出院后是否还可以与她们保持联系。汤姆森夫人和心理治疗师也注意到了这一点,医生建议汤姆森夫人以后要鼓励和强化安娜与伙伴们在一起的社交行为。

一个关于抑郁症的行为理论认为,社会关系不和谐或者社交技能缺乏是导致障碍出现的核心因素(Nilsen, Karevold, Roysamb, Gustavson, & Mathiesen, 2013)。当安娜主动去做的时候,她有与人交流和交友的能力,她住院期间在病房中的表现充分证明了这一点。另外,自我控制模型认为,有抑郁症的人会选择性关注负性生活事件、过度惩罚和过低评价自己,以及关注不切实际的目标和短期效果(Auerbach & Ho, 2012; Spence & Reinecke, 2004)。某种程度上,这个模型确实适用于安娜的情况,安娜几乎完全聚焦于家庭和社会生活中的负性方面。此外,安娜在关注未来的时候,总是会有一种"天上会掉馅饼"的不切实际的想法,来期待明天发生的事情。例如,安娜希望她和母亲最终会与父亲和解,等进入大学后,她自然就可以完成高中的学业。

一种流行的抑郁症心理模型是贝克的认知模型,该理论强调抑郁症是个体对自己、世界和未来的认知失调造成的(Beck & Haigh, 2014)。例如,一些有抑郁症的孩子,会对周围事件产生认知失调,错认为事情比实际上更糟糕。如,孩子可能会认为在做口头报告时,现场的每个人都会笑话他,尽管事实并非如此,这是"灾难化"的认知方式。在安娜的案例中,她极力展现自我,要不就无缘由地将一些不相干的事情与自己联系在一起。例如,她认为在走廊上小声说话的同学一定是在用粗鲁的话语谈论她,但事实上并没有证据证明如此。

另一个与抑郁相关的认知理论是习得性无助,它将不同生活事件的痛苦体验与错误归因联系在一起(Stange, Alloy, Flynn, & Abramson, 2013)。特别是,有抑郁症的人会将负性事件做内部、普遍性、稳定的归因。例如,一次考试失利会导致对自我做负性内部归因(如:"都是我的错")、普遍性归因(如:"我什么事情都做不好")和稳定归因(如:"我在考试中总会考砸")。这些想法常与当事人以前的经验有关,这些经验往往与对环境不可控等因素有关。安娜经常在一些负性的、不可控生活事件上自责不已,如在父母离婚这件事上。她对未来生活感到悲观绝望。然而,类似的想法也经常发生在未患抑郁症的青少年身上。因此,有时通过认知方式来评估青少年是否会患抑郁症是困难的。

其他的一些因素也可能与抑郁的发生和持续有关,如缺乏自信、易冲动、焦虑、同伴依恋低、社会支持缺乏、被排斥、解决问题的能力不足、无效的应对方式、糟糕的学校表现、父母离异、松散或敌对的家庭关系、消极应对生活应激事件以及经济窘迫等(Hammen, Rudolph, & Abaied,2014)。其中一些与安娜的情况相符,特别是她棘手的家庭状况、冲动行为、缺少朋友,以及她认为几乎得不到他人的支持等。

一些理论学者将多种因素综合起来,用以描述一个完整的抑郁模型(Gotlib & Hammen,2014)。一些人可能是因为遗传因素导致了抑郁,也有人是因为令人烦恼的家庭经历、较差的人际沟通及应对方式、情感缺陷等因素。这些生理和心理的原因可能在随后的应激性生活事件中引发抑郁。一个人抑郁的程度可以通过改变应激激素水平、归因方式、社会交往和社会支持、无助感的程度等这些可变因素得到缓解。安娜的案例中,抑郁很可能由负性的家庭互动导致。她带着压力进入一个缺少社会支持的陌生学校,加上认知歪曲,这些很可能共同导致了她重度抑郁的出现。

🖐 发 展 方 面 🖐

抑郁症的发展历程是一个充满争议的话题。一些人认为只有青少年和成人会经历"真正"临床上的抑郁症。研究者观察了一些学龄前儿童和年幼孩子的抑郁症状后发现:抑郁的流行程度和症状表现在不同年龄段的人群中并无明显差异,一些重要的差异体现在认知因素上。

抑郁症状在学龄前孩子中表现为悲伤、易怒、退缩、行动迟缓、哭闹或躯体症状,如抱怨肚子疼(Luby,Gaffrey,Tillman,April, & Belden, 2014)。但这些症状也可能由其他一些障碍引起,有时,在这个年龄阶段的孩子的抑郁症状也会以叛逆的行为方式表现出来。所以,对于学龄前儿童的抑郁症诊断经常是困难的。

学龄阶段的儿童更有能力和意愿表达自己的情感。6—12岁的儿童抑郁症状包括躯体症状,如头痛、胃痛,悲伤,成绩下滑,注意力不集中,哭闹,易怒,疲劳,失眠,活动增加或减少,焦虑,低自尊。自杀念头和自杀企图在儿童这个年龄段表现得更加普遍(Steele & Doey, 2007)。当然这些症状有时也可能与其他一些障碍有关。此外,还有一些抑郁症儿童并未表现出明显症状特征。例如,汤普森夫人说,安娜此前未表现出明显的行为问题。

青少年和成年人的抑郁症状更接近于 DSM 标准中关于抑郁症的"经典"描述。与学龄前和学龄期的儿童相比,青少年和成年人表现出更多的抑郁情绪、精神运动迟滞和睡眠问题。青少年抑郁症中其他的一些普遍症状在安娜身上表现明显,特别是搬家之后她出现的社会退缩。那些有抑郁症的人有时会避开新的刺激或是缺少精力去适应新的人际关系。安娜喜欢社会交往,但因害怕被拒绝和蒙羞而使对外交往受到阻碍。患抑郁症的青少年,出现焦虑症状也很常见。安娜一直担心她的生活状况,特别是她的家庭经济状况、她的社交状况和她母亲的公共福利等事情。从诊断上看,安娜符合广泛性焦虑障碍的诊断标准,广泛性焦虑障碍包括普遍的焦虑。安娜认知上的扭曲,也会使这些焦虑症状恶化。

患抑郁的青少年中其他普遍存在的症状还包括:破坏性行为,躯体症状,对自我形象缺乏自信,自杀意念(Hammen et al.,2014)。安娜没有表现出行为问题,但确实有躯体症状出现,如头痛、肚子疼。此外,她过分关注体重并为此感到失落。在过去的几个月,安娜的体重增长了很多,她也感觉因体重的原因在社会交往中被排斥。但实际上她持续暴饮暴食,很少参加团体活动,而这一切都无助于问题的解决。因此,体重管理成了她门诊治疗计划的重要部分。安娜有明显的自杀意念,而且她实施的自杀行为表明她比普通人群更有可能处于自伤的危险中。心理治疗师认为,安娜的举动很大程度上是因为想得到更多关注及偶发的冲动行为所导致。

很多人经历第一次重度抑期发作是在青少年时,平均持续时间为12 周(Eaton et al.,2008)。发病期的长短可能与生活事件的严重程度、自杀想法的强烈程度以及共患的其他问题,如焦虑、物质滥用等因素有关。如前面提到,安娜确实存在很大焦虑。家庭功能失调增大了她抑郁的风险。家庭成员之间强烈的情绪表达或公开的敌对会加重青少年的抑郁程度。低自尊和低自我评价也预示着抑郁症的出现(Steiger et al.,2014)。

那些曾经历过重度抑郁期的人约有 50% 会在未来的 1 年中经历第二次抑郁(Eaton et al.,2008)。即使在未出现干扰性生活事件时,患抑郁症的很多人也会持续表现出心境恶劣或持续的情绪低落(Thapar et al.,2012)。在安娜的案例中,她持续出现间歇性的抑郁情绪和社会退缩,即使在门诊治疗之后这种情况也依然存在。

随着时间的推移,青少年会出现持续性抑郁症状,出现持续性抑郁症状的同时也会有其他的精神障碍出现,出现更严重的症状,负性认知和沉思、行为抑制、受虐经历、家族情绪障碍史(Klein & Allmann,2014)。持续的治疗、家庭状况、社会支持等都是预测青少年是否会持续抑郁的关键。安娜接受的门诊治疗和发展同伴支持都是促进她康复的关键。对安娜来说,同伴支持尤为重要,因为汤普森夫人一直不准安娜与父亲和弟弟见面。

治　疗

如同安娜一样,对患抑郁症的青少年的治疗,可选择住院和门诊治疗。住院治疗旨在减少严重的抑郁症状、自杀意念和即时性的伤害。要做到上述这些,除了个体和家庭治疗外,还有抗抑郁药物治疗、团体治疗和环境疗法。环境疗法是建立一个环境,鼓励当事人为他/她的康复承担责任,并积极参与到治疗活动中来。在安娜的治疗中,医生、护士和其他的工作人员鼓励她参加团体治疗并保持良好的个人卫生。

团体治疗通常把重点放在解决人际问题,建立社会支持系统上,同样也注重社会交流和解决问题的技巧方面(Straub et al.,2014)。在住院治疗中,像安娜这样的情况,医生通常都会安排短期的团体治疗。安娜住院治疗持续了3个星期,像许多在那里接受治疗的青少年一样,团体治疗注重交流和支持。在这段时间,安娜讲述了她近期的问题和担忧,发现她所关注的问题与团体中其他成员关注的问题有相似的地方。安娜先前的问题并没有被彻底解决,但是她的情绪却在住院期间得到较好改善。

青少年抗抑郁类药物包括三环类抗抑郁剂、5-羟色胺重摄取抑制剂(SSRI)和单胺氧化酶(MAO)抑制剂。几个可用的三环抗抑郁剂是丙咪嗪、阿米替林、去甲替林和地昔帕明。这些药的药效对青少年抑郁症患者并不强烈。SSRI对患抑郁青少年的效果研究最多的是氟西汀(百忧解),这种药物是有效的,特别是在结合认知行为疗法使用时(March et al.,2007)。精神科医生在三环类和SSRI抗抑郁药无效的时候,有时会使用MAO抑制剂,但是这些药物具有潜在危险的副作用。

在医院,安娜被注射了少剂量的氟西汀。在为期3个星期的治疗过程中,她告诉治疗师情绪得到了改善,但这应归功于药物还是安娜增加的社交目前还不清楚。安娜确实提到,焦虑程度大幅降低可能是氟西汀的功劳。在短期的住院治疗后,安娜被转到了心理诊所接受门诊治疗。抑郁青少年的门诊治疗通常包括行为治疗,辅以药物治疗。在安娜的案例中,她经过心理治疗辅以6个月的氟西汀药物治疗,之后停止药物治疗。对有抑郁症患者的行为疗法包括安排一些额外的活动,从他人那里获得积极强化,建构社会交往和问题解决技巧,以及在不同的情境中练习社交技巧等(Kazdin & Marciano,1998)。

门诊治疗开始时,治疗师、安娜和汤普森夫人商定了几个治疗目标,包括重回学校、改善情绪、社交问题以及减轻体重等。治疗师还与安娜就自杀达成了口头约定。安娜同意一旦自己有自杀的想法或伤害自己的企图时,就联系母亲或治疗师。

在与安娜建立了良好的治疗关系后,治疗师帮助她提升自尊和提高社交技巧。两人决定用问题解决的方法,让安娜参加当地一个减肥诊所,恢复部分上学时间同时至少参加一项同龄人的社会活动。安娜采纳了这些解决方案,在 2 个月内减掉了一些体重,在课外活动中获得了一些学分,开始在学校合唱团唱歌。此外,汤普森夫人也配合治疗师的治疗方案,增加了周末与安娜在一起的时间,至少与女儿一起参加一次户外活动。汤普森夫人还鼓励安娜邀请他人到家里吃饭。

治疗师重点关注了安娜的社交技巧,总体还不错,但需要微调。例如,安娜很难接近她不熟悉的人,特别是男生。治疗师与安娜一起努力,帮助她学着如何开启和维持与他人的沟通交流,将言语和非言语行为结合起来,并将这些技巧运用在学校的人际交往中。一旦熟悉之后,安娜与人的交流几乎没有困难,并能在课后与合唱团的成员们正常交往。有时,安娜会回避这些情境,选择与母亲待在一起,治疗师和汤普森夫人就不断鼓励安娜与她的同龄人接触。

在整个治疗的过程中,安娜的治疗师发现一些深层次的问题也亟需解决。例如,安娜的自我评价依然很低,会抱怨她的家庭状况还会怀疑他人正在做对她不利的事。治疗师认为安娜很聪明,能够学会认知疗法的要义,认知疗法是她后一阶段治疗的主要方面。认知疗法经常包括如下一些步骤(Friedberg, Mc Clure, & Garcia, 2002):

1. 自我监督
2. 理清思想和行为之间的关系
3. 评估每一个想法的准确性
4. 以更积极和现实的想法代替不正确的想法

其中,安娜的一个认知扭曲是她的自我中心,或者说她认为别人总会故意针对他。治疗师让安娜在感觉到有人针对她散布贬损她的言论或对她粗鲁的时候作记录。治疗师指出,安娜会有这些想法有时与她的回避行为和抑郁状态有关。有时,安娜看到其他同学在偷笑时朝她看了,就会认为别人在谈论她。安娜倾向于将发生在某些人身上的偶然事件普遍化,进而逃避一些特定社会情境。当她的社会退缩行为逐渐增加,她也会变得更加抑郁。从安娜的日记中,治疗师也证实了其他一些关于安娜的想法是如何导致其抑郁行为发生的案例。

下一步,治疗师让安娜直接挑战她的消极想法。让安娜检视任何支持或反对她每一个想法的证据。如果安娜不能找出可信的证据去支持她的想法,她就要再找一个更合理和真实的解释(例如,女孩们在讨论着与她无关的其他事情)。治疗师也帮助安娜去思考即使真的有人对她表现无礼时要去怎样应对。一段时间后,安娜的猜疑和抑郁症状逐渐减少。

安娜接受了大约1年的门诊治疗,治疗师认为她的社会功能已基本恢复正常,可以结束治疗。然而,一些问题确实没有彻底解决。例如,从目前家庭状况来看,汤普森夫人依然表现强硬,继续禁止安娜与她的父亲和弟弟见面。安娜有时会为此感到难过,但她已做好开始适应目前新生活方式的准备,她开始有一些好朋友。在治疗结束后的6个月,治疗师对她进行了电话随访,未发现有重度抑郁或自杀企图再次出现。

🖐 问 题 讨 论 🖐

1. 你认为在学龄前儿童和学龄儿童中抑郁症真的存在吗?论证你的答案。在不同的年龄段,你觉得什么症状是抑郁症最明显的表现?

2. 你认为为什么女孩会比男孩更容易抑郁?探讨下社会化情况。你认为与男性相比,会有更多女性报告抑郁吗?若果真如此,为何会出现这种状况?

3. 男性比女性更倾向于选择致命的自杀方式,对此你有什么看法?

4. 什么样的人会将自杀掩饰成意外?你认为他/她这样做的动机是什么?

5. 对一个看起来很沮丧的人,你最想问什么问题?你会如何去发现这个人是否有自杀风险,你会如何处理这些信息?

6. 每个人都会有抑郁的时候。什么样的生活事件会让你感到悲伤或沮丧?"典型"(normal)抑郁和"非典型"(abnormal)抑郁的区别是什么?安娜的抑郁症是典型的还是非典型的?你为什么这么认为?

7. 在给患有抑郁症的儿童或青少年用药时,涉及的主要道德问题是什么?考虑到抑郁通常是一些事情出错的警告信号,探讨下药物治疗是否会阻碍一个人解决出现的问题?

8. 对一个不想和你说话的抑郁青少年,你会如何做?如果一个患有抑郁症的青少年同时存在酗酒或其他药物滥用,是家暴的受害者,或有品行障碍的症状,你会如何调整你的治疗计划?

第四章

早发性双相情感障碍

达斯汀·洛厄尔是一名欧裔的美国男孩，今年 14 岁。达斯汀的母亲名叫娜塔莉·查普曼，她因涉嫌藏销毒品和对儿童监护不力被警察批捕。母亲被逮捕后，达斯汀被送往儿童保护服务局(CPS)提供的相应住所。母子两人之前一起居住在一个小房子里，但周围邻居们表示，达斯汀常常都是形单影只并且行为古怪。警方报告显示，达斯汀曾深更半夜坐在房前的草坪上，不停地大声播放音乐并威胁惊吓路过的邻居们。邻居们反映平时很少能看到查普曼女士，而达斯汀至少有 4 周没有去上学了。

达斯汀的一位邻居发现他孤身一人在家，并且食不果腹后，立即报警。警察发现达斯汀既不知道母亲身在何方，也记不清最后一次看到母亲是什么时候。他看上去消瘦憔悴，行为表现烦躁而且紧张。警察最终将达斯汀送往儿童保护服务局，以便于后期的护理和评估。第二天，查普曼女士在某个破旧的街区被逮捕了，警方发现她当时正在使用和销售冰毒。

儿童之家接收了达斯汀。这里是儿童保护服务局用于帮助类似处境儿童的相应场所。在头几天里，达斯汀的表现十分奇怪。尽管他没有威胁到任何人，但他非常暴躁，而且不时地对着工作人员和其他人咆哮。达斯汀的行为过度活跃，并且伴随有严重的睡眠问题。有工作人员曾在某天凌晨 3 点看到他依然待在儿童之家的娱乐室里。他精力充沛，但却难以让自己平静下来，既烦躁不安又紧张焦虑，注意力难以集中。他的情绪一直处于波动状态，一会儿温顺听话，一会儿又易怒和焦虑。

儿童之家的治疗师和两名来自当地大学资深的临床心理学博士生一起对达斯汀完成了评估。起初，达斯汀表现冷淡，对他自己的生活状况或行为也不甚关心。尽管他完成了一些自陈报告式心理测量，结果显示他的状况与创伤后应激障碍、解离症、创伤性认知、抑郁症、愤怒情绪等均有一定的联系。这些博士生将初步的评估结果提交给了儿童之家，以便于进一步确定达斯汀是否存在其他某些心理适应问题，包括被虐待经历或是生活环境的重大改变等。但是，达斯汀的这些评估结果依然不够显著。

为了更好地解释达斯汀的种种奇怪行为，治疗师在接下来的几天里仔细观察了他的表现。医生最初考虑是否是由于吸食毒品、创伤应激、抑郁以及对新环境的自我调适障碍等原因造成的。但她最终排除了毒品的影响，因为达斯汀入住儿童之家期间的行为几乎没有太大变化，而且毒理学检查结果显示达斯汀并未使用过任何非法物质。她和其他工作人员常常试图与达斯汀交谈，但达斯汀始终保持沉默，情绪紧张并且心烦意乱。

达斯汀在儿童之家住了 5 天后，博斯维尔夫妇表示愿意收留并照顾他，直到相关工作人员找到一个针对达斯汀的长期解决方案。即便只是暂时的，但博斯维尔夫妇依然渴望为达斯汀提供一个稳定的家。他们最近完成了作为寄养家庭的相关培训，同时还有一个 7 岁的女儿，名叫艾玛。

一名儿童之家的社工带着达斯汀去博斯维尔夫妇家，但最初的会面进展并不顺利。达斯汀进了屋就跑来跑去，搜寻每一个房间，迫不及待想知道自己的卧室在哪里。博斯维尔夫妇对他的活跃程度有点吃惊，但还是礼貌地带他去了卧室。达斯汀一进入卧室就开始在床上蹦蹦跳跳，直到社工让他停下来。他虽然照做了，但又马不停蹄地奔向了浴室。

社工人员向博斯维尔夫妇解释了有关达斯汀的一些相关问题,并告知他们如果一旦有什么情况立即通知自己。果不其然,那天晚餐时达斯汀没完没了地说着他最近的经历,这与他在儿童之家的行为截然不同。他坐在椅子上前后摇晃着,讲述着他母亲和一些不同的人进出家门,他常常担心自己的安全。达斯汀描述了一件特殊事情,有一次他躺在床上时,听到墙壁有声音传出来,就好像身边有鬼魂一样。博斯维尔先生看到自己的女儿对这个故事感到恐惧,就要求达斯汀别再讲下去了。

晚上睡觉的时候,又有一件诡异的事情发生了。博斯维尔太太被房间门“砰”的一声惊醒了,她起身走到达斯汀的房间,发现里面没人。最后她在房前的院子里找到了达斯汀。他坐在院子里前后摇晃着,博斯维尔太太试图走近他,但达斯汀迅速站起来冲她哭喊,叫她不要打扰自己。他嘴里嘟囔着一些奇怪的话,说有人要来抓他,并且告诉博斯维尔太太离开否则就会遭到伤害。博斯维尔太太不确定达斯汀是否真的会伤害到自己,于是回到房里告诉了她的丈夫。博斯维尔先生最终说服达斯汀回房睡觉。

博斯维尔一家在接下来的7天里注意到了达斯汀的其他奇怪行为。他的情绪经常发生变化,从平静到兴奋易怒,循环往复。他暴躁的情绪特别容易引起人们的关注,他经常对着博斯维尔家7岁的孩子大喊大叫,并不断要求大家不要打扰他。达斯汀的饮食不规律,整个人有时看起来很疯狂,睡眠也存在严重障碍。

达斯汀不愿意去学校上课,这意味着白天必须有人在家里照看他。到了第8天,博斯维尔一家人终于忍无可忍了。这一天,全家人在院子里干活时发现达斯汀不见了。于是大家拼命在房子、院子里里外外寻找他,却始终不见其踪影。他们将此情况告知社工人员并报警。最终,在离博斯维尔家2英里远的一家便利店里找到了达斯汀。一名警官说,当时达斯汀语无伦次,非常激动。他把达斯汀送回了博斯维尔家,但达斯汀没过多久又跑没了。警官再次找到达斯汀后把他送回儿童之家,工作人员为达斯汀注射了镇静剂以控制他激动的情绪。

　　为了更加明确导致达斯汀怪异行为的可能原因,治疗师进一步深入研究有关他的基本情况。治疗师获得了进入达斯汀学校调查的许可。通过调查发现,达斯汀似乎是个聪明的学生,但经常旷课。他小学和初中早期时的成绩很好,但自从今年进入高中以来,他缺勤率很高,学习成绩也直线下滑。这位心理学家还指出,达斯汀的有关记录显示其可能有注意缺陷/多动障碍(ADHD)的相关症状。

　　之后,这位治疗师被获准探访了达斯汀的母亲娜塔莉·查普曼。通过与其母亲的交谈和调查,得到了一些有助于解释达斯汀部分奇怪行为的信息。结合之前的观察和学校调查情况,使治疗师初步确定达斯汀表现出的是早发性双相情感障碍的症状。

评　估

　　双相情感障碍的基本特征是重度抑郁发作的同时伴随着躁狂发作。躁狂发作是一段时期明显存在"持续升高、膨胀、易怒的情绪,以及持续增加的活动量和精力"(American Psychiatric Association,2013,p.127)。躁狂发作期间的常见症状包括:自我膨胀、少睡眠、爱说话、思维奔逸、注意力分散、情绪激动等。此外,还可能有无节制购物、飙车及滥交等能导致严重后果的行为。重度抑郁发作的症状详见本书第3章。

　　相对于成人,青少年的双相情感障碍症状并不那么清晰明确。70%的青少年双相情感障碍病例的症状与经典的DSM标准有一定程度的不同(Ahn & Frazier,2004)。患有这种疾病的青少年通常不会表现出成人那么明显的躁狂和抑郁发作。他们的临床症状通常表现为易怒、自我膨胀、精力旺盛、注意力分散、强制言语、浮想联翩、少睡眠等。DSM-5中的一项新的诊断标准——破坏性情绪失调障碍——就是为了更好地解释和描述像达斯汀这样的青少年患者的症状。破坏性情绪失调障碍的主要特征是"慢性、严重、持续的易怒"(APA, p.156)。

达斯汀既表现出了早发性双相情感障碍的症状,也表现出了破坏性情绪失调障碍的症状。他时常烦躁不安,且心烦意乱。博斯维尔一家和治疗师指出,达斯汀的情绪很难持续保持平静,也不愿意与人交谈。博斯维尔一家,尤其是他们7岁的女儿艾玛,感到与达斯汀相处时都必须小心翼翼,生怕说错话或者做错事激起他的反应。但是在其余时间里,他的情绪比较平静。儿童之家的工作人员和博斯维尔一家告诉治疗师,他们永远无法预测达斯汀会如何回应他们的一举一动。

达斯汀在睡眠减少的情况下,精力却有增无减。仔细回想一下,对于一个14岁的青少年来说,经常在房里跑来跑去,在床上蹦来蹦去,这是非常奇怪的行为。学校记录显示达斯汀有过度运动的历史。一位学校的治疗师曾建议应该将达斯汀诊断为注意缺陷/多动障碍(ADHD)(多动冲动类型)。另一个值得关注的问题是达斯汀的睡眠时间很少。他说他每晚只睡4到5个小时,而且坐在房前的草坪上是因为这有助于让自己平静下来。

然而,达斯汀并没有表现出其他双相情感障碍的症状。尽管他有时说话怪怪的,但他的思维并不会浮想联翩,也没有表现出强制言语。警察和博斯维尔一家注意到达斯汀语无伦次地说着关于某个"声音"或威胁的话。然而,治疗师怀疑达斯汀可能有思维奔逸,毕竟他常常注意力分散,无法完成正常对话。

青少年更加复杂的临床表现是许多精神障碍常与双相障碍共病。常见的例子包括药物使用、睡眠、焦虑和多动症等精神障碍(Joshi & Wilens, 2015)。达斯汀并没有完全发展出精神分裂症,但确实表现出了精神分裂症的相关症状。他报告"声音"从墙上传来,未证实的担忧是,其他人"来找他"可能预示着幻觉或错觉的早期迹象。然而,这些症状并不稳定。他没有物质滥用问题。

可以确定达斯汀有睡眠和焦虑障碍方面的问题。治疗师虽然没有正式诊断达斯汀这些方面的心理障碍,但他显然在睡眠方面有困难,也有焦虑和身体上的不安。然而,这些可能是双相情感障碍的继发症状。

与学校工作人员的进一步讨论显示,达斯汀在小学和中学表现出典型的 ADHD 症状。这些症状包括过度活跃、冲动、注意力不集中、坐立不安和多话。

双相障碍有很强的遗传基础,所以评估应该包括家族病史调查和面谈。儿童之家的治疗师和达斯汀的母亲进行了面谈,发现查普曼女士有很长一段情绪波动和药物滥用的历史。查普曼说她的童年是支离破碎的,充满了冲突和不安。在 20 岁出头的时候,她开始经历严重的情绪波动,最终只能靠大量饮酒来缓解。她 23 岁时生下达斯汀,但却很难照顾好他。达斯汀在学校经常遇到问题,这使她难以招架。多年来,查普曼药物滥用愈加严重,以至于她接触了毒品,并染上毒瘾。她从未被诊断为双相情感障碍,但当治疗师列出障碍可能出现的症状时,她都点头表示同意。达斯汀生父的相关情况就没有更多可以了解到的了。

双相情感障碍的评估包括行为检查表和自我报告情绪评估。《儿童行为检查表》(Achenbach & Rescorla,2001)对于区分患有双相障碍和 ADHD 的患者是很有用的。这一清单上的家长评分在许多双相障碍的青少年中都是较高的,包括焦虑/抑郁、社会和思想问题,以及攻击性(Diler,Uguz,Seydaoglu,Erol, & Avci,2007)。另一项更为具体的家长报告式评估是《儿童双相情感障碍问卷》,该问卷涵盖了情绪和注意缺陷/多动障碍,能够为特定的病例提供较为清晰的诊断(Papolos,Hennen,Cockerham,Thode, & Youngstrom,2006)。

另外,还有其他一些重要的评估方法,包括《青少年躁狂父母评定量表》,以及《轻躁狂/双相障碍一般行为父母问卷》(Gracious,Youngstrom,Findling, & Calabrese,2002;Youngstrom,Findling,Danielson, & Calabrese,2001)。对亲子互动,比如争吵和感情联系的评估也可能是有帮助的(Schenkel,West,Harral,Patel, & Pavuluri,2008)。但是达斯汀的母亲并没有完成这些相关的评估。

临床医生应该寻找到一些可能提示严重的早发性双相情感障碍的危险信号。这些危险信号包括早发性抑郁症、非典型抑郁、精神病特征、不定期的攻击性行为和双相情感障碍的家族史(Youngstrom,

2010)。达斯汀有很多这些相关的症状,他喜怒无常,有时情绪低落,昏昏沉沉。他可能有早期的精神病症状,但治疗师认为现在判断还为时过早。达斯汀没有表现出身体上的攻击性,但确实威胁到他的邻居、博斯维尔夫人和其他的 CPS 居民。对查普曼的面谈结果也表明了他有双相情感障碍的家族病史。

🐾 风险因素和维持变量 🐾

遗传因素是双相情感障碍的关键基础。家族研究显示,双相情感障碍患者的直系亲属有 3% ~ 15% 的患病率,这一比例高于一般人群。通常一般人群的双相情感障碍患病率为青少年(1%)、成人(3.9%)。早发性双相情感障碍最终发展成为双相情感障碍的风险也比一般人群高很多。双胞胎研究显示,同卵双生子比异卵双生子的一致性要高很多。早发性双相情感障碍可能与人体的第 9、12、14 和 15 号染色体的病变密切相关(Faraone, Lasky-Su, Glatt, Van Eerdewegh, & Tsuang, 2006;Kessler et al., 2005;Kloos, Weller, & Weller, 2008;Strakowski, DelBello, & Adler, 2015)。

儿童之家的治疗师认为,达斯汀有情绪波动、药物滥用的家族病史,以及 ADHD 的症状,这些是将他诊断为双相情感障碍的最有力证据。查普曼后来透露了更多的细节,也证实了这一诊断。她说 17 岁时自己就被父母扫地出门,她总是能和她的母亲发生激烈的争吵。她进一步解释说,她的母亲脾气暴躁,这引发了她自己的情绪波动和攻击性。查普曼还说,她的情绪经常在易怒、兴奋和抑郁之间波动,唯一能缓解这些变化以及身为人母等造成的冲击的方法,就是通过使用药物来"麻醉"自己。查普曼表示自己小时候也出现了许多 ADHD 的症状。当她得知达斯汀现在有类似的问题时,她感到很难过。

基因影响可能为双相情感障碍的关键大脑变化奠定了基础。双相情感障碍可能与腹侧前额叶的神经网络和脑边缘系统,特别是杏仁核的变化有关(Strakowski et al.,2012)。大脑的这些区域与其他大脑结构相结合,影响人体的抑制和运动功能,从而导致双相情感障碍患者的躁动不安和其他有意识的行为。这些脑部区域也与情绪密切相关,这可能有助于解释双相情感障碍患者突如其来的情绪波动。

　　双相情感障碍患者的血清素(5-羟色胺)水平较低,但去甲肾上腺素高于正常水平。双相情感障碍的情绪两极化快速循环波动与甲状腺功能不够活跃有关。双相情感障碍的青少年在集中注意、计划、抑制和视觉空间记忆方面也表现出一定程度的神经认知缺陷。同时可能会出现睡眠障碍,比如缺乏快速眼动睡眠、睡眠期间的惊觉以及长时间的慢波睡眠等。一定程度的睡眠不足可能会引发躁狂发作,特别是情绪两极化快速循环波动(Baroni, Hernandez, Grant, & Faedda, 2012; Newberg,Catapano,Zarate, & Manji,2008)。

　　达斯汀具体的神经生物学病因尚不明确,但他显然在认知和睡眠方面存在问题。他经常无法与人进行良好的沟通,时不时就岔开话题。他时常表现出冲动不安,比如一时冲动就离开寄养家庭去便利店,这表示他对自己的行为没有良好的计划和控制。达斯汀显然有很多睡眠问题,睡眠时间很短,每天晚上只有几个小时。他说自己很少做梦,而这恰恰与快速眼动睡眠有关联。

　　心理因素也是产生双相情感障碍的重要原因。患有这种疾病的年轻人往往缺乏社交和解决问题的能力,身边也没有几个朋友。他们时常会受到别人的嘲笑。达斯汀几乎没有什么社交技巧,尽管他会与人沟通交流,但说话时很奇怪,与其他人没有眼神交流,仅仅是低着头。他说话时含混不清,有时也会对别人发出威胁。这些迹象是否是由于自身心理障碍引起的尚不清楚。达斯汀的各种社会适应问题也可能是由于父母的各种不作为行为,或是自身过度的旷课造成的(Pavuluri, Birmaher, & Naylor,2005)。

　　父母患有心境障碍(如双相情感障碍)的孩子经常表现出某种特定的人格特征。大都体现为猎奇心理,包括冲动、探索性和寻求刺激的行为(Althoff et al.,2012)。达斯汀和许多青少年一样,喜欢探索周围的环境,但他并不是一个寻求刺激的人。然而他的母亲却表现出了许多寻求刺激的行为,比如吸毒和频繁的性生活。其他有情绪障碍的父母的年轻人表现出高度的神经质和敌意(Ostiguy, Ellenbogen, & Hodgins,2012)。达斯汀的焦虑和紧张,以及对他人的言语攻击是这些特征的具体表现。

患有双相情感障碍的青少年时常会与他们的父母和兄弟姐妹发生冲突,他们很难感受到家庭的温暖。虽然达斯汀与母亲的关系还不至于那么紧张,两个人很少发生争吵或冲突,但这有可能是因为他们本身关系就不够亲密。查普曼与自己父母的关系就完全不一样了,充满了激烈的冲突和暴力。她对父母不够关心,同时认为他们对自己也漠不关心。多年来,她一直没有和父母联系,现在甚至也不确定他们是否还活着。

🐾 发 展 方 面 🐾

了解双相情感障碍的发展进程需要一系列包括学龄前儿童、学龄儿童、青少年和成人各个阶段的研究。研究人员通常会对那些学龄前儿童,特别是那些至少有一个父母表现出了躁狂、双相障碍或严重的心境障碍等相关症状的学龄前儿童进行研究。学龄前儿童在这些研究中通常同时表现出躁狂和抑郁的特征。这些孩子中的许多人表现出狂乱的运动行为,比如过度攀爬或奔跑、烦躁、坐立不安,而且大部分的运动行为似乎也很混乱。许多学龄前儿童确实也很活跃,但运动行为都具有较强的目标指向性,比如完成一些体育项目。但患有躁狂症的儿童却几乎表现不出任何目标指向性的运动行为(Demeter et al.,2013)。

查普曼表示,达斯汀还未上学前出现的种种问题让她难以招架,这直接导致了她酗酒的问题。她说,达斯汀总是忙个不停地上蹿下跳,很难保持冷静。即使他前一个晚上睡得很晚第二天早上依然会起得很早,他会爬上家具,说起话来喋喋不休,并不断地纠缠她。查普曼还提到,达斯汀在儿童日托中心几乎没有朋友,因为他"太难管理",所以不得不经常更换日托中心。治疗师询问了查普曼关于达斯汀参与运动和比赛的情况,查普曼表示他对团队合作从来都不感兴趣,他喜欢单独活动,但这也有可能是因为其他孩子拒绝了他。

受到躁狂症状影响的学龄前儿童也在学校和社交功能方面表现出一定缺陷(Whitney et al.,2013)。他们可能很难适应日常生活的惯例和日托中心的规矩,很难控制自己的情绪。学龄前儿童对情绪的控制通常是一个逐渐发展的过程,因此有些孩子在这方面要比其他人花更长的时间才能成熟。例如,一个孩子如果情绪波动,乱发脾气,这并不意味他就患有双相情感障碍。有躁狂症状的学龄前儿童在发展社会技能和交友方面可能会有更多的困难,这也许是因为他们本身的情绪控制能力较低且容易冲动。这些孩子在人际交往关系中时常会感觉到愤怒和沮丧(Keenan-Miller & Miklowitz,2011)。

查普曼认为达斯汀"情绪化"。学龄前的达斯汀经常哭闹,一旦不如意他就会乱发脾气并且长时间心烦意乱。查普曼说她总是小心翼翼,生怕激发他的情绪。因此通常达斯汀要什么就给他什么。当时她自己正处于情绪波动和抑郁中,这直接导致她开始酗酒并且让达斯汀为所欲为。当达斯汀能够进入幼儿园时,她非常高兴,因为有人可以在白天照看他。查普曼说,达斯汀不会对其他孩子造成身体上的威胁,但的确有时也会"蹭到他们脸上"。

研究人员有时会检查患有注意缺陷/多动障碍(ADHD)的儿童,以发现和确认学龄前儿童可能出现的躁狂症状,因为两者之间有很大的重叠。父母患有双相情感障碍的学龄前儿童的 ADHD 患病率为15.7%,比控制组(2%)高得多(Birmaher et al.,2010)。达斯汀从幼儿园到小学的行为都表现出到过度活跃和冲动。采访和学校记录数据显示,达斯汀在教室里很难控制自己,经常离开座位,注意力分散,不听从指挥。一名学校治疗师在他上二年级时对他进行了评估,认为达斯汀的表现并不完全符合 ADHD 的诊断标准,因为他的行为虽然令人讨厌,但还是可以控制的。为塑造良好的行为,达斯汀的老师在课堂上采取了一个激励办法,而且达斯汀在这个课堂里表现还不错。

根据学校记录和查普曼的报告,学校工作人员和达斯汀的母亲之间沟通不畅。查普曼说,她当时滥用药物的情况正在恶化,大部分时间都让达斯汀孤身一人。然而达斯汀在小学的表现通常很好,在家里基本上是自给自足的。她承认那些年确实曾带过几个男人到家里,个别人还与达斯汀有过交往。她也承认,至少有两件可怕的事情可以解释达斯汀关于有时担心他的安全的言论,但她并没有提供详细情况。

患有双相情感障碍的学龄儿童经常表现出易怒、轻躁狂、抑郁以及精神病早期症状。躁狂首次发作的平均年龄为6.9岁,一般持续79周,复发率约为70%。缺乏母性关怀是这个年龄段儿童复发的一个很好的预测指标(Geller,Tillman,Craney,& Bolhofner,2004)。学龄前时期明显的症状,如过度活跃和社交问题,也会持续下去。正如达斯汀一样,很大一部分患有双相情感障碍的儿童有情绪障碍或药物滥用的家族史(Miklowitz & Cicchetti,2010)。

查普曼和达斯汀证实,达斯汀在小学时期的情绪比以前更加暴躁。查普曼说,达斯汀"脾气暴躁",经常和她围绕一些家务活和生活琐事产生争吵。争吵之后,她通常对达斯汀放任不管。达斯汀在小学时期的情绪也比学前班期间更加糟糕,但这可能与他的生活环境不稳定有关。他和母亲之间的情感联系在他的学龄期间变得冷漠,这显然使情况更加恶化。然而,达斯汀没有表现出任何精神病前期症状,直到他进入青春期。

患有双相情感障碍的青少年中患精神病有自杀行为、社会功能缺陷以及需住院治疗的人数比例比普通青少年高。他们中许多人表现出更严重的抑郁、持续时间更长的躁狂期和抑郁期、更加频繁的情绪循环,以及更加接近典型的成人双相情感障碍症状的行为等。患双相情感障碍的青少年可能会有更多的物质滥用、家庭和法律问题,以及其他精神障碍,如对立违抗性障碍。同时,精神涣散、注意力分散、打断别人的行为也会频繁发生(Birmaher et al.,2006;Duffy,2012;Rucklidge,2008;Sullivan,Judd,Axelson,& Miklowitz,2012)。

达斯汀从未使用过违禁药物,也没有住院或自杀行为。然而,当他进入青春期时,他变得更加抑郁,他的情绪变化更频繁,他常从烦躁转变为冷静和悲伤。他的行为表现出更多的对立倾向,这一定程度上在他不服从博斯维尔夫妇的种种行为中可以得到印证。很明显,他正在经历种种家庭问题,而他的母亲正面临严重的法律制裁。达斯汀仍然很难集中注意力,而且表现出奇怪的、可能是精神病性的行为。

患有双相情感障碍的青少年在进入成年期的长期预后好坏参半,但通常并不乐观。躁狂治愈率只有 37%,而大多数患有双相情感障碍的人则要经历漫长的恢复过程。早发性双相情感障碍与许多慢性病有关,也可能导致更多的自杀企图、暴力行为、焦虑和物质使用障碍等(Escamilla et al.,2011;Geller et al.,2001;Perlis et al.,2004)。达斯汀目前的预后情况仍不明朗,他的心境障碍的家族病史和早期症状对他来说并不是好兆头。

治　疗

青少年双相情感障碍的治疗通常包括心境稳定药物、认知行为干预和家庭治疗。达斯汀在精神科医生的指导下接受了药物治疗,在儿童之家的治疗师那里进行了认知行为干预,在社工人员的帮助下进行了家庭治疗,重新回到了博斯维尔夫妇家里。查普曼女士最终同意了一项认罪协议,尽管大部分时间不会和达斯汀在一起,但是她打算与达斯汀保持联系。

药物治疗通常是双相情感障碍患者的首选治疗方法。患有双相情感障碍的青少年经常接受诸如锂剂、丙戊酸钠或拉莫三嗪等心境稳定药物。这些药物尤其适用于治疗那些没有精神病相关症状的青少年。然而,达斯汀似乎表现出了精神病或精神病早期症状,如妄想症和可能的幻觉。临床诊断类似于达斯汀的青少年通常可能会接受一种心境稳定药物和非典型的抗精神病药物,如奥氮平或利培酮。如果药物治疗

无效,电休克疗法有时也可以使用,但达斯汀没有使用(Cosgrove,
Roybal,& Chang,2013)。

达斯汀接受了锂剂和奥氮平的药物治疗。他对药物的反应比较正
常,他的情绪波动在一定程度上有所改善,没有表现出更多的精神病相
关症状。然而,他依然躁动不安,同时睡眠问题也仍然存在。最后达斯
汀服用了安眠药。儿童之家的工作人员还说,达斯汀与其他人之间的
互动通常是积极的,至少是没有威胁或敌意的。达斯汀确实看起来很
沮丧,但他显然有点想念他的母亲。

关于青少年双相情感障碍,药物治疗并不是唯一的方法,心理治疗
可以用来改善症状和社会家庭关系(Cosgrove et al.,2013)。对这一人
群的认知行为治疗包括几个重要的组成部分(Pavuluri et al.,2005):

1. 保持规律的作息,包括规律的睡眠;
2. 自我监控情绪,并有其他人提供镇定反馈;
3. 产生积极的自我陈述,以增强动机和解决问题;
4. 表达和处理对他人的悲伤和不满情绪;
5. 发展支持性的友谊和社交技巧;
6. 在平静状态中解决问题,而不是在情绪低落时;
7. 在遇到困难的情况下寻求他人的支持。

儿童之家的治疗师和社工人员密切合作帮助达斯汀改善睡眠问
题。达斯汀在晚上逐渐养成了特殊的习惯,比如在睡觉前尽量让自己
平静下来、不在深夜看电视、避免服用含咖啡因的饮品以及进行锻炼。
他在必要的时候会服用安眠药,每晚的睡眠时间变得越来越长。达斯
汀变得更善于告诉别人他的坏心情,并允许治疗师、社工人员和其他工
作人员在他过于吵闹的时候给他温和的反馈。他在儿童之家学习期
间,和一些人交了朋友,当他感觉很差的时候,他会找老师和其他人寻
求帮助。达斯汀的药物副作用可能会很严重,所以他学会了在这些问
题出现前及时告知其他人。

双相情感障碍青少年的家庭治疗关注对家庭成员进行关于症状及其相关特征的教育。家庭成员学习了解双相情感障碍形成的原因、过程、治疗和长期发展的过程。这一学习过程被称为心理教育，旨在强调双相情感障碍并不是青少年自身的过错，他们常常对自己的症状或行为缺乏控制。这个过程有助于减少人们的病耻感，并且帮助家庭成员和患者在一起进行讨论，如何承担长期护理的责任（Miklowitz et al.，2015；Young & Fristad，2007）。

在儿童之家待了几个星期后，达斯汀回到了他的寄养家庭。值得赞扬的是，博斯维尔夫妇非常热情，积极帮助达斯汀治疗他的病症。在达斯汀重返博斯维尔家之前，社工人员与博斯维尔家人见了两次面，并向他们解释了双性情感障碍的症状，强调患有这种疾病的青少年有时会表现出不同于成人的症状。期间，也谈到了达斯汀的情绪波动、易怒、家族史、可能的精神病症状，以及维持药物治疗和观察副作用的需要。社工人员还回答了博斯维尔夫妇关于该疾病的许多问题，并确保在谈话时带上达斯汀，这样他就不会觉得受到指责或疏远。达斯汀对博斯维尔一家的热情和关心印象深刻，并承诺将会维持他的药物治疗方案。

双相情感障碍青少年的家庭治疗也包括培养沟通和应对技巧，以减少人际冲突和缺陷，鼓励家庭成员关注青少年的情绪并且敞开心扉，在他们行为不合适或过度的时候给予一定反馈。达斯汀和博斯维尔夫妇针对一些不可接受的行为达成了一致，包括在房子里乱跑、私自离家、威胁他们的女儿。社工还要求达斯汀在白天记录他的情绪变化，让大家知道他在某一时刻的感受。如果他感到特别烦躁，那么家庭成员就会给他一些空间。

家庭治疗也可能包括帮助青少年处理解决生活中的压力事件，尤其是那些可能导致症状复发的事件。达斯汀知道回学校对他来说是很有压力的，可能会引发一些应激和愤怒反应。因此社工和博斯维尔与达斯汀新学校的治疗师和辅导老师进行了一次会面，内容主要围绕达斯汀的基本状况，在学校监控他的行为，安排囊括一些达斯汀最喜欢科目的课程表,并且引导他参与课外活动与朋辈发展友谊。在连续的四个星期里,达斯汀每天都要上五节课。博斯维尔夫妇也为达斯汀上课出勤提供了实实在在的奖励。

药物依从性是家庭治疗的一个关键方面。博斯维尔和达斯汀同意为他的药物制定一个固定的时间表,其中包括密切的监督,以确保达斯汀服用药物。负责达斯汀的社工非常强调服从,但博斯维尔之前曾看到达斯汀在服用药物时的怪异行为,认为他需要一点激励。后来,这个家庭在达斯汀的药物治疗方案和定期拜访精神科医生方面取得了良好的成功。

儿童之家的社工对达斯汀和博斯维尔一家在接下来的 6 个月里进行了定期家访。达斯汀大部分时间都在学校正常学习,只在偶尔感到烦躁或出现零星旷课。他没有表现出攻击性或威胁性,他的睡眠也很正常。博斯维尔说达斯汀有时不听话,但他们认为这更多的是青春期的正常表现,而不是双相情感障碍的症状。达斯汀将一直待在博斯维尔家,可能还有机会拜访他的母亲。达斯汀的短期预后似乎很好,但考虑到双相情感障碍的严重程度和他的家族史,他的长期预后将严重依赖于药物治疗和他人支持。

❀ 问 题 讨 论 ❀

1. 患有双相情感障碍的青少年和普通"喜怒无常"的青少年行为之间有什么不同? 双相情感障碍的症状是怎样被误诊为叛逆或脾气暴躁的?

2. 你认为达斯汀早期的家庭生活对他自身和症状有哪些影响? 针对达斯汀的症状,查普曼或其他人有没有采取什么预防措施? 为什么会这样呢?

3. 你是否相信学龄前儿童会出现双相情感障碍的症状,尤其是最具代表性的情绪波动症状? 哪些双相情感障碍的症状最易出现在学龄前儿童身上?

4. 关于早发性双相情感障碍的一个关键问题是不同的评估体系可以产生不同的结果和诊断,这些诊断当中哪些是相互矛盾的? 哪些评估可能有助于区分双相情感障碍和其他精神障碍?

5. 你将采取什么方式与达斯汀沟通,当他情绪烦躁、愤怒、躁狂或平静的时候你会对他说些什么?

6. 设想一下,一个患有双相情感障碍的青少年同时伴随有几种精神病症状和自杀行为。心理健康专业人员针对这一病例会采取哪些措施? 请一定要探讨可能出现的安全和危机问题。

7. 在过去的几年里,尤其是在美国,儿童双相情感障碍发病率突然增加的原因是什么? 这背后有哪些文化、生物、媒体或社会因素?

8. 针对儿童和青少年双相情感障碍,请探讨使用药物治疗的利与弊。讨论为什么在症状好转时候还要服用药物来控制情绪。

第五章

进 食 障 碍

症　状

　　安德里亚是一个 17 岁的欧裔美国女生，她因为焦虑、抑郁以及进食障碍前来求助。她在首诊期间正读高中。她的父母韦斯顿夫妇指出她有"异常行为"。韦斯顿先生在与治疗师的首次电话交谈中说，安德里亚的妹妹经常发现她在吃大量的甜食，安德里亚之后还为此打过她妹妹的脸。这很令人担忧，因为她在此之前从未有过如此的举动。韦斯顿先生抱怨现在的安德里亚正变得越来越急躁、内向、好辩，特别是她与男友之间的关系也很混乱，这也使得她和父母之间的关系变得紧张。另外，韦斯顿先生还提到安德里亚是在整个家庭都同意参与治疗的情况下，才勉强愿意参加的。

　　在首次会谈中，治疗师发现安德里亚有一点憔悴、瘦弱，但是并没有严重的体重不足。她的主要症状似乎表现为抑郁。安德里亚说她在校期间经历过一些令她感觉难以承受的压力事件（大概是二月初）。她说自己的父母经常干扰自己的生活，在如何穿着、如何打扮、如何规划未来等方面给了她太多的建议。特别是她的妈妈经常打探她的私事，尤其关注她的外表、学业、社交生活和约会。另外，安德里亚说自己在学校里的表现很差，有严重的"倦怠"。除此之外，安德里亚还说当她的许多朋友都参加其他社团时，她经常感到孤单和排斥。

　　当治疗师问到最近发生了什么，以致爸爸过来求助时，安德里亚说她父母对于她 5 个月前开始交往的男友不太满意,都因为他年龄偏大(20 岁)、粗鲁、身份可疑,以及符合安德里亚本人胃口的个性而反对他。当被问及更多细节时,她只是简单回答这是她的第一个正式的男友,而父母"就是不愿意我拥有任何独立"。其实安德里亚没有坦白承认,惹恼她父母的是她与男友交往时获得的额外福利,但治疗师却从她的语气中找到了答案。

治疗师也问及安德里亚抑郁的相关症状,她似乎同时有几种表现。比如,她感到悲伤、经常疲倦、低自尊,有时甚至想过自杀。治疗师随后和她签订了一个约定,安德里亚保证在有自杀念头后或任何自杀企图前一定会和治疗师联系。安德里亚也很关心自己的体重和体形,她将自己描述为"圆胖"、对他人没有吸引力。治疗师发现安德里亚有一点瘦弱,但是她的体重和她的年龄、性别、身高总体上相称,安德里亚说她的父母,特别是妈妈,在自己的成长过程中经常对她的体重发表评论。比如,他们有时说她需要关注自己的体形,看看是否适合她所参加的社团。结果,安德里亚对于她的体重变得特别敏感,当她长了几磅或是"感到胖"时会感觉很糟糕。

当治疗师问及她最近的暴食事件时,安德里亚顿时眼泪汪汪,语调也缓和了下来。她说自己大概在和现任男友交往前的三个月就已经开始节食。而男友对于她体重的一句随意评论,自己会视为如果她不减肥就分手的威胁。随后,她便通过从自己的饮食中减少某些食物,并逐渐节食达到减肥目的。安德里亚因此减掉了 20 磅,变成现在的 100 磅,认为自己更有吸引力了,但她仍然不满足,她依旧对和男友及其他朋友的关系感到焦虑。特别是她一旦感到别人更加远离她时,便就会把这一切都归咎于她的体重问题。

然而,当安德里亚开始变瘦时,她的悲伤和焦虑并未由此消失,并且还会时常感到饥饿。就在大约两个月前,她开始偷偷地狂吃。这些食物通常包括甜食,如冰淇淋、蛋糕、糖果棒和软饮料。虽然安德里亚说暴食只是两周发生一次,但治疗师怀疑不止,安德里亚认为这样的暴食方式使她感觉"又重又肥",所以她在随后开始呕吐。安德里亚自己说她只是呕吐过两次而已,之后并没有再暴食或呕吐过,但是治疗师再次对她的这一说法感到质疑。

治疗师随后对韦斯顿夫妇进行了访谈,他们虽认可了安德里亚的大部分陈述,但是却将情况描述得更加可怕。比如,韦斯顿太太告诉治疗师安德里亚前年曾经因为企图自杀而住院,并在此后一直表现得很沮丧。进一步的咨询显示,这个"自杀企图"是一次汽车事故,事发当时安德里亚是车内的驾驶员。安德里亚之后曾经说过她真希望自己死于这起车祸,但仍然不能明确究竟她是否真的试图自杀。另外,治疗师也注意到了韦斯顿太太夸大这些事件的倾向。

韦斯顿夫妇还共同讲述了有关安德里亚最近发生的一些令人沮丧不安的事件。首先谈到她与男友的关系,这个男孩在夫妇俩看来就是一个"坏胚子"。通过进一步的咨询,治疗师发现安德里亚的男友竟然有吸毒史,并且曾经在过去四年里两次因偷窃而被判入狱。另外,韦斯顿夫妇感觉到安德里亚和她的男友在交往中性行为频繁,担心会发生一些不好的后果。他们曾几次试图劝阻安德里亚不要和这个男生交往,但最终都宣告失败。韦斯顿夫妇还指出,安德里亚的学分因此受到了严重影响,她的社交圈子在缩小,她参与家庭活动的次数也在下降。过去几个月中,他们都曾和安德里亚有过激烈的争吵,但是他们的关心显然没有对女儿的行为造成任何改变。不过,在他们的描述中,他们和女儿的关系都很好。

治疗师同样问到安德里亚的体重和饮食习惯,韦斯顿太太不仅重复了她丈夫先前描述的"暴食"历史,还补充说她认为安德里亚对于自己的外表太过挑剔。韦斯顿太太说自己的女儿经常出现体重问题,她也经常试图控制安德里亚的饮食。尤其要指出的是,韦斯顿太太还提到安德里亚的体重会随着她心情的变化而"像个溜溜球"。治疗师注意到韦斯顿太太自相矛盾的言行:她嘴上声称安德里亚对外表很挑剔,但实际上自己对外貌也过分强调。当安德里亚显露出她最近的暴食风格后,夫妇俩都开始更加关注并且怀疑安德里亚是否在催吐。不过,他们的首要治疗目标就是"帮助安德里亚克服她的不满足感"。

征得韦斯顿夫妇二人的许可后,治疗师也和安德里亚的老师们进行了交流。老师们都说安德里亚一直以来都是个好学生,但是由于不能按时完成作业,她的学分最近一直在下滑。他们还指出安德里亚好像因为其他事情心事重重,可能她的家庭生活是她最近学业出现问题的原因。治疗师根据从安德里亚、她的父母和老师们那里得到的初步信息,得出一个初步结论: 即安德里亚患有暴食/清除亚型的神经性厌食以及亚临床抑郁症状。

评 估

神经性厌食的关键特征是(American Psychiatric Association, 2013,p.339):

1. 拒绝保持最低限度的体重

2. 对于增重感到极度恐惧

3. 对自我知觉的形体或体重感到困扰

患有严重神经性厌食的人通常身体质量指数(BMI,body mass index,体重除以身高的平方)低于 15 kg/m²,较为严重的人也在 15 ~ 15.99 kg/m² 之间。当神经性厌食患者体重过轻时,他们通常还是会害怕发胖,甚至根据体重来判定自我价值,或逃避现实。神经性厌食可能是(1)限制型,个体体重减轻,但是没有出现暴食或狂吐;或者(2)暴食/清除型,个体暴食同时又通过呕吐、滥用泻药或利尿剂、过度运动来清空自己的肠胃。对暴食的定义是"在一段不连续时期内(比如 2 小时),在相同情况下与大多数人相比摄入过量的食物"(p.350)。

诊断像安德里亚的这种个案较为困难,因为安德里亚暴食/清除的频率较低,并不符合诊断标准。对于该疾病,DSM - 5 的标准是三个月内平均每周一次暴食/清除。安德里亚并没有明显的或是超过 15% 的体重减轻,但是她几周内一共减掉了 20 磅。她如果再继续这样的话,那么很快她的体重不足的后果就会非常严重。

治疗师也初步倾向于诊断她为神经性厌食,因为安德里亚一直害怕长胖并担心失去男友。所以她非常坚信自己的男友和其他朋友会抛弃她,同时也感觉自己会变"丑",至于自己的父母也肯定会对她的"肥胖"发表评论。另外,治疗师还注意到安德里亚并不在意她减掉体重后的消极后果,并且她的自尊判断几乎只是单纯地建立在自身外在形象的基础上。这些像安德里亚一样符合大多数症状但又并非全部症状的神经性厌食患者,可以被诊断为"其他特定进食障碍",比如非典型神经性厌食(P.353)。治疗师另外还认为,尽管安德里亚并不符合抑郁症的主要标准,但是她需要得到抑郁症的相关治疗。

对神经性厌食患者开展评估时应该首先应该对其进行医学检查,因为该病症会导致严重的生理并发症,甚至死亡。神经性厌食可以引起一系列常见生理问题:胃肠疼痛、肿胀、头晕、脱水、电解质失衡、嗜睡、皮肤干燥、浮肿、贫血、心脏血管异常、肾脏功能紊乱等。这些症状在那些催吐、牙釉质遭到腐蚀的患者身上可能也很明显(Rosen,2010)。然而在安德里亚的个案中,她并不存在上述的主要生理症状,因此并不需要对她展开医学检查。

治疗师在对进食障碍患者进行生理评估或者访谈时,应当关注患者的以下几个方面(Anderson,Lundgren,Shapiro, & Paulosky,2004;Chiocca,2015):

1. 对于体重和体形的态度
2. 暴食和催吐的特点和当前体重以及 BMI 指数
3. 失控感、对变瘦的渴望、苦恼、焦虑和抑郁
4. 节食行为和日常能量摄入
5. 体态形态困惑
6. 适应不良的人格特质,比如冲动
7. 社会、家庭功能和青春期自我意识
8. 寻求治疗的理由和寻求改变的动机

安德里亚说她和她妈妈总是密切关注体重,安德里亚的自尊是和

她的体重紧密挂钩的。事实上，一直以来安德里亚都有每日记录自己的体重和饮食情况的习惯，她最终同意为治疗师提供这方面的信息。值得一提的是，在该类人群中，医生通常采用让患者自己记录日记的评估形式。

评估中针对患者暴食的这一特性，应该关注患者所吃的东西、暴食的持续时间、相关情绪以及暴食前后的情况。治疗师找出安德里亚暴食行为的出现规律，发现她的暴食通常发生在她从学校回到家后，或者是见她男友之前。很显然，安德里亚从学校回到家中后会时常感到孤单、不满或饥饿，便偶尔暴食像蛋糕这种容易买到且易于吞咽的食物，当然，这时家中通常是没有其他人的。安德里亚常常在暴食后或与家人吃完晚饭之后，就开始担心摄取的食物会致使她发胖，让她在男友面前低人一等。于是她便会在与他约会前清空自己的肠胃。对此，治疗师指导安德里亚每次对她的暴食和催吐的情况都要如实进行记录。

安德里亚的心情和食物相关。比如，当她焦虑或沮丧时，她会开吃或暴食，当她感到内疚、肥胖或丑陋时她会清空肠胃。总体上说，安德里亚很少有不和饮食相关联的心情，而且她经常冲动饮食，毫无节制。然而，治疗师同样发现她没有边缘人格特质、攻击性或是药物滥用特征。另外，也没有发现她有被身体虐待或性虐待的历史。这些发现支持了这样一种观点，即没有哪个症状模式能适用于所有的神经性厌食患者，要具体情况具体分析。

治疗师同样关注安德里亚的社会、家庭互动和她进食障碍行为之间的关联。尤其是，安德里亚已经产生了许多歪曲信念，包括如果她长胖就会被他人抛弃、如果她减肥就会更受欢迎等。当治疗师与安德里亚以及她的父母进行深入交流后，发现这是一种摇摆不定的过度黏连和冲突的互动模式。换句话说，安德里亚和她父母经常过度卷入彼此的生活中并为此而争吵。比如，当安德里亚和她妈妈花几个小时购物并讨论自己的外貌之后，她自己就会抱怨她妈妈一直"试图控制我"。安德里亚与她的女性朋友们的关系中也体现了类似的模式。

治疗师还询问了这个家庭寻求治疗的原因以及改变的动机，并且发现了一个有趣的现象,那就是他们没有对安德里亚的饮食习惯关注太多,而是更多地对各自在家庭中的角色和地位表示抱怨和不满。最终,通过治疗师的提示,韦斯顿夫妇才明白他们的重点应该放在安德里亚的体重问题上,这个问题也因此成为了他们家庭治疗的中心。

对这些进食障碍患者的访谈可以集中于社交技巧、性生活习惯和月经史等方面上,但是在安德里亚的个案中都没有讨论这些。另外,在这一领域中的评估可以包括量表评估,如《进食态度量表》(Garner,1997;Garner & Keiper,2010)、认知和家庭状况(Treasure, et al.,2008)以及与特定案例紧密联系的文化因素考量(Luk & Agoha,2014)。《进食态度量表》中包括以下几项:

1. 我非常惧怕过度肥胖
2. 我发现自己沉溺于食物之中
3. 我很希望自己能变瘦
4. 感觉其他人在逼我吃东西
5. 饭后有想呕吐的冲动

👣 风险因素和维持变量 👣

总体上来说,导致进食障碍和神经性厌食的是一系列生理、心理和社会文化的综合因素。另外,进食障碍的原因可能与抑郁症重叠。比如关于生理因素、神经性厌食和抑郁症,可能会与皮质醇,神经递质 5 - 羟色胺、去甲肾上腺素的变化有关(Keel & Holland,2014)。在安德里亚个案中值得注意的问题是,韦斯顿太太报告说她的几个亲戚都患有抑郁症。

其他进食障碍的生物因素包括遗传和感受性。同卵双生子同患神经性厌食的相关比率大大高于异卵双生子。另外,家庭成员中有患有进食障碍的人比普通人群更易患有进食障碍(Trace, Baker, Penas-

Lledo,＆Bulik,2013）。那些暴食的人也容易对高热量的食物有更强烈的感觉反应,比如对食物咽口水（Naumann,Trentoska,＆Svaldi,2013）。然而这些因素似乎和安德里亚的个案没有相关性。

一些个体生理特性也和神经性厌食相关联。比如,患有神经性厌食的年轻人倾向于顺从、妥协、强迫并自我克制。而有暴食/消除行为的人则表现出心情起伏、冲动,同时还渴望别人的赞扬,喜欢新异刺激（Lavender et al.,2013；Stein et al.,2002；Troisi,Massaroni,＆Cuzzolaro,2005）。在安德里亚的个案中,一些特性表现得很明显,但其他则不然。比如,安德里亚的行为较为戏剧化,但这不属于神经性厌食患者的典型特征。另外,她有中度的叛逆性,并且以惹怒父母为乐。

另一方面,安德里亚明显需要得到他人的赞扬,特别是朋友和男友的赞扬。尽管抗拒抵触,但是实际上父母的意见对安德里亚很重要。安德里亚的心情起伏、行为冲动,事实上使是她高度关注父母的表现。特别要指出的是,安德里亚有时说话做事不经大脑,如开车飞快、买衣服冲动。很明显,安德里亚深受人际关系和体重问题的困扰。她对于自身体重存在着某种知觉和认知上的扭曲,哪怕当她体重减轻时也坚持认为自己"又丑又胖",并口口声声说别人经常在她背后谈论她的体重。

对于进食障碍特别是暴食问题,认知行为理论集中关注于患者的情绪循环和困惑想法的周期（Rosen＆Leitenberg,1985；Wilson,Fairburn,＆Agras,1997）。比如,有一种设想是患者所面对的压力情境、低自尊、对自身形体和体重的担心导致了这样的总体忧虑感受。虽然暴食可以在随后暂时减轻焦虑和紧张,然而,当个体因为在暴食后产生并逐渐发展出内疚和羞愧感,于是便会通过呕吐清空肠胃去减少这些情绪。不幸的是,压力事件和低自尊的感觉依旧会影响个体生活,并由此导致恶性循环。这种设想在某种程度上是适用于安德里亚的,因为她有时候会在结束了一天的学校压力生活之后开始暴食,然而,由于她对暴食以及可能会发胖感到抱歉和悲伤,于是便又通过呕吐来清空自己的肠胃。

另外一些关于进食障碍的心理学理论强调了家庭变量。一个典型的发展-心理动力-客体关系的观点认为神经性厌食是个体内心冲突的显性表现。在这里,神经性厌食被视为在心性发展中口唇阶段的满足或分离问题的补偿性行为表现。一个相关论点认为,神经性厌食是因为母子联结关系出现问题而导致的。在该个案中,这位妈妈只是满足了孩子的生理需求而忽视了其情感需求。这可能起源于妈妈对于孩子的不安全感或敌意态度,但是结果却造成了孩子自身感觉不安全、有被排斥感,并极易患上抑郁症和进食障碍。

其他有关进食障碍的家庭理论关注的是家庭成员之间的互动,比如,一些有神经性厌食的青少年的家庭边界不清。这意味着家庭成员过度卷入彼此的生活事件,以至于极小的事件诸如日常穿戴都会成为引发极大关注的导火索。在这样的案例中,青少年可能会感觉到过于受到父母的支配,于是便通过过度控制一个非常私人化的方面——体重,以示反抗。另外,青少年可能会利用减肥和由此引发的医学并发症,从而在一个陷入困境中的家庭里获取额外关注。

显而易见,在安德里亚的个案中,她和她的父母之间存在着既奇怪又矛盾的关系:

1. 安德里亚看重父母的意见但是随后又声明拒绝它们。

2. 她从父母那里寻求意见但同时又抱怨受到过度控制。

3. 她对她的父母表达爱意,但却又以刺激他们为乐。

另外,韦斯顿太太也经常向安德里亚传递一些矛盾的信息:

1. 韦斯顿太太一方面说外表和体重并不重要,但同时又给安德里亚这些方面的大量建议。

2. 她告诉安德里亚她爱她但却很少与安德里亚进行眼神交流。

3. 她把对安德里亚的批评和表扬混为一谈。

结果,安德里亚很可能对关于她的父母和其他人对她的感觉产生困惑。有可能她甚至会由此出现低自尊,并且得出错误的信念,认为减肥是她得到关爱的关键方法。

一些家中有神经性厌食青少年的家庭也被定性为过度保护、避免冲突、问题处理技能差以及消极交流和敌意。这些特性一定程度上存在于安德里亚的个案中。她的家庭经常充满讽刺和批判的氛围，成员彼此之间也不愿意讨论某些问题。父母关于体重的言行举止，包括节食在内，也会对进食障碍的青少年产生影响（Neumark-Sztainer et al.，2010）。在安德里亚的个案中，韦斯顿太太好像也很关心自身的外表，治疗师还发现她自己也在称体重，并且定期节食。由此可以推测，安德里亚极有可能在她的成长过程中模仿了韦斯顿太太的这一行为。

另外一个关于进食障碍的流行理论是社会文化理论。该理论的支持者声称媒体上对于瘦削体型的赞颂致使许多女性节食。事实上，过去的几十年中，在流行文化中所描述的"理想"的女性身材形象已经逐渐变得越来越纤瘦。这可能在许多方面会导致神经性厌食。首先，当更多的年轻女性产生节食的紧迫感时，她们当中越来越多的人会形成神经性厌食的易患病体质。其次，当她们没有能满足纤瘦的社会文化要求时，便会出现压抑、低自尊和异常饮食方式（Slevec & Tiggermann，2011）。

社会文化视角或许可以解释为什么非正常的饮食方式越来越多地出现在如安德里亚这样的西方国家少女身上？另外，治疗师在该个案中还观察到，安德里亚和她的妈妈订阅了好几本女性的时尚杂志，她俩还经常在外貌方面模仿杂志里的模特。

🖐 发 展 方 面 🖐

进食障碍病情的起病、进程以及患有此病的青少年的治疗受到几个发展变量的影响。其中一个发展变量涉及生理结构发展，可以解释为什么女孩患神经性厌食的概率比男孩大。当儿童进入青春发育期时，女性比男性容易更高水平地储存身体里的脂肪组织含量，于是这就很明显使得她们与媒体上大肆描绘的"理想"身材背道而驰。这也同样可以解释为什么青少年群体中出现神经性厌食和神经性贪食的情况比在儿童中出现的更为常见。还有一些生理因素似乎也与进食障碍的发作相关联,包括少女的月经初潮和乳房发育(Klump,2013)。当然了,父母对这些事件的反应对于孩子而言也非常关键。

在该个案中,治疗师发现安德里亚"发育较早",并因此受到同学的取笑。安德里亚感到极为羞耻,并且对她体重和身材极度敏感。她自身的态度再加上先前所提到的她妈妈的评价,使得安德里亚对外表变得很在意。她对别人怎么看待自己感到非常困扰,将自身极小的缺陷,比如皱纹和皮肤斑点都看成是灾难。当治疗师要求安德里亚列举自身的优点时,安德里亚只是提及了自己的身材、体重、身高和他人对她外表的反应,然而却很少提及自己作为学生、女儿或女朋友的角色。

节食,特别是不健康地控制热量摄入,是进食障碍的一个关键发展方面。慢性节食实际上会诱使一些人摄入更高热量的食物,这可能会在随后触发暴食和其他进食障碍(Haynos,Field,Wilfley,& Tanofsky-Kraff,2015)。挑食可能会缓慢发展为节食,并为之后的进食障碍埋下伏笔。

当人们节食时,他们的新陈代谢速率会降低,因而减肥也会变得更加困难(Wilson et al.,2003)。结果,他们可能会更加坚定地节食,同时也变得更易于暴食。当这种行为发展起来后,便引发了进食障碍的生理和心理的弱点。与此同时,节食者们可能会体验到愈发增加的"失控感",并且认为清空肠胃是调节暴食后果的唯一方法。前文中所描述的认知-行为循环周期,便在随后一直维持着这种障碍。对于这些节食型神经性厌食患者,节食一开始可能只是从他们的日常菜单中减去某类食物,比如糖果。然而,当障碍发展得愈加严重时,越来越多的食物会被添加到"禁止"菜单之中,如肉或面包,于是个体的日常热量摄入量和体重都随之逐渐稳定地减少。

安德里亚和她的妈妈都有长期节食的历史,安德里亚因为节食的"溜溜球效应"而沮丧,她经常减肥目的就是为了能够穿上合适的衣服或是参加社交团体,然后在随之的几周内她的体重又会出现反弹。不过当男友出现在她的生活中,并评论了她体重后,似乎又给她的节食注入了新动力。安德里亚在过去几周内减掉 20 磅,同时又担心减掉的体重会再回来。这种害怕已经致使她比以往更加严格地限制自己的饮食,不过这也进一步恶化了她的社交孤独、压抑和饥饿感。如此一来,她的暴食和催吐在最近这段时间便开始了恶性循环。

随着时间的推移,进食障碍的发展也会受到个体同一时期抑郁水平的影响。在安德里亚的个案中,她的抑郁水平尽管不太严重,但确实也发展到了需要治疗的程度。比如说,她的低自尊和总体价值感的缺失,致使她产生了关于自己"丑陋"的身材和体重的歪曲信念。另外,安德里亚偶尔也曾想过要自杀,因此必须对她进行一定程度的有效干预。安德里亚的抑郁状态还影响了她与同性之间的交往,导致了安德里亚形成没有人愿意与自己交往的印象,真是颇为讽刺。她随后产生的被拒绝感又增加了她节食、暴食和清空肠胃的欲望。

这些进食障碍患者的未来该怎么办? 一些神经性厌食患者,虽然出现过一段时间的体重减轻,但很快就恢复了正常的饮食方式和体重的控制。其他患者经历过一个体重增减的渐进过程,但也并没有出现严重的症状。然而,大约有 6.2% 的神经性厌食患者,因为心脏功能紊乱、电解质失衡或自杀而死于进食障碍(Papadopoulos,Ekbom,Brandt,& Ekselius,2009)。

神经性贪食的长期模式则有一点不同,因为这种障碍通常发生得比较晚。随着时间的推移,神经性贪食病情的好转与恶化会交替进行。经过治疗,这一障碍的进程会好转,但是复发也很普遍。特别要指出的是,许多患有神经性贪食的人会继续患有低水平的进食障碍,如过度节食、过度消耗和运动等。如果个体的抑郁水平不高,有和谐的家庭和社会关系以及善于控制自我冲动,进食障碍的治疗结果会更好(Berkman,Lohr,& Bulik,2007)。

那么,安德里亚会怎样呢? 总体而言,她的长期预后可能会比较良好,基本上比大多数进食障碍患者要好一些。这主要是因为她在障碍发生的相对早期阶段接受了治疗,而有些神经性厌食患者或神经性贪食患者则不同,他们在参与治疗前可能已经将自己的行为隐藏了好几年。另外,安德里亚的治疗专家在治疗进食障碍方面的资历和经验较为丰富,并且采取了认知-行为疗法。通过逐步的治疗,安德里亚的进食障碍得到了一定程度的控制,虽然她的家庭目前还存在着一些问题,但也在尽力走出窘境。最后,安德里亚的抑郁水平降到了安全范围值以内,并且在一系列针对该问题的个体和家庭治疗的进展中,她的抑郁大体上得到了消解。

治　疗

对进食障碍患者的治疗可以分为住院治疗和门诊治疗两类。住院治疗通常适用于严重病例,特别是神经性厌食。比如,当医学并发症比较严重或是当个体行为具备威胁性时,住院治疗为最佳选择。主要的医学并发症包括标准身体体重的过度减轻、电解质失衡、心脏问题以及严重的脱水。另外,抑郁的严重症状和自杀行为有时也必须得到关注。

医务人员在进食障碍患者住院期间,主要目标是帮助其稳定健康状况,并增加体重和营养。特别要注意的是,医务人员应该设立一个患者在出院前可以达到的体重目标。干预措施可包括以下几点(Guarda,2008):

1. 在医务人员和家庭成员的陪同下度过结构化的饮食时期。
2. 有关进食障碍方面的教育。
3. 合理饮食和营养习惯的重建。
4. 集体和环境治疗。
5. 对于生理并发症和抑郁症的药物治疗。

在本文个案中,考虑到安德里亚的饮食问题处于相对中等的水平,因此不需要进行住院治疗。

门诊治疗通常涉及药物、团体、个体和家庭治疗。对这类人群的药物治疗包含抗抑郁剂如阿米替林或百忧解。这种治疗有时是有效果的,因为药物能够成功地降低引发或恶化神经性厌食的抑郁和强迫倾向。另外,抗焦虑药物有时可以减轻紧张以及暴食和清空肠胃的欲望。不过,相关家庭成员都应该接受如何使用药物的教育,同时要监控药物的副作用。针对安德里亚的个案,最开始提出的是使用抗抑郁剂,不过随即遭到了废止。治疗中,通常提倡采用认知-行为框架下的治疗方案。随后的重点便放到了个体治疗和家庭治疗上,取代了药物治疗。

对神经性厌食的个体治疗的重要目标包括以下几大元素(Garner & Garner,1992):

1. 与患者建立和谐关系。
2. 增加患者行为改变的动机。
3. 使个体体重正常化并且减少暴食/清除行为。
4. 修正个体关于体重和体形的认知歪曲。
5. 关注其他情况,如抑郁。

在该个案中,治疗师花了相当长的时间与安德里亚建立积极的治疗关系。安德里亚感觉自己孤单,有时对他人不信任,治疗师认识到了她的这一心理特点,于是对她的行为不作任何评价。最初的三次会谈,治疗师都专注于与安德里亚发展积极的工作关系,以及教育和培养她合理的饮食习惯。治疗师和安德里亚共同设计出一个日常饮食计划,虽然所列食物含有的脂肪成分很少,但是也很有营养。另外,大家允许安德里亚的体重可以在 100 到 110 磅之间浮动,但是绝对不能再低于这个水平。安德里亚自己也同意在每周的访谈中当着治疗师的面称量体重。安德里亚的治疗效果很明显——因为她严格遵守了新的饮食计划,体重也没有再减轻。同时,她自己想解决暴食/清除和社交、家庭问题的动机也在增加。

针对这类人群的个体治疗,较为困难的部分在于减少他们暴食/清除的次数,并且修正他们有关体形的认知歪曲。当这种行为发生在公开场合并且得到周围人的积极监督时,患者出现暴食/清除的次数便会减少。正如安德里亚的个案中,当她的父母比以往更加关注她的这一问题时,她的暴食/清除行为只发生过三次。治疗这一问题的方法就是让其在治疗师办公室里吃高热量的食物,同时阻止个体随后清空自己的肠胃(McIntosh,Carter,Bulik,Frampton,& Joyce,2011)。这一方法有点类似于强迫症治疗中的方法,设定当个体的这一行为被阻止后,其焦虑最终会减少,这样个体便会意识到暴食/清除的循环其实对于减少压力于事无补。

治疗师为安德里亚列出了治疗技巧,她同意一试。于是安德里亚在半小时内吃掉了一定量的冰淇淋、糖果棒和纸杯蛋糕,并按照要求等候在诊所内。治疗师不允许她使用卫生间,并教她如何学会放松。另外,治疗师提醒安德里亚自我催吐不是否定暴食的有效方法,因为不管怎样,总是有许多热量会被身体快速吸收。安德里亚报告说在这个过程中虽然有一些焦虑,但是自己还是能够得到放松的。然而出于对长胖的恐惧,她只愿意尝试这一次。不过,她同意让她的家庭成员密切监视她的暴食/清除行为。在随后的几个星期内,他们报告说安德里亚没有再出现这样的事件。

个体治疗也可以解决认知歪曲。这样的认知歪曲通常涉及饮食、体重和身材以及被抛弃感、自主感丧失以及内疚的话题(Grave,Calugi,Ghoch,Conti,& Fairburn,2014)。在安德里亚的个案中,治疗师致力于帮助安德里亚建立一些更加现实的想法,包括如果她增减体重会发生什么、她的理想和现实的身材以及孤独感等。

治疗师帮助安德里亚首先假定了体重减少以及增加的可能后果。她明白了如果她的体重有轻微的浮动,她的朋友们其实并不会注意到太多,或是改变他们对她的看法。另外,安德里亚还收到了一系列反馈,包括对她看待自身的方式的反馈,以及她对社交关系产生消极影响的想法的反馈。比如,安德里亚开始意识到,是因为她对被抛弃的害怕才导致了她更加偏执并更为孤独。因此,为了改变她的歪曲信念、增加社会互动并减少其抑郁,与朋友制定计划一系列的户外活动是很不错的选择。

除此之外,实施家庭治疗也是针对进食障碍的年轻患者必不可少的重要治疗成分,治疗的重点通常在于发展进食障碍患者的内在统整、一致性、交流和冲突解决技巧等(Lock & Le Grange,2013)。在安德里亚的个案中,治疗师找到了这个家庭的困扰模式,尤其注意到韦斯顿太太过度控制她女儿外表和社交生活的倾向性。幸运的是,韦斯顿太太对治疗建议的回应较为积极,并且允许安德里亚和她的朋友及男友在一定情况(如宵禁令)下享有充分的自由。另外,安德里亚也同意一周内至少有五次和家人一起吃晚饭,并且允许父母监管她的体重以及可能会发生的暴食/清除行为。

治疗师治疗中还也讨论到与安德里亚的男友、她的学业表现以及未来教育形势相关的话题。比如,韦斯顿夫妇表明他们很关心安德里亚的恋爱交往问题,安德里亚也承认她的男友确实有点令自己的父母苦恼。当治疗进程逐步推进时,安德里亚也开始慢慢地和其他人交往起来。另外,韦斯顿夫妇还积极鼓励安德里亚更多地投入到课程学习之中,安德里亚的确照做了,并且还制定了上大学的计划。

安德里亚和她的家庭参与治疗长达 4 个月之久。治疗结束后,她的整体情况都很不错,不过有一些问题依旧没有得到解决,例如安德里亚的性生活。不管怎样,安德里亚的饮食问题已经不那么严重了,而且自从治疗一开始,她的情绪就有了显著改善。另外,治疗师也认为这个家庭已经发展并完善了洞察他们自身动力和彼此间影响的能力。家庭成员之间也更加有信心去一起解决未来的问题。6 个月后,通过与安德里亚的非正式电话联系,治疗师欣喜地得知她的进食障碍以及抑郁症都没有再复发。

✤ 问 题 讨 论 ✤

1. 怎样区分暴食/清除型的神经性厌食患者与神经性贪食患者?探索这些病症的诊断标准以及社会、家庭和其他变量。

2. 在西方社会中,进食障碍的病症似乎出现得更多,你认为原因是什么? 哪些社会变革可能会减少这类人群的神经性厌食、神经性贪食的发作? 怎样可以预防这类障碍?

3. 进食障碍似乎在女性群体中更为常见,你认为原因是什么? 从媒体、家庭成员和同伴等方面列举出一些可能导致年轻女性出现这类障碍的代表性信息。

4. 你感觉你的饮食习惯经常与你的情绪状态相联系吗? 程度如何? 你处理压力时有没有出现什么改变? 如果有改变,它能否帮助改善你的饮食习惯?

5. 如果给某个想要减肥的人设计一份负责任的治疗计划,你应该如何设计并重点关注食物的安排、购物和食物准备行为、饮食时间和地点、饮食中的活动以及其他变量?

6. 你会劝告某个看起来体重轻得有点危险的人吗? 你会对那个人说些什么? 劝服过程中,你应该避免哪些偏见?

7. 你认为安德里亚的男友在安德里亚饮食问题中产生了哪些发展和维持的影响力? 将他纳入治疗过程中是否合适? 为什么? 如果合适,你应该如何做?

8. 让接受神经性厌食治疗的患者重新回到家庭成员身边生活会出现什么危险? 在这种情况下应该采取什么措施防止患者病症的复发?

9. 如果一个人处于可能因神经性厌食而丧命的危险之中却拒绝接受治疗,你该如何处理?

第六章

注意缺陷／多动障碍

症　状

　　瑞奇·斯密斯是一个非裔美国男孩,今年7岁。瑞奇的学校治疗师、校长和其母亲(斯密斯夫人)提出要把他送去社区的心理健康门诊进行咨询。在瑞奇最初接受评估的时候,他正读二年级。斯密斯夫人在电话预约时是这样描述她的儿子的:他"无法控制""到处乱跑""经常惹麻烦"。作为一个单身母亲,儿子的行为显然让她不堪重负,并且把她原先的预约推迟到7天之后。在预约延期之后,即大约首次电话预约的三个星期后,斯密斯夫人和瑞奇来到了心理门诊。

　　诊所的一名博士实习治疗师分别与瑞奇和他的母亲进行了面谈。首先面谈的是瑞奇,他表现得有礼貌,矜持,还有一点社交上的焦虑。他说自己在适应新学校,特别是新老师的过程中有一点困难。他说他的老师,坎德勒夫人总是对其吼叫,并且写条子给他母亲。瑞奇起初说不知道为什么老师要这么做,但之后又说主要是自己对班级的规定置之不理,没有去遵守。瑞奇说他的名字总是"红色"的;原来班级有一个制度,每当学生违反规定时,他就必须把绿色的姓名牌换成黄色,之后再违反就变成橙色,最后是红色。一张红色的姓名卡片就意味着必须要传唤家长来学校。仅仅在过去的一个月里,瑞奇就积累了5张红色卡和7张橙色卡。

　　当被问及是否喜欢学校,瑞奇耸了耸肩说他对于一些课堂活动还是喜欢的,特别是和科学有关的(当时正在进行研究蝌蚪生长的课程)。他有一些朋友,但大部分时间不得不一个人度过。这是因为坎德勒夫人让他大部分的学校时光都只是待在教室的角落完成作业。不幸的是,他很少成功完成过某项作业。瑞奇说他在教室感到无聊、沮丧、疲倦以及愤怒。他想离开学校待在家里,但是自己也明白可能性很小。

瑞奇说他母亲经常对自己大喊大叫,并且平时大部分时间忙于工作。当母亲工作时,瑞奇通常是由 14 岁大的姐姐照看。在这期间,瑞奇可以看电视,玩电子游戏,或是在户外骑自行车。他说骑自行车是他最快乐的事情,因为没有人会朝他大吼大叫,他可以"去自己想去的地方"。其他的访谈显示瑞奇在比如穿衣、吃饭之类的适应性行为上没有问题,但晚上睡眠存在困难。瑞奇对于自己"成为妈妈的苦恼"也感到很不好,并且十分困惑为什么自己在学校表现如此糟糕。

在之后与斯密斯夫人的面谈中,治疗师了解到更多的细节并且证实了瑞奇的说法。斯密斯夫人说瑞奇在教室里的表现几乎令人无法忍受,他常常发脾气,当别人让他做事时会大喊大叫,使劲踩脚,对老师也十分无礼。瑞奇有一个习惯,那就是对老师说"不"以及"我不在意",而这往往导致自己的姓名卡片被更换。斯密斯夫人已经到学校参加了 4 次会议,其中也与校长和学校治疗师面谈过。老师们想把瑞奇转到特殊教育班级去,但斯密斯夫人反对。于是学校治疗师建议由学校以外的人来评估瑞奇的行为。这个建议促使斯密斯夫人向心理健康门诊打了电话。

斯密斯夫人说她的儿子在家里通常都"无法控制"。瑞奇不听母亲的话并且常常在家附近到处乱跑,直到得到他想要的。母子俩常常因为家庭作业、琐碎的家务事、不良的言行、不待在家里以及母亲的工作时间而发生争吵。斯密斯夫人抱怨瑞奇有些时候不明白她说的话,而且他看上去有些沮丧。经过一些更加细致的询问发现,瑞奇常常坐立不安,丢三落四,做事杂乱无章,几乎无法在需要费时的事情上集中注意力。瑞奇在一些公共场所,比如超市和教堂,也很难控制。

斯密斯夫人推测,家庭因素对瑞奇的行为有一定的影响。她和她

的丈夫在 14 个月之前离婚了,瑞奇也很少和父亲联系。离婚前斯密斯
夫人就将瑞奇描述为"坏脾气"的孩子,但这也暗示父母严重的婚姻冲
突可能是导致瑞奇行为恶化的原因。父母离婚之后,瑞奇开始读一年
级,但似乎对学校毫无兴趣。瑞奇曾经因为打架被校长遣送回家,还有
好几次因为嘲弄其他孩子而受到惩罚。斯密斯夫人表示在过去的 14
个月里瑞奇的问题变得更加糟糕了,特别是自己无法像以前一样监督
他。斯密斯夫人说瑞奇和他姐姐的关系不错,但是姐姐也很难对瑞奇
的行为产生大的影响。

在得到史密斯夫人授权后,实习治疗师与瑞奇学校的工作人员进
行了沟通。瑞奇的老师坎德勒夫人表示,与学期开始之初,即两个月之
前相比,瑞奇更加难于管理。最初,瑞奇给人的感觉只是有点内向,但
当他对周围越来越熟悉后,他的行为就变得越来越难以控制。他平均
每个星期要大发脾气三次,每次都有一段 20 ~ 30 分钟愤怒的长篇演
说,主要是关于人们如何挑剔他,他没有能力完成作业,以及想结束生
命,等等。老师通常对瑞奇的行为都不予理睬,并且他能自己慢慢冷静
下来。但有些时候,他的言行严重到足以使他被送进校长办公室监管
一天。

坎德勒夫人还表示瑞奇的学习成绩虽然低于平均水平但不是垫
底。对于阅读和数学作业,只要他想去做,还是可以完成的,只不过他
的注意力分散,不够集中。当布置的作业和教学方法相对比较新颖的
时候,瑞奇会更加专心,但这也维持不了多久。最近几个星期,瑞奇越
来越频繁地离开座位,需要不断地提醒。坎德勒夫人不确定这种行为
是瑞奇故意寻求关注,还是他无法自控。另外,她还说到瑞奇对一对一
的课程和指导反响很好,但是学校不可能安排很多这样的机会。坎德
勒夫人建议应当评估瑞奇是否需要参加特殊教育。

实习治疗师与学校心理治疗师迪伊夫人也进行了一番讨论。迪伊
夫人表示瑞奇的智力测评结果达到了平均水平。尽管他的测评总评分
偏低,但是并没有超出智力分数两个标准差,因此并不能被诊断为学习
障碍。瑞奇最大的问题是无法在长时程的任务中集中注意力。尽管他

和班级同学的关系有些疏远,但并不代表他不受欢迎。在体育课上他表现很出色,是个受到同学们欢迎的孩子。迪伊夫人认为瑞奇不应当被划归到特殊教育群体中,但是必须采用一定的行为矫正或是医学程序来控制他的破坏性行为。在初步调查研究基础上,实习治疗师将瑞奇诊断为注意缺陷/多动障碍(ADHD),主要是注意缺陷的类型。

❧ 评 估 ❧

ADHD 最本质特征是"注意集中困难,及活动过度或冲动对个体功能性和发展性方面持续影响的模式"(APA,2013,p.61)。

ADHD 的症状可能包括:

- 集中注意困难
- 不服从命令
- 逃避那些需要持久努力的作业或工作
- 丢三落四
- 分心
- 健忘

- 坐立不安
- 上课时擅自离开座位
- 四处乱跑乱爬
- 讲话过多
- 不能等待
- 干扰他人

与正常的孩子相比,这些症状必须更加明显。如果要下诊断,一些妨碍性的症状必须出现在 12 岁之前,并同时出现 2 个或 2 个以上的症状,并且严重影响到正常的功能性行为。ADHD 的几个亚型包括以注意缺陷为主型,以多动-冲动为主型,以及复合型。以注意缺陷为主型大约占总体病例的 30%(Willcutt,2012)。

完成对瑞奇的评估后,实习治疗师得出初步诊断:他是以注意缺陷为主的 ADHD。做出这样的诊断是基于瑞奇的实际表现和情况,比如瑞奇难以集中注意力完成功课和一些任务,生活毫无条理,丢三落四,且易分心和健忘。虽然不是经常发生,但是瑞奇有时不能理解别人对他说的话,只不过这个情况主要发生在他和他母亲之间。

实习治疗师觉得瑞奇的症状影响到了他的考试分数和等级,他的一些症状,比如分心,不能集中注意力等都出现已久,并且在父母离婚之前已表现出来。这些问题在学校,家庭,以及教堂里的宗教教育课上都有体现。所有这些问题都支持这样的诊断。

瑞奇没有被诊断为以多动冲动为主的类型或是复合类型,是因为他这方面的症状没有达到足够的频率以及严重程度。比如,瑞奇的确存在坐立不安和四处乱跑的行为,但这些行为还没有超出正常 7 岁男孩的范围。瑞奇在学校也经常擅自离开座位,但不能仅凭单一的症状,做出以多动冲动为主的 ADHD 的诊断。

如果要诊断为 ADHD,就必须首先排除医学上的一些因素。ADHD 的症状与抽动障碍及其他神经性障碍有关联(Lin, Lai, & Gau, 2012)。对相关障碍的熟悉和了解,是决定是否使用刺激性药物治疗的关键。尽管瑞奇的母亲之后说自己过去有一段饮酒史,但瑞奇的身体状况并没有异常。斯密斯夫人怀孕期间确实喝过酒,因此一些酒精影响的症状如胎儿酒精综合征应当已经显现出来。具体可能体现在瑞奇身上的是易兴奋、冲动、无法集中或保持注意力。然而,瑞奇并没有智力上的缺陷,而智力缺陷是胎儿酒精综合征的常见症状,所以,胎儿酒精综合征和本案例是否有关尚不清楚。

斯密斯夫人的酒精滥用问题也导致了她婚姻的破裂,但实习治疗师注意到这并没有严重影响到她的工作及其履行家长的责任和义务。实习治疗师建议斯密斯夫人继续接受戒酒治疗,然而却被回绝了。

在医学检查不确定的情况下,实习治疗师把他的重点放在了用几种不同的方法来评估瑞奇的行为。这对于 ADHD 这种复杂的心理障碍是十分必要的,其中涉及运用面谈、等级量表和行为观察等方法。

关于孩子是否可能患有 ADHD 的问题,咨询师与家长面谈期间应当把重点放在婚姻问题、生活中的压力事件、家庭功能以及双亲的态度和可能的精神病理学现象上。咨询师应当详细地探究孩子的成长史、症状、认知和社会功能,以及在各种环境中的行为表现(Sparrow & Erhardt,2014)。面谈应该集中分析家长与孩子,老师与孩子之间的互动关系。在本案例中,重要的家庭因素可能加剧了瑞奇的行为恶化。因此实习治疗师把重点放在父母冲突、离婚以及母亲的酒精滥用等可能的负性因素影响上。

与可能患有 ADHD 的孩子进行面谈也很重要,但是这些孩子往往在新异的环境里不会表现出他们的症状。在本案例中尤为明显,瑞奇在初次面谈的时候表现得有自制力,甚至有点矜持。瑞奇的老师说在使用新的教学方法和作业时,瑞奇能更加集中自己的注意力。然而,注意缺陷和多动症状随着时间的推移渐渐表现出来,最后成为习惯。从九月份以来,瑞奇在课堂里的表现变得更糟糕了,在心理治疗进行的同时也变得更加难以相处。

初次与可能患有 ADHD 的孩子进行面谈时,应当重点关注孩子是怎样看待自身的行为、人际关系以及学校表现。但是与年纪小的孩子谈论这些有时不一定有可信度。在本案例中,瑞奇对于自己的问题就十分困惑而且也不确定自己在学校的人际关系到底如何。

与老师面谈对于整个案例来说也十分重要,应当重点注意了解孩子行为演变的整个过程。这些信息是至关重要的,有助于我们了解为什么一些孩子会持续表现出某些特定的行为。关于瑞奇的行为表现,坎德勒夫人并没有提供详细信息,但她确实说过瑞奇在一对一教学中表现得最好。

等级量表对于鉴别 ADHD 有一定帮助。《儿童行为检查量表》(CBCL)、《教师报告表》(Achenbach & Rescorla,2001)、《家庭学校状况问卷》(Barkley,2013)、《儿童行为评估系统 - 3》(Reynolds & Kamphaus 2015)等在这方面都很有用。康奈尔-3 或者康奈尔 ADHD 诊断量表(Conners,1999,2008)也是常用的,后者条目包括:

1. 在教室里,或在其他要求坐好的场合,擅自离开座位。

2. 上课时难以集中注意力。

3. 一刻不停地活动,似乎有某种力量在驱动他。

4. 在不合适的场合过多地跑来跑去或爬上爬下。

5. 不能安静地参加游戏或课余活动。

斯密斯夫人完成了《儿童行为检查量表》(CBCL),并且也认同她儿子在思考和注意方面存在的问题。关键条目包括注意困难、静坐困难以及行为混乱。注意缺陷的测试,比如持续行为测试(Conners,2014)对于鉴别 ADHD 也有帮助。但是这些测试在本案例中没有采用。

为了评估那些有可能患有 ADHD 的儿童,直接行为观察法是不可缺少的。主要包括:(1)评估分析理论与实际中的行为模式;(2)确定 ADHD 的症状是否以两种或两种以上的形式同时出现。实习医生对瑞奇在学校和家里的观察很大程度上证实了之前老师和家长的说法,同时发现瑞奇和同辈之间的社会交往并不像访谈中他周围人说的那样少。

在分析评估儿童是否患有 ADHD 时,评估者应当排除其他可能障碍的影响。比如,由于其他的一些症状被曲解,ADHD 可能被误诊。这些症状包括对抗性的挑衅或是行为障碍,学习或轻度的发育障碍,一般的破坏性行为。很多障碍是和 ADHD 并发的,需要进一步复杂的评估和诊断。为了区分这些障碍,评估者应当重点仔细分析综合智能、功能性适应行为、学业成绩、攻击性与对抗性、人际关系质量、社交技巧和辨别力,以及 ADHD 的典型症状。在本案例中,鉴于瑞奇有正常的智力水平和功能,人际交往中没有攻击性,且只有典型注意缺陷为主型的症状,所以 ADHD 应当是对他最合理诊断。

✋ 风险因素和维持变量 ✋

一些影响因素,尤其是生物学上的,可能相互作用,最终在儿童身上发展出 ADHD。患有 ADHD 的儿童在脑部的某些特定区域与常人不同,比如额叶,这个区域和习惯、思维、推理、专心、注意、表达性语言和动机控制相关。有些研究人员已经发现他们的前额叶尤其是皮质-纹状结构的活跃程度相比正常人更低。患有 ADHD 的儿童的尾状核会发生一定改变,而尾状核与人体控制自主运动有一定联系(Cubillo, Halari, Smith, Taylor, & Rubia, 2012;Semrud-Clikeman, Pliszka, Bledsoe, & Lancaster, 2014)。

其他一些特别的神经生理学模式也会出现在这群孩子中。在执行需要警觉性和持续注意的任务中,患有 ADHD 的儿童诱发的脑电波幅较其他正常儿童低(Tye et al., 2014),所以这群孩子在做与学习有关的任务时可能是很困难的。一个有意思的观察结果显示,药物刺激,比如利他林(盐酸哌醋甲酯),对于减轻 ADHD 的症状有效果。也许这是因为药物在人脑的特定区域提高了神经递质水平和血流量,从而增强了行为抑制功能(Berridge & Arnsten, 2015)。

瑞奇并没有进行任何正规的神经学测试,但在一些相对新异或是唤醒水平更高的刺激出现时,比如分派新的科学作业时,他能更好地维持他的注意力。尽管没有得到证实,实习治疗师依然推测瑞奇胎儿时期的一些问题导致其脑部可能发生了一些变化。

ADHD 和儿童初期阶段一些生理问题有关联,主要包括脑膜炎、甲状腺问题、耳炎(慢性耳部感染),以及感觉功能的丧失(特别是听觉丧失)。与大众看法不一样,饮食、糖分以及过敏往往和 ADHD 没有什么关联。铅中毒与 ADHD 有一定关联,这在拥有高密度机动车的城区里是个尤为突出的问题,因为那里存在饮用水污染和工业污染。然而瑞奇生活的地区相对贫穷和偏远,所以这些因素不一定是本案例的致病因素。

有证据表明遗传可以导致 ADHD,主要有:(1)ADHD 在家族谱系内发展;(2)同卵双生子患病的概率要大于异卵双生子;(3)亲生父母患有 ADHD 的孩子患病概率比养父母患有该障碍的孩子大(Schachar, 2014)。然而也有许多像瑞奇一样的孩子,他们没有患 ADHD 的亲属,所以一些人认为 ADHD 存在家族型和非家族型(Thapar, Cooper, Eyre, & Langley, 2013)。导致大脑发生变化的遗传基因可能影响大多数 ADHD，但是环境因素对其他个案的影响也是十分显著的。

在本案例中，实习治疗师不能完全确定引起瑞奇的 ADHD 的具体原因，很多儿童 ADHD 的案例都是如此。斯密斯夫人曾在瑞奇胎儿时期有过酗酒行为。在怀孕期间摄取酒精和吸烟都可能引发 ADHD 的症状，尤其是注意缺陷。斯密斯夫人还表示自己的分娩过程很困难。瑞奇出生时的一些并发症可能与之后的 ADHD 症状之间有一定联系。出生时的并发症包括缺氧症和大出血。

在解释 ADHD 的发病机制时，从不同的生物学因素考虑可能会有不同的解释。但无论从什么逻辑上讲，结果都是在反应抑制方面有缺陷，或是在人的自控能力上有缺陷。这种缺陷可能导致患 ADHD 的儿童出现一些其他症状，包括记忆力下降，解决问题能力下降及耐力、动机和情绪控制方面出现问题等（Barkley，2013；Shiels & Hawk，2010）。

因此生物学因素在解释 ADHD 病因方面是十分重要的。但是环境因素在儿童持续表现出 ADHD 症状方面很可能发挥着实质性的作用，并且影响着最终的结果。在这些环境因素中最为重要的是家长与孩子以及老师与孩子之间的互动关系。

为了更好地理解 ADHD，家长的行为十分关键。很多孩子在注意和理解父母的指令时存在困难。一些家长，包括斯密斯夫人都认为这些行为是孩子故意不服从或是报复。他们对孩子采取严厉的惩罚，但往往会使问题恶化。一些家长对于孩子的注意缺陷与多动行为采取默许的态度，为了控制孩子的行为给他们服用过量的药物，或者让他们长时间看电视、玩电子游戏。这些方法是不可取的并且最终都会于事无补。对孩子不正确的行为以及糟糕的学习给予有计划的回应，进行适当的管理，会相对较好地控制 ADHD 儿童的行为。因此在设计 ADHD 儿童治疗方案时，必须把父母的教育与治疗考虑其中。

相同的情形也适用于老师应对患有 ADHD 的儿童。老师必须非常关注患有 ADHD 的儿童，但有一些老师却过于关注，这可能会强化孩子的行为或是抹杀了孩子与同伴之间的相互影响。那些为 ADHD 儿童提供教育，在学业以及社交行为上做出积极反应的老师，将会对孩子们产生积极的影响。因此,任何 ADHD 儿童的治疗计划必须包括与老师的磋商和合作,同样在课堂上采取一些切实可行的做法也很重要。

👐 发 展 方 面 👐

　　研究者们已经描绘出了 ADHD 在儿童身上的发展曲线,确定了一般性的发展过程。这些发展性研究主要集中在以下几个时期:学前期、儿童期、青少年期以及成人期。儿童早期一些性情上的不稳定和后期 ADHD 有一定关联。这些性情特点主要包括急躁、易怒、追求新奇、自律性差、冲动等(Melegari et al.,2015;Nigg,Goldsmith, & Sachek,2004)。在本案例中,斯密斯夫人说瑞奇在出生后的头几年里是个"坏脾气"的孩子,他对外界的控制很抵触,时常在屋子里四处乱爬,并且对那些可能对他产生危险的东西(比如,有毒清洁剂)极度感兴趣。对于一个 2 岁的孩子来说,还不能确定瑞奇的这些早期行为是属于多动还是在正常范围内。

　　在学前期(3—5 岁),最终发展出 ADHD 的儿童将会出现该障碍更加典型的症状。通常最为明显的症状是多动、冲动以及行为执行功能缺陷(Schoemaker et al.,2012)。这些孩子变得更加难以控制,并且表现出奇怪的行为模式。他们擅自离开座位的频率也远远大于其他的孩子,言语更加活跃,并且会打扰别人的活动。在本案例中,斯密斯夫人形容她的儿子难以控制,但是她不确定儿子的行为是否超出了一个正常三四岁儿童的预期水平。她还说过瑞奇对那些他从未见过的东西表现出了极度的好奇。这一点似乎和当前瑞奇的行为是一致的,他倾向于注意相对新异的刺激。

　　最终发展出 ADHD 的儿童,在他们的学前期表现出相对于同年龄儿童更强的不顺从性和攻击性。一些叛逆行为和行为障碍的典型症状开始出现,包括过度争吵、脾气暴躁、任性、语言与肢体上带有攻击性等。斯密斯夫人表示,大部分周围邻居的孩子们都比较喜欢瑞奇,他通常对其他人并没有攻击性。只是瑞奇坚持用自己的方式做事情,如果没有按照他的方式,他就会有过激的反应,比如他可能会围着屋子乱跑并且大喊大叫。但是,瑞奇的这些症状还没有严重到可以把他诊断为以多动与冲动为主的ADHD。

患有ADHD的儿童在学前期会对周围事物表现出更强烈的情绪反应。对于一些令人困扰的事情,这些孩子们倾向于表现出比同龄人更加沮丧的情绪,并且情绪延续的时间也较长。瑞奇确实表现出一定的情绪反应。斯密斯夫人表示,瑞奇动不动就沮丧或发怒,家里人常常感到在瑞奇身边如履薄冰。如果一些事情没有按照他的意愿执行、使他紧张了,或是没能获得新颖的东西,瑞奇就会大发脾气。有时因为一些小事情,比如被禁止看电视,瑞奇发脾气的时间可以延续接近两个小时。斯密斯夫人认为瑞奇在这方面的行为从学前期开始到现在并没有多大改变。

ADHD儿童在学前期还可能卷入家长与孩子之间激烈的冲突中。部分冲突的原因是孩子长期无视家长的命令,而家长把这种行为视为不顺从。瑞奇的行为更多的是注意缺陷,而非不顺从。斯密斯夫人表示,她知道只要在瑞奇不分心的时候,他还是会听自己的话或是完成分配的任务。但当瑞奇不能理解她的话时,就会发生很多争吵。斯密斯夫人十分不解,为什么自己的女儿能成长为一个有责任感、温顺的人,而自己的儿子却一直没有责任感。

在儿童学龄期(6～12岁),ADHD症状表现得愈加严重,因为学校以及社会对于孩子适当行为的要求在增加,并且也使他们有更大的可能性来面对失败。在注意缺陷为主的案例中,比如瑞奇,目标导向是个尤为棘手的问题。问题会在诸如作业完成、组织、专注、记忆、计划以及社会义务等很多方面长期表现出来。自我调节缺陷也会出现,并且导致在家务、社交技巧以及时间性等方面出现一系列的问题(Anastopoulos et al.,2011)。尽管瑞奇在社交技巧上并没有受到很大影响,但其余很多方面都存在一定的问题。

注意缺陷、多动与冲动等症状在患者青少年阶段相对影响更小。但是较之一般人群,这些症状依然是一个严重的问题。患有ADHD的青少年比他们的同辈表现出更多的学业问题、反社会行为、物质滥用以及低自尊(DuPaul & Stoner,2014)。许多人依然符合 ADHD 的诊断标准。ADHD 在患者青春期持续的预期症状包括一系列共病症状,如对立违抗障碍、言语智商低下、母体遗传性精神病、药品滥用等(Biederman, Petty,Clarke,Lomedico, & Faraone,2011;Todd et al.,2008)。瑞奇并没有对立违抗障碍,所以他未来青春期的发展应当较其他患有 ADHD 的儿童要更好。

大约有 1/3 的 ADHD 患者在成年期依然表现出一些典型症状 (Barbaresi et al.,2013)。在儿童时期患有 ADHD 的成年人,更有可能出现焦虑障碍、物质滥用和反社会行为。其他一些 ADHD 的后遗症包括离婚、学业与就业问题、低自尊等(Surman,2013)。但并不是每个曾经患过 ADHD 的人到了成年期都会出现问题,很多人行为和社会功能都表现正常,特别是那些之前症状较轻的人群。

治 疗

针对 ADHD 儿童的治疗通常涉及很多方法,重点是药物治疗以及行为矫正。患有 ADHD 的儿童在自我约束和行为调节方面存在问题,这可能是由于他们体内某些特定的神经递质或脑区发生了变化。因此刺激性药物对部分患者是有帮助的,最为常用的是哌醋甲酯(利他林)。利他林药效发挥较快,并且在一些情况下能明显地改变儿童行为,特别是与多动冲动有关的行为。

利他林每天需服用一次至几次不等,服用剂量也不等,但是大部分儿童的剂量是从每次 5 毫克开始。随着需要可以逐步增加剂量,一般不超过 60 毫克一天。其他的神经兴奋性药物,比如二甲磺酸赖右苯丙胺、右旋安非他命、匹莫林等也经常使用。大约有 3/4 的患者在使用药物后症状都得到了一定程度的缓解。对于一些并发有抽动障碍的患者,或是上述神经兴奋性药物没有疗效的患者,可以使用一些抗抑郁药物或是托莫西汀(非神经兴奋性药物)(Remschmidt & Global ADHD Working Group,2005;Sibley,Kuriyan,Evans,Waxmonsky,& Smith,2014)。

在本案例中,是否应当采用药物治疗引发了激烈的争论。校方非常赞成药物治疗,然而斯密斯夫人对此不能确定。而实习临床治疗师最初也认为药物治疗不一定能够减轻瑞奇注意缺陷的症状。大部分的争论主要围绕药物治疗是否有副作用。神经兴奋性药物的副作用包括头痛、胃痛、抽搐、躁动、体重减轻、食欲下降、失眠等(Cortese et al.,2013)。关于药物治疗其他方面的担心主要包括:(1)如果是误诊则可能导致过度服用药物;(2)把药物治疗当做唯一的治疗方法(很多儿童在服药期间没有接受相应的行为矫治);(3)被社会歧视或排斥(比如,一个孩子需要在上学期间服用药物);(4)关于使用药物治疗来矫治行为有很多混杂不良的信息。

斯密斯夫人最终决定让瑞奇接受药物治疗。她透露,有时大约一个月有两到三次,自己会给儿子服用过量的感冒药或是咖啡因来控制其行为。实习治疗师建议她立即停止这样的做法,这是为了更好地理解瑞奇真正的行为,并且减少频繁服用感冒药可能带来的不良影响,同时为儿科医生即将实施的评估消除其他的致病因素。斯密斯夫人立即采纳了建议,但是瑞奇的行为没有大的改变。

一位专业治疗 ADHD 的儿科医生对瑞奇进行了评估,并证实了最初对瑞奇的诊断。她让瑞奇服用利他林,一天两次每次 5 毫克剂量(总计 10 毫克一天)。一次是早上在家里服用,一次是午餐结束后在学校护士的办公室服用。瑞奇能够按照规定服用药物,并且没有抱怨。实习治疗师和斯密斯夫人对瑞奇的解释是服用药物可以帮助其在母亲和老师面前表现得更加专注。治疗开始两天后,没有见到任何效果。于是儿科医生让瑞奇服用药物的剂量翻倍,并且疗程延续了四个星期,最后剂量达到了 30 毫克每天。

在这四个星期的疗程里,不论在家里还是学校,大家都非常关注瑞奇的行为表现。瑞奇的老师坎德勒夫人表示,瑞奇变得更听话了,注意力更加集中,坐在座位上的时间也增加了。但是瑞奇的学习成绩没有得到改善。斯密斯夫人也注意到了类似的治疗效果,但她对治疗的期望可能会影响自己的实际感觉。因此实习治疗师在教室里对瑞奇进行了两次行为观察,他发现瑞奇坐在座位上的时间确实增加了,但注意力难以集中的问题较治疗之前改善很微小。

实习治疗师为瑞奇设计安排了一个行为矫治项目。这个项目旨在提高瑞奇的注意力、组织与学习技巧以及完成日常功课的能力。该项目将大量的代币疗法引入原先课堂的卡片系统。首先,将代币疗法运用于瑞奇在座位上的表现。瑞奇可以因为每个小时在座位上的合适表现而获得 20 分。在此期间,他仅在得到老师的允许时才能离开座位。他也被允许出现一次错误或是无理由的离开座位行为。第一次无理由离开座位将会引来老师的警告,之后一个小时内如果再次发生则会扣除他 2 分。如果瑞奇在被警告后,依然无理由离开自己座位且次数超过 9 次,他将在这一个小时的时段里获得不了任何分数。之所以首先选择瑞奇在座位上的表现作为观察,是因为老师们以及实习治疗师都认为瑞奇能相对容易地获得分数。通过分数的取得,瑞奇良好的行为将得到强化,而且也会对代币疗法更加熟悉。

瑞奇每天在学校的时间大约为六个小时,如果他能在这段时间里累积至少 100 分,那么他就赢得了参加一个课堂兴趣小组活动的机会。这些活动包括玩新游戏,观看影片或者是和坎德勒夫人一对一交谈。在过去的四个星期里,瑞奇在座位上的表现稍有提高,但是整体行为没有很大程度地改变,因为作为代币疗法引入的开始,座位表现还不是问题的关键。老师们和实习治疗师之后将瑞奇的座位表现和红绿姓名卡系统相关联,作为表现良好的奖励,他可以获得两天连续的绿卡片。

接下来的代币疗法主要解决瑞奇的注意力以及完成学校作业问题。当听到坎德勒夫人指令时,瑞奇要轻声对自己重复这些指令,如果坎德勒夫人觉得瑞奇没有注意自己说的话,比如此时他与其他人交谈或是没有眼神交流,她可以减去 2 分。另外,瑞奇还会因为没有完成作业而被扣分。这种代币疗法刚开始进展很慢,因为每个人对于怎样定义特定行为、怎样监督瑞奇都存在疑问。幸运的是，大家都很愿意帮助瑞奇，所以他的注意力问题以及完成作业情况都有了很大改善，在过去的六个月里估计改掉了 50% 的不良行为。

在六个月的时间内，代币疗法延伸应用到不同的学习和组织技巧等方面。瑞奇可以通过比如坚持多花时间学习、课堂上好好举手发言、不打扰身边的同学等方式获得奖励。保持课桌整洁、正确报告时间、及时上交家庭作业、告诉妈妈自己在学校需要什么等这些做法也会使瑞奇获得奖励。虽然坎德勒夫人没有正式统计，但确实发现瑞奇在这些方面有全面提升。

为了控制瑞奇在家中的对抗性行为，实习治疗师实施了家长培训计划。该计划旨在帮助斯密斯夫人和她的女儿理解瑞奇在注意力方面存在问题，以及保持双方参与代币疗法的动机和一致性。斯密斯夫人学会了如何使用时间暂停技术在家中控制瑞奇的暴脾气以及不服从行为。另外，瑞奇每天也会收到一张由坎德勒夫人对他当天行为打分的报告表。如果他表现良好，斯密斯夫人在家中会给瑞奇额外的奖励，如果他表现较差，则会被较早地安排睡觉。意外事件管理的其他方面也同样应该重视，比如家长对孩子应采用合适的管控。

在六个月的治疗过程中，瑞奇的进步很明显，破坏性的行为逐渐减少，在注意力方面也有全面改善。然而每周的学习测试成绩却没有任何变化。不幸的是，斯密斯夫人在接下来的夏天就终止了瑞奇的心理治疗。尽管实习治疗师对此决定表示怀疑，但她认为瑞奇已经达到了只需要采用药物治疗的程度。这种情形经常出现。在接下来的一年中，通过与斯密斯夫人电话联系得知，瑞奇的不良行为能得到控制，但是他的学习成绩依然没有太多改善。

☙ 问 题 讨 论 ❧

1. 有两类年龄相近的儿童，一类为被诊断为多动与冲动为主的

ADHD的儿童,另一类为行为过度吵闹、难以控制的儿童。这两类儿童之间存在哪些不同点? 如果一个孩子仅仅是因为没有动机去集中注意,那么这样的儿童是属于什么情况?

2. ADHD、行为障碍、轻度智力障碍,以及学习障碍有时难以区分。如果要确定一个儿童到底为何种障碍,哪些迹象和症状可以让你做出最终结论?

3. 关于ADHD是否被误诊或者是在儿童中发病率较高依然存在较大争议,你的看法是什么? 当你决定做出ADHD的诊断时,在儿童的行为方面你需要消除什么样的偏见?

4. ADHD在男孩当中的发病概率要比女孩高三至四倍。你认为这是否是性别使然? 还是成人对不同性别孩子在成长过程中的期望不同造成的? 男孩女孩在社会化进程中可能存在什么差异? 这些差异能解释为什么男孩呈现的ADHD症状较多吗?

5. 什么是评估儿童是否患有ADHD的最好方法? 如果是你,你会询问瑞奇以及他身边其他人哪些问题? 如果你在学校通过单向的手段检查评估一个孩子,什么是你关注的?

6. 药物在ADHD的治疗中应当扮演什么样的角色始终存在很大争议。你认为药物治疗对于这个群体的儿童意味着什么? 好的方面是什么? 不好的方面是什么? 为什么很多患有ADHD的儿童,他们的药物治疗时间被延续得很长? 这是一个好的方法吗? 要考虑到其他儿童有接受不受他人干扰的教育权利。

7. 为ADHD儿童设计一个治疗方案,如果孩子的老师不愿意参与治疗,你会如何设计和实施? 你的方案将涉及什么人?

第七章

学习障碍

✋ 症 状 ✋

　　吉塞拉·加西亚是一个8岁的西班牙裔女孩。二年级时,她被转介到学校治疗师处接受心理评估和治疗。对此,她的父母,加西亚先生和夫人,刚开始非常抵触,直到那学年末才勉强同意。尽管英语是吉塞拉的母语,但她在阅读作业和拼写测验中,仍然遇到了特别多的困难。这也影响了她在数学和科学方面的表现,因为这些领域的许多作业,往往建立在故事提问的基础上,而这对读写能力要求很高。

　　达蒂尔夫人是一位学校治疗师,两个月前她获悉了吉塞拉的学习问题。吉塞拉的二年级老师马丁内斯夫人告诉达蒂尔夫人,吉塞拉在阅读和拼写上遇到了特殊的困难,但是她的父母却拒绝对她进行任何形式的附加评估或干预。马丁内斯老师希望学校治疗师能和她一起让吉塞拉的父母理解评估的必要性。就这样,几个星期后,加西亚先生和夫人极不情愿地参加了这次会面。

　　会面中,马丁内斯老师向加西亚夫妇和学校治疗师概述了吉塞拉的学习问题。首先,吉塞拉的阅读和拼写成绩远远落后于班上其他同学。吉塞拉目前在马丁内斯老师的"最低阅读机能小组"(即我们所说的"慢班"),她很难集中注意力并理解所阅读的材料。例如,马丁内斯老师会读一个故事给大家听,然后提一些与故事相关的问题。尽管会在一些较难的问题上卡壳,但大多数学生可以轻松地回答关于故事的简单问题。但是吉塞拉却会在诸如"这是一则关于什么动物的故事"之类更为简单的问题上犯难。问题部分源自吉塞拉的分心,例如在马丁内斯老师讲故事时,她有时会坐在地上打转,在受到批评后,她通常会消停一小会儿,但是很快又会继续。

马丁内斯老师说,吉塞拉对新异词语都会存在识别困难,尤其在这些词以词群的形式一起出现时(例如 law、paw、saw)。阅读小组的每一个成员都会从一本指定的书中阅读一个小段落。大多数情况下,如果这个段落在上个月学过,吉塞拉就可以比较顺利地阅读下来。但是对于相对较新的段落,她却几乎连一个新词都认不出。她可以准确地识别字母表中的单个字母,如果时间充足,甚至还能"破译"这个词的意思并继续阅读。不幸的是,这通常会耗费很多时间,而且会拖整个阅读小组的后腿。

马丁内斯老师进一步解释说:吉塞拉的阅读问题和她的拼写问题有关。正如在一项测验中,对于口述呈现的词语,吉塞拉虽然有很多的拼写困难,但是却可以很顺利地把那个词语照书抄写或重写几遍。例如,每周一,老师都会教一些新词,并要求学生在一周时间内通过重写的方式来学习。口语考试安排在每周五。除了写得慢,这一周的学习对吉塞拉来讲并没有多大难度。然而,在最近的口语拼写测试中,她的正确率却只有 30% 左右。这也说明了她在机械式读写作业方面还存在其他困难。

马丁内斯老师进一步解释说,吉塞拉的阅读和拼写问题阻碍了她数学和科学成绩的进步。这主要是由于老师通常采用情境提问和创造性实验项目(如培养植物)来教授数学和科学知识,而这其中包含了很多的报告和写作任务。因此,有读写障碍的人很难完成这些作业。然而,如果是动手型任务或该任务能够引起吉塞拉的兴趣和关注,她也能完成。

马丁内斯老师认为吉塞拉只达到了一年级早期的学习水平。但是,她也说,吉塞拉看起来挺聪明的,而且还有一些特长。吉塞拉在音乐和艺术方面表现优异,对相关的活动表现出很大的兴趣和强烈的动机。吉塞拉的社交技能也很强,她机智诙谐,善于互动,是班上最受欢迎的孩子之一。另外,吉塞拉的语言能力也很正常。总之,马丁内斯老师觉得吉塞拉虽然看起来智力正常,但要完成指定作业显然非常困难。

马丁内斯老师紧接着评价了吉塞拉的课堂表现。她说吉塞拉多少有点焦躁不安,并且很难集中注意力,但并没有破坏性的行为问题。她很懂礼貌,并不好斗,也不过于活跃和冲动。一般情况下,吉塞拉都很顺从,但需要不断提醒才能聚焦于任务。马丁内斯老师还说,吉塞拉的学习用具摆放极其混乱,也不具备良好的学习技能。她的课桌内塞满了废纸和文具。另外,她也没有系统的方法去准备考试、完成作业或者分辨时间。

吉塞拉的父母,加西亚夫妇并不认同马丁内斯老师的说法。他们拒绝相信女儿有任何问题,反而责备学校(并且,间接地责备马丁内斯老师)"教得不行"。他们说前些年在另一个州,吉塞拉表现很好,但却拒绝把那些教育记录透漏给学校治疗师。他们还说,吉塞拉在家注意力很集中,并且能在他们的监督下完成学校的作业。他们坚称吉塞拉没有注意力问题,总之,她就是一个正常的 8 岁孩子。

马丁内斯老师回应说,吉塞拉可能已经完成了作业,但却很少上交(吉塞拉常说作业丢了)。她建议加西亚夫妇观察女儿在阅读小组中的表现,并仔细回顾她课堂测验和完成作业情况。他们同意了。

第二次三方会面发生在两个月之后。学校治疗师达蒂尔夫人和马丁内斯老师共同回顾了吉塞拉的情况,并且再次建议对吉塞拉进行评估。吉塞拉的课堂表现并没有本质变化,而加西亚夫妇现在也了解到了女儿的日常学习问题。但他们对评估仍旧不太情愿,但是随后两个星期的私人谈话,他们最终缓和下来并且给予了许可。达蒂尔夫人迅速为吉塞拉安排好一系列综合测试,以便确定这孩子是否患有学习障碍。

评　估

当一个孩子显示出"学习和使用学习技巧困难"时,对其作出患有学习障碍的诊断可能是恰当的(American Psychiatric Association, 2013,p.66)。学习问题必须严重地妨碍当事人的学习或日常机能。在吉塞拉的案例中,她的学习问题显然严重妨碍了她的学习机能:她在阅读、拼写和数学上得了F,在科学得了D(尽管在音乐和艺术上,她确实得了A)。学习障碍可能伴随阅读、数学和/或书面表达障碍。吉塞拉看起来在阅读和书面表达上患有学习障碍。

如果一个孩子的学习问题是由"智力缺陷……心理困境,缺乏对教学语言的纯熟掌握,或缺乏教育指导"所导致的,那么学习障碍的诊断就不适用(p.67)。如果一个人有诸如视觉问题之类的感官缺陷,学习障碍的诊断就不适用,除非此人的学习问题明显不是由其感官缺陷所引起的。吉塞拉的案例中,吉塞拉的父母坚持认为他们女儿的问题主要是由于不良师资所导致的,吉塞拉没有学习障碍。诊断学习困难的儿童是否患有学习障碍,这显然是一个很微妙的案例。

评估孩子是否患有学习障碍时,需要特别注意以下几个关键点。第一,必须详细检查孩子每一项学习问题,因为这些问题有很多表现形式(例如,缺乏组织性、无法专注于任务、知觉问题)。本案例中,马丁内斯老师也提到了是多种问题妨碍了吉塞拉的学业表现。第二,具体缺陷,诸如单词解码问题,可能会对学业成绩产生广泛的影响。第三,家长与老师的期望与关心也是一项重要的影响因素,评估者也必须予以考虑。鉴于吉塞拉的父母对校方有所保留,尤其要注意这项因素。第四,评估者必须谨记:认知和行为特征是可以彼此影响的。语言缺陷可能会使孩子偏向于社会退缩。吉塞拉目前的学业问题就有可能影响到她的自尊。第五,必须考虑环境变量,例如社会文化因素。这些因素,包括社会经济状况,可以影响到儿童在学校的动机、竞争性、成就取向或者态度。最后,还要考虑生理因素。《阅读障碍筛查量表》有时被用于对学习障碍的初步评估,以下是其中一些项目的举例(Coon, Waguespack, & Polk,1994):

1. 排序技能低下。

2.写作组织能力低下(叙事不按时间顺序,也没有明显的组织顺序)。

3.认读字母表困难。

达蒂尔夫人用《韦氏儿童智力量表》开始了她对吉塞拉的评估(Wechsler,2015)。认知功能是评估疑似儿童学习障碍的核心项目,评估时应特别注意智商和成就测试得分的显著差异。吉塞拉的智商得分是104,处于正常的智力水平。达蒂尔夫人又运用《广泛成就测验-4》(Wilkinson & Robertson,2006)来测量吉塞拉的数学、阅读和拼写技能的指标。吉塞拉的标准分仅为:数学88、阅读68、拼写技能60。由此看来,吉塞拉的成就水平与其智力水平完全不相称。换句话说,她并没有完全发挥她的潜力。

一些人认为智力测验分数和成就测验分数之间的差异是学习障碍的无效指标。一些研究者认为阅读和听力理解应该是评估的核心项目(Lewandowski & Lovett,2014)。理解力测试应该聚焦于儿童对阅读材料的信息汲取能力、推断能力及背景知识使用能力。此外,许多学校现在采取"干预-反应"(RTI)模式来取代传统的"智商-成就差异法"。RTI模式的重点是对学生进行全面的筛选,以确定早期的学习问题,并对这些学生进行更个性化的指导和干预(Fox, Carta, Strain, Dunlap, & Hemmeter,2010)。因此,RTI模式就逐渐取代了"等待-失败"模式(这种模式有时被认为是传统测试的弊病)。

智商和成就测验的另一个问题是:它们并不能分辨出儿童的具体缺陷在哪里。因此,达蒂尔夫人再次约见了加西亚夫妇和马丁内斯老师,并且进一步仔细回顾了吉塞拉的学习成绩和课堂表现。根据加西亚夫妇所说,吉塞拉一直是一个正常的孩子,说话、走路都符合她的年龄特征,并且对他人也保持着浓厚的兴趣。他们也承认吉塞拉在一年级时学习有些吃力,但当时老师说她没有严重的问题。另外,也没有人说她有语言问题。一年级老师的判断让加西亚先生和夫人坚信他们的女儿没有任何毛病。然而,加西亚夫人也承认吉塞拉对特定词语有识别困难,是一个慢速阅读者。他们夫妇原以为女儿是大器晚成,而万万没想到她在一年级末就不能顺利阅读了。他们重申吉塞拉是一个乖孩子,并强调他们一直在非常积极地帮助她学习。

达蒂尔夫人收集了吉塞拉课堂作业的副本,并且观察了她在课堂上的表现。她注意到吉塞拉花了太长时间去完成阅读和书写作业,以至于没抓住要点。但如果时间充足,她的表现就会好些。吉塞拉很容易心烦意乱、焦躁不安,这都妨碍了她完成任务。但是,当吉塞拉和班上其他同学分开时,她的工作表现就会提升一些。她还发现吉塞拉的书写作业有几项标志性的问题——动作缓慢、内容简单、参差不齐。总之,吉塞拉花了大量时间一再重复她的作业,这使她充满挫败感。

随后,达蒂尔夫人与吉塞拉的老师进行了更为深入的谈话。马丁内斯老师认为吉塞拉存在某种加工缺陷,这让她难以吸收与整合信息。其判断依据是吉塞拉对于通过视觉呈现的词语表现出处理困难。例如,吉塞拉很难记忆从书上看到的词语,但是如果老师通过听觉强化学习内容,例如把单词读出来、大声地拼写出来或在纸上写下来,吉塞拉则会记得更好。因为吉塞拉没有视觉缺陷,所以知觉或者语言方面的加工缺陷可能是导致她学习吃力的原因。

幸运的是,达蒂尔夫人发现:尽管吉塞拉学业受挫,但仍旧渴望进步。例如,吉塞拉希望有人帮她提高成绩,尤其是在阅读方面。当被问及为何焦躁不安和四处打转时,吉塞拉说她在班级里感到紧张和无聊,但是她觉得能够控制好自己。的确,达蒂尔夫人看到:当任务新奇有趣时,吉塞拉精力更为集中,小动作也更少。根据评估,达蒂尔夫人诊断吉塞拉患有中度阅读和书写表达学习障碍。然而,她也告知老师和吉塞拉的父母,她可以用后面描述的步骤来解决这些问题。

✋ 风险因素和维持变量 ✋

学习障碍中的认知缺陷可能涉及多种神经问题。这些认知缺陷可能包括:(1)知觉问题,例如难以辨别字母和词语,和/或(2)语言加工问题,例如,难以组织语音以形成词语。

患有阅读障碍的儿童的认知障碍或特定语言加工困难可能与小脑和颞叶的异常有关。神经网络的缺陷也可能导致学习障碍(Nor-ton,Beach, & Gabrieli,2014)。双生子研究数据显示遗传因素对学习障碍存在中强度的影响,阅读困难可能与 1,2,3,6,11,15 和 18 号染色体的变异有关(Carrion-Castillo,Franke, & Fisher,2013;Scerri & Schulte-Korne,2010)。

大脑左半球和颞平面的病变或许能解释与阅读问题相关的核心缺陷(Bloom,Garcia-Barrera,Miller,Miller, & Hynd,2013)。这些核心缺陷,与智力相互独立,通常包含解码和阅读词语困难。善于阅读的人能够在阅读时迅速识别词语,但患有阅读障碍的儿童识别词语速度更慢,这妨碍了他们整合与理解整篇材料(Gonzalez et al.,2014)。患有阅读障碍的儿童群体不能像正常孩子那样,通过理解上下文来辨析词义,从而完成整个语言学习过程。然而,更大的字母间距可能会有所帮助(Perea,Panadero,Moret-Tatay, & Gomez,2012)。

患有阅读障碍的儿童在阅读时会出现词语识别困难。词语识别缺陷可能与记忆问题有关,也可能与语言或者语音缺陷有关。本质上,有阅读问题的孩子很难把构成词语的不同音素或基本声音单元整合到一起,这些音素或基本声音单元通过组合而构成词语(例如,音素"sp""ee"和"ch"组成了词语"speech")。这种缺陷也很可能会影响到他们的拼写。

吉塞拉的阅读和拼写问题确实包含单词识别困难。因此,她的学业问题可能和左脑病变有关,而她在音乐和艺术上的学业专长可能和右脑优势有关。另外,吉塞拉是左撇子,这也印证了她的右脑优势。但是,她目前还没有接受过医学或神经学方面的检查。

吉塞拉的阅读问题可能是由于记忆和语音处理缺陷造成的。很明显,她很难回忆起以前学过的词语,并且很难"攒音成词"。例如,当马丁内斯老师要求同学们发出"poisonous"的音([ˈpɔɪzənəs])时,吉塞拉就变得很受挫。马丁内斯老师认为吉塞拉的问题仅是由于精神不集中所引起的。但是,精神不集中、语音意识欠缺、不知道如何利用音素去识别词语和加工信息,三者在很大程度上是彼此独立的(Martinussen,Grimbos,& Ferrari,2014)。除了轻微的行为问题或 ADHD 症状外,吉塞拉显然存在学习问题。

再来看吉塞拉的写作问题。患有学习障碍的儿童倾向于(1) 很少写作,(2) 即使写作也非常缺乏条理,(3) 显示出更少的目标取向,(4) 很少检查拼写和语法(Berninger,Nielsen,Abbott,Wijsman,& Raskind,2008)。此外,许多有写作和拼写问题的儿童在书写字母、控制手指运动、"看图说话",以及整合视觉-运动刺激等方面都面临困难。

在整合词语的语音结构时,吉塞拉当然会遇到麻烦。此外,她经常感到沮丧,也不去仔细检查作业中的错误。她调整视觉运动的能力也遭到了老师的质疑。然而,她也的确显示出一些优秀的阅读与拼写特质。她是目标导向型的,可以很好地控制手指运动并且写字也毫无困难(尽管写得很慢而且内容简单)。在患有学习障碍的儿童中,像吉塞拉一样的人并不少见,这表明了这一人群具有较大的个体差异。

吉塞拉并没有许多数学(计算障碍)方面的问题,但是这里也要简要介绍这类学习障碍的病因。有计算障碍的儿童常常在列举、运用数字、理解数学概念、计算、阅读、写作或命名数学符号方面遇到困难。这些儿童还可能存在视觉-空间、视觉-感知功能、智力、口头表达能力和焦虑等方面的问题。计算障碍可能是由于大脑左侧旁颞区的变化所导致的(Iuculano & Kadosh,2014)。

许多情况下,学习障碍与 ADHD 是并发的,其并发率为 46%(Larson,Russ,Kahn,& Halfon,2011)。因此,ADHD 和学习障碍的病因可能是重叠的。在吉塞拉的案例中,当她坐立不安、原地打转时,也经常心烦意乱、过于活跃。此外,患有学习障碍的儿童也可能存在社会、情感、抑郁和行为障碍等相关问题。然而,这些问题涉及的变量较多,并且有时可能与伴随学习失败而产生的挫折和社会排斥相关,所以并不适用于吉塞拉。

🐾 发 展 方 面 🐾

患有阅读障碍的儿童常常存在语言或语音加工的缺陷。这些缺陷可能早在其出生的第一年就会出现。此时,孩子的咿呀学语或咕咕发声可能会延迟。幼童可能会表现出言语或语言发育迟缓(Nash, Hulme, Gooch, & Snowling, 2013)。理解方面的问题也可能发生在这个时候,患儿听不懂别人在讲什么。与语言困难相关的行为问题在这时也会凸显出来。常见的行为问题包括:过度活跃、冲动、注意力不集中、攻击性和社会退缩。

吉塞拉的父母说女儿在上学以前相当正常。这并不奇怪,在孩子正式上学之前,分辨其是否患有学习障碍是一件相当困难的事。他们也确实说过,吉塞拉有时会精神涣散和心不在焉,但他们认为这是学龄前儿童的正常情况。此外,他们也注意到了吉塞拉经常坐立不安,但并不以为意。

在最初的学龄阶段,当孩子们试图达到学业要求时,学习障碍则变得更加明显。在幼儿园,孩子一定要听老师的话,用语言表达自己的需求,老老实实坐好,从事基本写作、识别字母,完成其他的任务等。患有学习障碍的儿童有时会在上述领域遇到麻烦。在许多情况下,勤于练习和行为矫正程序可以帮助减少这些问题,但是,如果问题一直没有被发现或被孩子蒙混过关,那么学习障碍就会在其上一二年级时变得更加严重。语言技能是日后阅读能力的良好预测指标(Oakhill & Cain, 2012)。

对吉塞拉来讲,幼儿园生活的大部分时间是平淡无奇的。当时的老师说,同一项任务,她比大多数人花更长时间才能完成,而且很容易分心。然而,她并不存在语言问题或字母识别困难。此外,吉塞拉的社会行为也是适当的,尽管上课时让老师费了不少心,总体上她算很乖了。然而,当吉塞拉上一二年级后,由于要同时应对阅读、写作、拼写和数学多项任务,她的学习障碍就全面爆发了。此时,她在语音处理方面的问题变得更加明显,解码词汇也变得更加困难。

随着时间的推移,阅读问题的发展会相对稳定,甚至直至成年。但这可能只是一种表象,因为直到智力与阅读成就的差异变得非常明显时,许多患有学习障碍儿童才被识别出来。而发现得越晚,治疗的及时性就越差,其治疗的难度也越大。此外,学习障碍的稳定性也可能来自教育者和其他人的各种不恰当的干预。这种干预对那些具有严重学习问题的人是有害的。许多患有学习障碍的孩子由于持续经历学业失败,其完成学习的动力也随之不断下降(Zentall & Beike,2012),这显然会影响他们在将来实现正常的学业成就的机会。

对吉塞拉来讲,情况喜忧参半。一方面,她是幸运的,她的评估和治疗是在二年级末进行的。较早发现和较好的家长配合可能会让她的问题更早得到干预。另外,吉塞拉的幸运之处还在于,学校的特教老师——兰金夫人在治疗学习障碍方面经验十分丰富。但是,最令人担忧的还是吉塞拉的动机问题。她的二年级老师马丁内斯夫人说,面对任务吉塞拉越来越沮丧了。她的沮丧或许与任务难度有关,因为随着年末的临近,任务变得越来越复杂。尽管经过数月努力,功课却仍旧少有及格,吉塞拉可能已经非常失望了。

儿童学习障碍的预后主要取决于其口语及语言障碍的严重程度。有阅读问题的孩子们经常难以快速地说出单词,识别基本语音、拼写和阅读符号。他们中的许多人最终都会遭受焦虑和反社会行为问题的困扰,而且很少有人能考上大学(Johnson, Beitchman, & Brownlie, 2010)。幸运的是,在学习障碍患者中,吉塞拉的言语和语言都相对较好。对于那些有学习障碍的人来说,更好的结果来自更高的智力和社会经济地位,更早的诊断、干预和语言刺激及更少的并发症和严重障碍(Pratt & Patel,2007)。

吉塞拉的长期预后可能是好的,因为她智力正常,学习困难早在二年级时就已经被发现和关注,并且亲人、老师和专家们也正信心满满地去帮助她。然而,结果却并不总是如此,在很多地区,患有学习障碍儿童的数量让学校治疗师们感到震惊。这些孩子们无助地在学业困难中挣扎,并且过早地辍学。因此,长期预后在很大程度上取决于是否有充足可用的外部资源。

治 疗

对学习障碍儿童的治疗通常需要教师、家长和学生的共同努力(Swanson,Harris,& Graham,2013)。治疗的一个关键部分是学业补救项目,这可能需要一间专门的教室作为项目场地。项目内容设置应强调向学生提供许多成功机会,并花大量时间向学生展示信息。另外,这些项目必须允许学生在不同的领域展示他们的能力,并练习各种技能。而教师则应经常提供反馈,并密切关注患儿在其学习的薄弱领域中所取得的进展(Calhoon,Sandow,& Hunter,2010)。

项目也须高度结构化并具有针对性。其内容应该强调具体的概念,消除干扰,并系统推进;要能为单词解码提供直接指令和识别技巧,这样效果才会好(Edmonds et al.,2009)。项目还应强调一对一教学、精熟学习、泛化学习材料和激励学业表现,并针对孩子所有的学习缺陷(Snowling & Hulme,2011)。

经父母允许,吉塞拉参加了每天一小时的特别学习班。另外,父母还同意每晚抽出半小时来帮助女儿练习她在学习班上所学的知识。因为学年所剩时日不多,特教老师兰金夫人立即开始了对吉塞拉的帮扶工作。她决定将重点放在吉塞拉的阅读和解码问题上。这首先涉及基本概念的回顾,诸如不同的元音、辅音和音素组合的知识(例如"ou"和"sp"),以及如何将语音融合成单词。对于吉塞拉来讲,只有最后的概念看起来明显难些。

这项回顾历时两周。兰金夫人随后加快了进度,进入熟练掌握学习材料阶段。她让吉塞拉从一本书中回顾一段特别的段落,并写下她认为比较难的单词。吉塞拉阅读索引卡片上的单词,练习识别每个单词的音素、混合音素和单词的含义。然后,兰金夫人边朗读这篇短文,边用手指或铅笔给吉塞拉指出所读的内容。之后,吉塞拉再把文章大声地对老师和自己各朗读一遍。如此不断重复朗读,直至不再出错(Wong,2008)。

接下来,老师开始着手解决吉塞拉的拼写问题。许多词汇可以从吉塞拉的阅读练习材料中提取,这样她就可以把一定量的词语带回家学习。关于具体数量,有学者建议一二年级学生带3个,三四年级学生带4个。孩子要学习这些指定的词语,并在第二天参加相应的拼写和词汇测试。他必须拼写出所听到的单词并写出其含义。最后要把孩子已经掌握的词语,包括其拼写和词义,突出地展示出来,以提高学生的自尊,并对其学业进步给予反馈(Wong,2004,2008)。

着重在阅读和拼写,尤其是词语解码和认知上投入精力,对吉塞拉很有帮助。此外,与兰金夫人相处融洽,这也让吉塞拉在学校的心情好了很多。起初,吉塞拉阅读的错误率是每页11个,到学年末,这个指标已经降低到每页2个了。不幸的是,特选教材的难度介于一年级末二年级初。兰夫人认为,通过整个夏天的持续努力,吉塞拉上三年级时有可能达到二年级中期的水平。

治疗学习障碍儿童的另一个目标是提高元认知水平。元认知反映了个体对自身思想或者问题解决过程的了解。提高元认知水平的训练特别适合患有计算障碍的儿童,这些儿童很难将数学问题抽象概念化并且最终解决(Hannel,2013)。在提高元认知的过程中,儿童将学习用自己的语言去表达数学问题,把问题可视化,预测答案并自我监控其运算过程。

对于患有阅读障碍的儿童,存在以下几项元认知目标(Wong,2008):

1. 增加对阅读目的的了解(即,为了意义,而不是为了简单解码)。

2. 提高对阅读策略的认识(例如,为乐趣而采取的阅读策略与为了掌握材料而采取的阅读策略完全不同)。

3. 培养对文章的重要部分的敏感性(即,相关信息的重点)。

4. 学会发现句子中的不一致之处。

5. 培养理解问题、解决问题的能力(例如,通过运用"回顾"策略)。

阅读的元认知技能也包含对阅读过程与其意义的理解。兰金夫人主要侧重于教吉塞拉如何监控自己的理解过程,以及如何尽可能迅速、频繁地参阅材料以增强记忆力。

治疗这个群体的另一个重要目标是控制干扰学习的行为问题。这跟吉塞拉关系不大,因为她的行为问题仅限于打转、坐立不安和轻微分心。马丁内斯老师在吉塞拉过于活跃或心烦意乱的时候及时反馈,并在她表现恰当时及时赞扬。而其他儿童则可能需要更加大量且繁复的程序。一些有学习障碍的孩子伴有多动症的症状,可以采用中枢神经兴奋剂来帮助他们集中注意力和减少过量的运动。对于治疗出格行为和破坏性行为,代币行为矫正法可能同样是有用的。

治疗学习障碍儿童的一项重要挑战在于维持他们完成家庭作业和其他任务的动机水平。吉塞拉的父母为她设置的激励体系包括:如果完成并上交一定数量的家庭作业就可以获得周末特权(这让人回想起吉塞拉早期的许多作业都丢失了)。第二年,这个奖励体系扩展了奖励内容:适当的学习、组织材料以及打字技能(吉塞拉学会打字就不用写那么多字了)都被囊括其中。

吉塞拉在第二年夏天进步明显,但只达到了二年级早期的阅读水平。为此,兰金夫人、马丁内斯老师、达蒂尔夫人讨论了让她继续留在二年级的可能性。吉塞拉的父母坚决反对,但是同意把女儿由特教老师指导的阅读时间增加到每天 90 分钟。此外,两位家长也承诺将积极地帮助女儿在家练习学习技能。这非常有效,在下一学年末,吉塞拉确实达到了三年级中期的阅读水平。

🖐 问 题 讨 论 🖐

1. 确定儿童的问题是由内部因素引起的还是由外部因素(例如糟糕的教育和差劲的学校)引起的,是做出学习障碍诊断所面临的一个棘手问题。你将使用哪种信息去做出这种区分?你将采取什么标准来识别一个孩子是否患有学习障碍? 你又如何判断儿童的学习问题是不是由环境因素造成的? 如果确因环境因素所致,你将采取何种措施?

2. 有人宣称,有阅读困难的男孩经常能在学校得到许多教导和特殊帮助,然而,有数学学习困难的女孩却没有这样的待遇。你认为这属实么? 为什么?

3. 一般来讲,在课堂上,男孩要比女孩更吸引教师的注意。你认为这和学习障碍的性别差异有关吗? 如果是这样,怎样纠正? 探究一下按性别划分教室的利弊。

4. 智力测验是否存在文化和种族偏见? 采用什么评估方法可以消除所有偏见? 这可能吗?

5. 假设吉塞拉家刚刚移民美国,那么应如何修改上述评估和治疗方案? 要全改吗?

6. 智能手机、平板电脑、计算机和计算机软件等新技术的应用,总体上将如何影响未来教育,对学习障碍的流行及其治疗又起到了什么作用?

7. 吉塞拉的父母反对对女儿进行评估。如果遇到类似的情况,你将如何处理?

8. 你会采取什么办法来提高儿童对功课的自信心?

第八章

品行障碍与攻击

症　状

　　德里克·帕特是一名 15 岁的欧裔美国男孩,他被学校的辅导员、青少年拘留所人员和父亲转介到一个专门治疗青少年破坏性行为问题的心理诊所。德里克第一次接受评估的时候上十年级。考虑到儿子近期的违法行为、逃学并牵扯到少年刑事司法系统,帕特先生联系了诊所并坚持要立即预约。

　　一位治疗青少年外在行为障碍的治疗师分别与德里克和他的父亲进行了面询。访谈一开始德里克表现出攻击和对抗的态度,坚持让治疗师用他的代号("树")称呼他,并表示不会回答任何问题。"我不想回答。"治疗师向德里克详细介绍了他的保密权利,但德里克仍然不屑一顾地说:"不管怎样,你想说什么就说什么,把这件事做完吧,这样我就可以离开这里了。"

　　问询中,治疗师了解到德里克迟到情况越来越严重,而且 4 个星期前还因为在商店行窃被抓。他和一群朋友冲进一个自助食品商店,拿走了所有能拿的东西,然后开车离开。随后另外两家服装店也遭了殃。德里克和另外一个少年一起被抓。德里克埋怨他被抓全怪他的朋友。因为当他还在商店转悠的时候他们早离开了,留下他一个人。当警察发现他只拿了 3 块糖和 1 包薯片之后,他只被指控商店行窃。德里克对偷窃行为丝毫没有感到懊悔,也未对受伤的店员表示任何关心,当时该店员被他们其中一个人推进了玻璃橱里。当得知了店员的伤情后，德里克回答："不是我干的，关我什么事?"

治疗师进一步质疑了德里克的其他违法行为，并发现了相当长的麻烦史。10个月之前，德里克因破坏公物被捕，他打碎了学校的玻璃和汽车。由于是初犯，德里克被判了6个月的缓刑。德里克还吹嘘了他其他没有被抓到的"英勇行为"，包括数次商店行窃、周末吸食大麻、危险驾驶、逃学。从这学年开始，德里克已经逃了23天(50%)的课了。另外，德里克还讲述了企图非法闯入邻居家和性经验，后者在治疗师看来，似乎被过度夸大了。事实上，整个面询期间，德里克时常虚张声势。例如，快结束的时候，他指出不是很喜欢自己，"我真的不在意自己有什么结局。"

治疗师询问了德里克的现状和他未来的目标，他说没想到入室行窃会有这么严重的后果，也不在乎能不能回到学校。对于治疗师给的德里克多参加学校活动的建议，他要么漠不关心，要么敌视，含糊地说他和他的朋友"能够照顾好自己"。德里克说，他的父亲只知道工作，没有时间和他在一起。然而，德里克并不介意这一点，他似乎很满足，甚至坚持要维持现状。

接下来与帕特先生的面询证实了德里克的话，尽管德里克先生并不是很清楚他儿子的行为。他说学校指导顾问和少管所的教官强烈推荐他和德里克寻求治疗，不然后果严重。学校方面，德里克会因为长期逃学而被开除。犯罪指控方面，他的商店盗窃行为已是第二次被抓了，德里克面临入狱或是从事社区服务工作的判决。然而，法律顾问相信家庭咨询服务可以减少学校和法律上的惩罚。

整个面询过程中帕特先生都很合作，但他一直在为自己的行为进行辩护，不愿承担太多责任。他抱怨作为单身父亲很难，抱怨他不停工作，抱怨学校领导过了很久才告诉他德里克旷课了，抱怨警察故意选择逮捕他儿子而不是团伙的头目。帕特先生说他想帮助儿子"回到正轨上来"，希望治疗师"对德里克做需要做的"。这也反映帕特先生在德里克的治疗上并不想亲自努力。

帕特先生说德里克在家通常都挺听话的,但儿子经常整天和朋友在一起。他不确定德里克在外面都干些什么,以为只是和朋友在一起打电子游戏。他说他和儿子关系不错,也谈到德里克近期学校表现和违法问题。帕特先生说德里克愿意改变自己的行为回到学校。然而,他也谈到德里克经常撒谎,一般不可信。帕特先生还不时谈到准备等到德里克一满 18 岁他就会立即离开他和现在的地方。

在得到帕特先生的许可之后,治疗师联系了德里克的学校心理咨询师和青少年拘留所的教官。学校心理咨询师说由于德里克多次旷课她对他不是很熟悉,但是她已经同他的几个老师都谈过了。老师们说德里克课上很孤僻,对课堂活动不积极,家庭作业也很少完成。他每门考试都不及格,他想顺利通过这一学年的可能性微乎其微。然而,德里克并没有显示出很明显的行为问题。治疗师推测可能是学校的男性权威人物抑制了德里克身上一些反社会行为。

青少年拘留所的警官说不久德里克将会出庭,到时他就会接受判决。警官相信德里克在冒被严惩的险,这是他一年内第二次被捕,而且他的态度很恶劣。警官肯定法官会考虑到他们的家庭治疗而减轻判决,但却怀疑德里克和他父亲是否能继续接受治疗。这样的结论是有根据的:过去的 3 个星期,帕特先生和德里克仅完成了 1/3 的治疗。

治疗师还给德里克的妈妈兰德太太打了电话(经过允许),她已经再婚了,并在国外生活。她说她与帕特先生没什么联系,但大约每个月和德里克通一次话。她担心德里克没有得到很好的管教。兰德太太还说她没有和她儿子见面的计划,也不可能让他和她住在一起。很明显她做这样的决定是基于德里克过去 2 年来的所作所为。治疗师初步诊断德里克为 DSM‐5 中的品行障碍。

☙ 评 估 ❧

品行障碍的本质特征就是"重复和持久的行为模式,这样的模式侵犯了他人的基本权利,也违反了大部分年龄适当的社会模式和规则"
(American Psychiatric Association,2013,p.469)。要符合品行障碍的
诊断标准,青少年在过去的 12 个月中要至少出现以下症状中的 3 种,
并且某一种症状持续超过 6 个月:

- 胁迫他人
- 挑起斗殴
- 使用武器
- 伤害他人或动物
- 偷窃
- 性侵犯他人
- 破坏公物

- 纵火
- 侵占他人财产
- 撒谎
- 在外过夜
- 离家出走
- 厌学

研究人员有时候把儿童破坏行为分成四种类型:破坏财物、攻击、
角色错乱和逆反行为(Frick & Nigg,2012)。品行障碍的症状一定会
导致社会功能严重受损。10 岁之前出现症状则被诊断为儿童品行障
碍;10 岁之前没有症状则被诊断为青少年品行障碍。品行障碍严格来
讲可以分为轻度的、中度的、严重的。

治疗师初步诊断德里克患有品行障碍,根据就是在过去的一年里,
德里克有行窃、逃学、故意破坏财物彻夜不归等行为。他的违法问题和
差的学校表现也表明了他的社会功能全面受损。由于近几个月德里克
并未对他人造成人身伤害,所以医生初步判定他的品行障碍属于中度。

当评定一个青少年可能的品行障碍时,临床医生通常会从几个方
面来收集信息。这是因为品行障碍经常包括对他人的消极影响或与他
人的负相互动。另外,无论行为在本质上是外显的还是内隐的,评估必
须集中在那些最有问题的行为上(如攻击行为、逆反行为),包括行为的
严重程度和范围、行为的变量、父母对这些行为的反应、行为的发作、共
病情况(例如 ADHD)以及品行障碍症状的发展路径(Frick,2012)。

治疗师安排了与德里克、他父母、学校心理咨询师、少年拘留所教

官的面谈。后期治疗师还与德里克的 3 个老师、2 个朋友、1 个邻居（都经过了德里克和帕特先生的允许）进行了交谈。这些访谈反映出德里克非常在意他的同伴，认为他们才是他的家人。这些解释了早期他说过的他和朋友们能照顾好自己。德里克有急脾气，对最近的生活事件似乎有点失落，他对他人来说是个威胁。邻居说公寓里一些居民知道德里克的行为，所以当看到他在的时候都特别小心自己的人身和财产安全，尤其是德里克想要一些特别的东西，比如钱的时候或是在他毒瘾发作的时候。

　　治疗者评估可能有品行障碍的青少年通常会用不止一种方法。这些方法包括孩子们的自我报告、家长和老师的评定量表、翻阅学籍和法律档案，以及直接的观察。评估有品行障碍的青少年通常用孩子的自我报告的方法，包括对自己内在和外在的行为评出等级的《青少年自陈量表》（Youth Self-Report；Achenbach & Rescorla，2001）和对最近的抑郁症状和外显行为（如打架）做出等级评定的《儿童抑郁量表》（Children's Depression Inventory；Kovacs，1999）。

　　德里克在这些测试上的得分显示出外部问题行为达到了临床水平，正如所预期的那样，内部问题行为上接近临床水平。拿青少年自我测评来说，德里克评出了一些与他特别相关的项目，包括羞耻感、无价值感、自我意识、猜疑。在《儿童抑郁量表》中，德里克的分数低于临床水平。他认可了一些与对未来的焦虑有关的项目，怀疑自己不如其他孩子，并感到沮丧。根据德里克的自我报告，咨询师相信他确实有一定水平的亚临床抑郁。

　　品行障碍青少年的自我评定并不总是可靠的，因此通常还需依其他人的评定。父母对这些群体的评定通常包括《儿童行为检查表》（CBCL；Achenbach & Rescorla，2001）、《品行障碍检查表修订版》（Quay & Peterson，1996）、《康纳等级评定量表》（Conners 3；Conners，2008）、《艾伯格儿童行为量表》（Eyberg & Pincus，1999）。家庭成员评价也可能是有用的。教师评定量表通常包括《教师报告表》（Achenbach & Rescorla，2001）。治疗者还可以通过《品行障碍量表》（Gilliam，2002）

来得到父母和老师的评估,该量表的样本项目包含:

1. 强烈藐视或拒绝遵从成人的规则要求
2. 制造骚乱
3. 做错事被抓之后很少或没有羞愧
4. 用撒谎去获得财物或喜欢的东西或逃避义务
5. 威吓,威胁,或胁迫他人

德里克父亲参与了 CBCL 评级,结果显示外部问题行为分值非常高,但内部行为分值非常低。这可能是由于帕特先生对德里克最近违法行为的过分强调和对儿子抑郁症状基本无知。家庭评估显示了这个二人家庭高度的独立性和令人吃惊的低冲突水平。

因为学校领导不太了解德里克,所以老师的评价没有帮助。德里克的学校记录表明学校成绩逐渐下滑。在小学,德里克的成绩是 A 和 B;在中学,变成了 C 和 D;在高中,是 F。这种下降在同龄人中并不罕见,但是提高学习能力应该是治疗的首要任务,因为好的学校表现通常意味着更少的行为问题。

直接观察有助于评估一名青少年与他/她的家庭的互动。治疗师观察了德里克和他的父亲在办公室中的互动。他们的互动通常既热诚又疏离。两人似乎对对方的谈话都不太感兴趣,与所期望的相反,没有争吵或重大分歧发生。每个人都愿意让对方生活在他自己的世界里,这样他们最终才能互不干涉地各过各的生活。任何一方都没有特别的意愿去改变现状。事实上,德里克的破坏行为仅仅只是帕特先生愤怒的一个原因,他还抱怨要浪费时间去见学校领导,少年拘留所的教官和治疗师。

在自然环境中对儿童进行直接观察可以得到更多信息,这些信息包括家庭和同伴的相互作用、破坏性行为的前因后果以及强化时机。直接观察有助于治疗师(1)判断孩子的行为是否足够严重到需要住院治疗或者(2)发现儿童虐待行为。直接观察也可帮助治疗师消除对于家庭意愿和追求行为改变的能力的偏见。治疗师也许会被分配去治疗法院所称的品行障碍的青少年，并对家庭解决他们问题的动机产生错误的期待。

🖐 风险因素与维持变量 🖐

品行障碍的病因错综复杂。许多生理和因素影响这种疾病。在特定情况下，这些变量很难确定。这些变量很难在任何特殊的案例中被精确地找到，但研究人员普遍认为它是生理和环境因素的结合。许多品行障碍的案例可能涉及遗传或神经因素与严重紊乱的家庭环境之间的相互作用。

没有一致的证据将一个特定基因与行为障碍或攻击联系起来。家庭因素可能更能预言某个有着特定基因的人是否会变成反社会者。遗传因素可能是通过改变性情、寻求新奇或神经递质5-羟色胺水平而影响品行障碍。随着时间的推移，幼儿的脾气不好与一般的行为问题有关(Pardini & Frick, 2013)。那些有暴力倾向和冲动控制能力差的人往往体内的5-羟色胺水平较低(Matthys, Vanderschuren, & Schutter, 2013)。较低的5-羟色胺水平在抑郁症患者中也很普遍，许多有品行障碍的青少年有抑郁症状。德里克的症状包括低自尊、无价值感和在校期间的社会退缩。

其他生物学因素也可能与品行障碍有关，尤其对男孩来说。这些因素包括杏仁核灰质体积变小、低于正常水平的生理唤醒、较低的应激反应能力(Matthys, Vanderschuren, Schutter, & Lochman, 2012)。患有品行障碍的青少年对惩罚的敏感度较低，从事冒险和寻求刺激的活动可以提高他们的生理唤醒水平。德里克说他的许多非法行为，如吸毒和偷窃使他"感觉良好"。因此，对于为什么尽管会招致严重或持续的惩罚，有些犯罪行为仍在继续，感官强化可能是关键原因。

生物学因素在品行障碍中可能起一些作用，但是家庭或心理因素可能更占主导地位。婚姻不和谐、家庭功能失调、父母养育不良和父母患有精神疾病在许多(可能不是大多数)犯罪案件中都存在(Siegel & Welsh,2015)。品行障碍儿童的父母自己有时会有反社会行为、过度饮酒或其他问题。这些也被遗传因素影响的行为,能被孩子模仿或激化他们的问题行为。帕特先生对德里克缺乏监督,有些疏忽。这导致德里克有更多的机会参与反社会行为。

品行障碍与父母婚姻不和谐和离婚密切相关,在德里克身上也是如此。这种关系的机制似乎很明显——父母离异的压力对孩子来说是艰难的。孩子的问题行为可能是对父母争吵和离婚的不满的表达(Widom & Wilson,2015)。然而,相反的是,儿童的问题行为可能会首先发展,然后导致父母在育儿和其他问题上的分歧。无论哪种方式,家庭问题和品行障碍之间存在强关联。

德里克的父母已经离婚4年了。婚姻期间,帕特夫妇常常对家庭中的琐事、财务问题和家务分工意见不一。他们的冲突虽然没有身体上的暴力,但却包含恶毒的言语交流。帕特太太保留了德里克两个妹妹的监护权,搬去了其他州,并结束了与帕特先生12年的婚姻后再婚。德里克说,这些应激事件(离婚、退学、搬家)以及与家人失去联系让他很难处理,但他觉得1年后他适应得很好。然而,心理学家不同意这一点。儿童虐待问题通常与后期反社会行为的发展有关(Cicchetti, Rogosch, & Thibodeau,2012)。

儿童的心理因素也可能导致品行障碍。攻击性更高的青少年更倾向于以自我为中心,缺乏良好的解决问题和道德推理能力。这些年轻人冲动、缺乏内疚感和同情心,认为他人的行为充满敌意,对事件的后果漠不关心(Frick,Ray,Thornton, & Kahn,2014;Murray & Farrington,2010;Siegel & Welsh,2015)。

维持行为障碍的变量又有哪些呢?感觉强化对于那些生理唤醒低于正常值的青少年有效果。他们的某些行为可能是为了增加刺激,包括药物使用、超速、性侵犯、打架斗殴和过度活跃。有些青少年可能会参与反社会行为,以逃脱厌恶的处境。这些行为包括逃学、逆反、离家出走和社会退缩。

阿肯巴克和雷斯考拉(Achenbach & Rescorla,2001)在他们为儿童行为问题进行经验分类中,用两大因素定义外在行为:攻击性行为和违规行为。攻击性行为包括争吵、不服从、好斗、攻击、尖叫、嘲笑、发脾气和威胁。社会关注可以维持品行障碍,因为这些行为大部分需要与其他人,如父母、老师和同龄人互动或需要来自他们的消极关注。

违规行为包括撒谎、欺骗、纵火、偷窃、滥用酒精和其他药物、破坏。这些行为意味着有形的利益可以维持品行障碍。一个十几岁的青少年可以从事盗窃、破坏和欺骗获得衣服、食物或其他东西。这些都确实发生在了德里克身上。

了解了维持品行障碍的因素可以帮助治疗师选择最佳治疗方案。如果一个有攻击性的青少年的主要动机是社会关注或者逃避,那么治疗可能需要集中在青少年、父母和其他相关的人身上。如果一个有攻击性的青少年主要通过感官强化或有形利益来激发动机,那么治疗可以更具体地集中在青少年上。许多青少年出现问题行为有很多种原因,这自然会使治疗更加复杂。

🖐 发 展 方 面 🖐

一些反社会行为在许多青少年中非常典型,甚至严重的反社会行为往往在青春期内开始和结束(Pardini & Frick,2013)。然而,许多有品行障碍的青少年在孩童时期就开始有问题行为,这可能对青春期和成年期造成长期影响。难对付的脾气和社会信息处理能力的欠缺会损坏孩子和父母的联接,贫困会限制智力刺激或营养,家庭功能障碍会激发孩子寻求关注和导致攻击行为,应激事件和同伴拒绝会引发抑郁症状,缺乏教育机会可能影响孩子的问题解决的能力(Siegel & Welsh,2013)。这些童年的模式未必会导致品行障碍,但如果是,障碍将是严重和持久的。

另一个可能会导致青少年品行障碍的儿童期行为模式是对立违抗障碍。对立违抗障碍的本质特征是"一种愤怒的/易激惹的心境模式、争辩/对抗行为或报复模式"(APA,2013,p.463)。这些孩子容易发脾气、生气、争吵、惹人生气,责备别人的错误。他们也可能充满恨意和过于敏感。这些行为往往随着时间的推移而恶化,如果再加上攻击性和家庭功能障碍,就会成为青少年犯罪的极好预测指标。

父母/家庭变量和不服从/攻击如何在品行障碍的发展中互相影响的呢?帕特森认为,一些家长无意中奖励了孩子的攻击性和不服从行为(Smith et al.,2014)。两个情况可以解释这种情况的发生:一个孩子最初有攻击性或不服从,父母给予奖励或试着贿赂孩子使其停止,或者父母可能会责备其他人如学校领导让他们为孩子行为问题负责(正强化);一个儿童最初有攻击性或者不服从是为了(1)得到他想要的或(2)摆脱他不想做的,在强烈的争论之后,父母最终会屈服于孩子的不良行为(负强化)。在这两类情况下,儿童成功地学会了通过攻击和不服从"要挟"家庭成员给他们想要的。随着年龄的增长,这种胁迫会变得越来越严重。

德里克小时候没有出现负强化。然而,当帕特夫妇的争斗越来越激烈,家庭环境也随之改变。德里克的父母变得过于关心他们自己的问题,而在如何当父母问题上不一致。结果,德里克的道德推理和社交技能没有得到很好的发展。德里克也通过一些有问题的行为来得到父母的关注,包括在学校打架和偷窃。这些想得到关注的尝试很大程度上失败了,但是德里克确实得到了同伴的关注,也从犯罪行为(比如偷窃)中得到了有形奖励。他越来越受同伙的欢迎,德里克感觉他真正的"家"就是与他们交往。随着帕特先生离婚后对自己儿子日益忽视,德里克和这些同伴们交往得更紧密了。

许多有品行障碍的青少年在成年后不再表现出攻击性或犯罪行为。然而,一半有品行障碍的青少年在以后会表现出反社会人格障碍的症状(De Brito & Hodgins,2009),包括极端反社会、不遵章守纪、欺骗、冲动、攻击、不负责任和缺乏同情心。这是一种严重的人格障碍,可能在中年时有所缓解，但往往导致受监禁或死亡。有品行障碍的青少年面临着以后物质滥用、躁郁症、焦虑、抑郁、无家可归和暴力信念的风险（Biederman et al.，2008；Odgers et al.，2007）。

德里克孩童时期的攻击性似乎是他后来违法行为的一个很好的预测指标，但仍存在许多其他的变量。攻击性的出现并不一定意味着犯罪的发展（Frick，2012）。权威的教养方式、对攻击行为的适当惩罚，亲社会行为的强化以及社会和学术能力有助于预防青少年品行障碍。也许更细心的教养会阻止德里克的一些行为。

那么，有品行障碍的女孩又怎么样呢？男孩与女孩的行为问题相差不大，尽管由于身份问题女孩更容易受到当局的关注。在亲密家庭关系中，有品行障碍的女孩比同龄人表现出更多的抑郁和攻击性。有品行障碍的青少年中，女孩遭受过早期虐待的情况比男孩更普遍。女孩倾向于对家庭成员有攻击性，而男孩则通常对同辈有攻击性。有品行障碍的男孩和女孩也经常从事无保护的性行为，而这通常给女方带来风险（Berkout，Young，& Gross，2011）。还好，德里克的两个妹妹并没有适应不良的行为问题。

德里克长期预后可能只是"尚可"的。他童年的攻击性、问题解决上的困难、学习不及格、抑郁症状和广泛的家庭功能障碍是预后不良的征兆。然而，也有一些亮点。德里克的智商高于平均水平，他自立能力很强，而且他确实也有一点察觉到他当前行为的徒劳无益。他没有长远的计划，但是他想要一个像他童年时期那样的正常生活。

治　疗

由于青少年品行障碍的治疗很困难而且经常失败，因此预防这些行为是必要的。这源于问题的复杂性、严重程度和持续时间和广泛的家庭问题。干预通常包括父母-家庭、社会-认知、同伴和学校教育以及社区或家庭治疗（Kazdin，2015）。德里克的治疗包含了前面三种类型。

其他常见的治疗方法包括药物治疗和团体干预。多系统的方法适用于广泛的案例和用来研究有关家庭、学校和社会因素(Henggeler,2015)。

对于较温和的情况,父母-家庭干预通常侧重于应激管理或用其他方式培训父母在家改变孩子行为的方法(Presnall, Webster-Stratton, & Constantino,2014)。父母会学习取消对不适当的和反社会的行为的强化,转而强化正常的和亲社会的行为。技术包括契约、重构父母的指令、制定日常工作规则、更密切地监视孩子。治疗者也常利用家庭成员之间的沟通技巧训练作为辅助治疗。

对德里克的大部分治疗集中在(1)改善德里克和他父亲的沟通(2)增加帕特先生对他儿子的监护。两者目标都很难实现,这是因为德里克和他父亲错过了几次预约,并且他们一般都不愿意相互交谈。较多的时间被花在讨论帕特先生的个人问题上,这导致了他与德里克的情感距离。治疗师发现对于帕特先生而言,离婚比他最初想象的更难,他努力试图忘记他失败的婚姻。然而,德里克不断提醒着他,他的问题似乎强化了帕特先生的个人失败感。帕特先生监护儿子行为的能力以及他改变现状的动机仍然不足。

德里克和他父亲之间的交流技巧训练只是部分有效,因为他们都不太喜欢和彼此交谈。治疗师能够使二人准确地复述对方的陈述,但是缺乏动机是发展更广泛对话的主要问题。治疗师必须谨慎对待德里克和他父亲认为太有挑战或威胁的治疗,以免他们完全放弃治疗。因此,大量的治疗时间花在探索抑制沟通的一般家庭问题上。

治疗师和德里克订了契约以减少他的药物滥用和逃学行为。德里克和帕特先生确实在设计这些契约方面付出了努力,但在家却没有努力履行。动机的缺乏也破坏了这个治疗技术,德里克的药物滥用行为也没有改变。一个亮点是德里克同意参加一个课后活动,这会让他在高中毕业时获得部分学分。尽管他出勤率仍然不高,但德里克在3个月内完成了必需的作业。

对德里克的治疗还涉及社会-认知的技巧。这种治疗大多集中在德里克消极的自我陈述和抑郁症状上,他对这种方法反应最好。最初,治疗师向德里克展示了他的情绪和行为之间的联系,特别是消极的想法有时会导致鲁莽和冲动的行为。治疗师描述了不同类型的认知失调,尤其是自我贬低;德里克就倾向于低估自己和与他人的互动。德里克开始学会审视一个想法的两面性,并思考另一种可供选择和更现实的想法。在治疗过程中,德里克的抑郁症状确实有所改善。

治疗师在指导德里克如何控制自己的愤怒,控制自己的冲动时,将重点放在提高德里克的问题解决能力上。治疗师提出不同的问题情境,并要求他想出可能的解决方案。治疗师塑造了德里克在这过程中可能会用到的各种自我陈述。每个解决方案都被赋予一个等级,让德里克实施最佳等级的方案,并让他学会了评估解决方案的有用性和有效性。治疗师给了德里克一个假设的问题,如他朋友让他去偷东西。他们分析了这个问题的各种解决方案,包括远离这些同伴,由于犯有前科所以拒绝冒险,或者直接跑开。治疗师和德里克想出了涵盖很多问题的场景和潜在的解决方案,遗憾的是德里克虽掌握了概念,却从没把这些技巧应用到现实生活中。

此外,治疗还涉及在新班级中对德里克各种行为的管理。在课堂上,德里克时常在破坏行为、恰当表现和退缩行为之间摇摆不定。治疗师找到了导致德里克以不同方式行事的线索。在课堂上,当德里克突然被要求回答一个问题的时候,他的行为最具破坏性,当教室里的社会互动在他控制之下的时候表现最恰当,当他独处的时候最孤僻。治疗师向老师解释了这些模式和如何防止不良行为。老师给德里克列了一个问题清单,这些问题可能在第二天课堂上被问到。他可以在前一天晚上为问题准备答案,然后第二天在课堂上回答。老师也确保德里克在课间休息的时候有很多机会与她和同学们交流。老师反馈德里克的出勤率仍然不稳定,但是他的课堂行为在几个星期内确实有了改善。

德里克和他的父亲的治疗持续了将近 4 个月,但错过了约 40% 的疗程。治疗的连续性和与治疗师的融洽关系因此被打断。然而,因为德里克参加了一定程度的家庭治疗,法官只判处德里克 50 个小时的社区服务,他完成了这项工作。但是在判决完毕后,德里克拒绝参加治疗。尽管治疗师建议他们继续治疗,但在与帕特先生单独会面了3个星期后,帕特先生最终也终止了治疗。

1年后德里克第3次被捕。他被送到少年拘留所。这次是被指控偷窃和袭击——德里克在一家百货公司偷窃未遂后,殴打了一名保安。在这期间他辍学了,恢复了许多以前的反社会行为。原先负责他案例的治疗师,发现德里克抑郁减轻了,但没有兴趣返回学校或治疗。德里克的父母将德里克的监护权转移给州政府并断绝了与儿子的联系。这类青少年的累犯率较高,预后较差。由于缺乏家庭联系,累犯和不良预后更为严重,德里克现在就是这样,因此他未来还有违法行为的概率较高。

✋ 问 题 讨 论 ✋

1. 如果有的话,被诊断为品行障碍的青少年和正在经历压力和焦虑的青春期青少年有什么区别? 一个正在对抗父母虐待或用逃避来避免父母婚姻冲突的青少年又怎么样?

2. 评论 DSM-5 对于品行障碍的诊断。如,以三个症状来判断诊断的正确性是否太少了? 哪些症状可能重叠? 诊断方法有偏差吗? 亚型或时间期限的标准有效吗? 你会加上、减去、或合并哪些症状? 为什么要这么做?

3. 男孩品行障碍的概率是女孩的4倍,严重犯罪行为的概率是女孩的9倍。你认为导致这些差异的生理、心理、家庭、社会或其他因素中最重要的是什么?

4. 青少年犯罪问题已经成为美国激烈的政治和社会争论的话题。你认为问题是确实严重,还是被夸大了? 对付一个14岁犯强奸或谋杀罪的人,最好的办法是什么? 把一个青少年关进成人监狱对社会的好处和对个体的不利是什么?

5. 你如何评价一个有品行障碍的儿童或青少年? 在你评估的时

候你会强调什么？为什么？你最想和谁谈话？

　　6.你能给德里克的治疗补充点什么吗？如果一个青少年的父母对治疗不感兴趣，就像德里克的父母，让治疗进展下去的最好办法是什么？

　　7.品行障碍通常和其他问题并存，如抑郁和药物滥用。这些问题如何让青少年犯罪行为的治疗变得更加复杂？

　　8.评论一下对立违抗障碍的诊断标准。有对立违抗障碍的孩子与只是有些不守规矩的孩子有何区别？你认为男孩会比女孩更容易被诊断为对立违抗障碍吗？为什么？或者为什么不是这样？

　　9.哪些逆反行为更容易让他人（如父母或老师）感到厌烦，并因此更容易被诊断为对立违抗障碍？

第九章

物质使用障碍

症　状

　　珍妮弗·克里斯特是个 16 岁的混血女孩(欧裔和拉美裔),她被带到心理健康门诊。这是珍妮弗在 2 年内由于藏毒第二次被捕。珍妮弗就读于一所高中的十年级,这所学校专门收留有入学问题的青少年。那所学校对藏毒零容忍,因此珍妮弗在一次随机检查中被发现储物柜里有几盎司大麻被捕。珍妮弗被指控藏毒,随后被判执行社区服务。她和她的母亲也被要求接受咨询。负责珍妮弗案件的少年拘留所警官推荐了这个诊所。

　　初始面谈中,珍妮弗说她很享受物质滥用,没有停下来的打算。她觉得面谈和咨询是在浪费时间,并打算继续以前的生活。她非常合作,大方地谈及她的生活,但只在得到她的信息会对她妈妈保密的保证后才提供细节。因为过去 2 年家庭的一次变故,珍妮弗想保护母亲,不想让母亲知道关于她生活的许多问题。

　　珍妮弗说,在经历了 15 年充满身体虐待、言语暴力和性虐待的婚姻之后,她母亲两年前与她父亲离婚了。离婚过程显然不容易,这是因为如果母亲离开,麦考利斯特先生(父亲)就会不断用经济问题和身体虐待威胁她。经过警方和社会服务机构的各种干预救助,露易丝女士终于与丈夫办理了离婚手续并获得了对他的限制令。麦考利斯特先生很快搬离了这个州并且切断了与露易丝、珍妮弗和珍妮弗哥哥塞缪尔的所有联系。然而,他一开始就把银行账户上所有的家庭资产全都转移走了。因此,露易丝女士不得不白手起家来养活家庭,目前做着两份工作。

家庭暴力事件最初发生在珍妮弗上小学的时候。最糟糕的时候,珍妮弗会偷偷离开家和朋友待在一起。当她上初中的时候,珍妮弗与朋友待在一起的时间比家人还多,她的逃学次数越来越多。她的父母纠缠在他们自己的问题里,渐渐忽视了珍妮弗并且任其来去自由。然而,当珍妮弗进入七年级时,父亲坚持让她多待在家里。珍妮弗说她遵从了父亲的要求,但他开始对她进行性侵犯。最初他进入她的房间抚摸她,然后吻她并且爱抚她。珍妮弗说这种越界让她感到困惑、愤怒和不安,但是出于担心自己和母亲的安全她还是顺从了。所幸没有发生实质性性行为,没过多久她的父母就离婚了。珍妮弗从来没有告诉过母亲关于父亲的行为,但是她说在这些发生之后她变得抑郁和焦虑。

珍妮弗说也就是在这时候,即七年级(12 岁时)开始使用药物。最初珍妮弗在遭受父亲性侵犯后,和朋友一起喝酒。饮酒成为她和朋友"咨询"的一部分,他们倾听她的烦恼,并且提供支持和酒精。这个群体有 6 到 8 个女孩,其中几个遭受过性虐待。珍妮弗的酗酒行为持续了 1 年,并逐渐变得越来越频繁。尽管如此,珍妮弗还是能够在父母和哥哥面前隐瞒自己的酗酒行为。

接下来一年,珍妮弗的生活发生了戏剧性的变化。父亲走了,母亲开始做两份工作来养家,哥哥也离开了。珍妮弗开始更多地和朋友待在一起,抽烟、吸大麻,并且结交了一些男孩。这个群体经常逃学,去其中一个人家里举行一天的聚会。有一次,一个邻居打电话报了警,警察以持有毒品为由逮捕了珍妮弗和其他 5 个人。由于是初犯,珍妮弗被判 12 个月缓刑。有意思的是,她母亲对女儿的情况一点也不关心。珍妮弗说她母亲仍处在虐待和离婚创伤的恢复期。

被捕后珍妮弗的行为有所改善;她上学并帮助母亲照料家务。然而,这只持续了大约 6 个月,在这段时间里,露易丝女士与女儿变得更加疏远。珍妮弗开始和她的老朋友们一起四处游荡,喝酒、吸大麻比以前更加厉害。珍妮弗一周喝酒一两次,至少吸一次大麻,通常在周末。

她的学校出勤率急剧下降,她被安置在另一所高中,这样她能以较缓慢的速度得到学分。

珍妮弗还说,她与她社交圈里的一个男孩发生了性行为。这对她来说是一次令人焦虑的经历,因为这件事使她想起了以前与父亲发生的性接触。她用酒精来减少对性交的焦虑。令人惊讶的是,尽管没有采取任何防护措施,她并没有怀孕,也没有感染上性病。珍妮弗说她尝试过其他药物,特别是可卡因和兴奋剂。她试过3次可卡因,但每个月使用兴奋剂大约4次(通常在性生活之前或之后)。这段时间珍妮弗都没有去上学,但却愚蠢地把一些大麻留在了储物柜里。

治疗师与露易丝女士进行了简短的交谈,她提供的信息很少。她只对自己的法律责任感兴趣,想知道自己会不会因为珍妮弗的事而被捕。当确定自己不会被捕后,露易丝女士说她对女儿的行为知之甚少,她相信珍妮弗或许在做邻居大多数孩子在做的事。露易丝女士还承认她有时候也会用大麻来放松和忘记过去发生的与丈夫有关的事情。露易丝女士不觉得珍妮弗的情况很严重,她也没兴趣去改变自己和女儿的行为。

治疗师认为珍妮弗的情况很严重,并可能危及生命。在进一步审查了珍妮弗的违法记录后,访谈者初步断定珍妮弗符合DSM-5关于酒精、大麻、兴奋剂物质使用障碍的标准。尽管出现了严重问题,珍妮弗似乎还在继续使用物质,这是障碍的一个关键方面。

❦ 评　估 ❦

物质使用障碍的本质特征是"认知、行为和生理症状表明个体虽然有严重问题仍继续使用物质"(American Psychiatric Association, 2013, p.483)。物质使用障碍标准通常围绕四大主题:

1. 控制不良,如不能减少用量。

2. 社会损害,如人际关系问题或不能履行基本义务。

3. 危险使用,如在身体有危险的情况下使用物质。

4. 药理学成分如耐受和戒断(p.483)。

珍妮弗似乎符合物质使用障碍的标准。她使用物质,尤其是酒精、大麻和安非他明是经常性的,无疑影响了她上学和完成学业的能力。持续的药物使用让她遭受身体受伤害的风险。她经常和喝醉了的朋友骑马,从事无保护的性行为。珍妮弗现在因吸毒而面临法律问题,并以家庭关系和自己未来作为代价继续吸毒。

作为法院委任评估的一部分,一位有很深造诣的心理健康专家被派来负责珍妮弗的案例。物质使用障碍的评估有很多种形式,但都必须关注任何危险或威胁生命的行为。一个简单的精神状态定向检查可以用来了解一个人是否喝醉或由于物质滥用而处在精神极度兴奋状态,该测试要求受测者鉴别名字、地方、时间和当前事件。除此之外,一个更详细的评估被用来确定受测者伤害自己或其他人的危险程度。然而,这可能并不适用于珍妮弗。

更多与珍妮弗有关的是那些潜在的威胁生命的事件。这包括与醉酒的朋友一起乘车、进行没有保护的性行为。珍妮弗说,这些事件在过去一年中每月发生 4～5 次,但是上个月什么也没有发生。这是因为珍妮弗被捕了,而她母亲现在正密切监视她。

这方面的评估还包括毒理学检查,通过采集青少年尿液、血液样本或毛发来筛选检测个体过去的药物使用情况。尿液和血液分析用来检测各种药物代谢产物,酒精测试器来测定呼吸样品的酒精含量(Schweinsburg, Schweinsburg, Nagel, Eyler, & Tapert, 2011)。此外,酒精使用可以通过红细胞水平和转肽酶的微克水平来测定。尿检用来测定最近使用的阿片类物质(如海洛因)、可卡因、安非他明、抗焦虑药物和大麻。这些测试包括薄层色谱法、气相色谱、高压液相色谱法和酶繁殖免疫测定技术。毛发检测对于分析近几个月内的药物使用情况很有帮助(Warner, Behnke, Eyler, & Szabo, 2011)。由于过去两周内经常使用药物,珍妮弗接受了血液测试。大麻的痕迹很明显,但是这可能是3周前珍妮弗最后一次药物滥用后的残留物。珍妮弗得知在她在法院委任治疗期间,会定期接受血液检测。

怀疑青少年物质使用的初步筛查方法也包括问卷调查或访谈。例如,关于青少年酒精使用问题常会用到《青少年酒精使用障碍鉴别测试》和《青少年酗酒问卷》。筛查测试和访谈也可用于其他物质的使用。例如"CRAFFT":在车内(Car),独自一人(Alone),滥用物质,用来放松(Relax)或忘记(Forget)某些事情(Things)或朋友(Friends)*(Pilowsky & Wu,2013)。另一个常见的筛查工具是《青少年物质滥用筛查问卷》(Miller,2001),包含这些项目:

1. 你是否需要喝一杯才能帮助你谈论你的感受和想法?

2. 你是否因为喝酒导致在学校、家里、工作或与警察接触时陷入麻烦?

3. 你是否通过服用药物来帮助忘记无助或无价值的感觉?

4. 你是否有过滥用药物后精神恍惚或精疲力尽的经历(不只是亢奋)?

5. 你是否觉得物质滥用让你无法从生活中得到你想要的东西?

珍妮弗偶尔也觉得自己喝太多,甚至还跟朋友们讨论过这个话题。然而朋友们觉得她多虑了,于是她也不再提。珍妮弗说从没有人阻止她喝酒或使用药物,这可能是因为没人关注。她并不感到内疚,但却担心被母亲发现而让其遭受更深的精神伤害。她很少在早上饮酒或使用药物,更喜欢在下午、晚上或周末,尤其是在跟男朋友发生性关系时。

在和一个疑似有物质使用障碍的青少年访谈时,临床医生应该专注于青少年最初和持续用药的原因,应该注意是否有主动戒断的动机。珍妮佛开始使用药物的原因是多样的、复杂的,但大致包括:

1. 逃离家人的争吵和父亲的性骚扰。

2. 与同辈团体一致,使她感到受欢迎和被支持。

＊ 经翻译语序有变化。——编者注

3. 满足她对毒品的好奇心。

4. 体验反抗权威的感觉。

她描述持续滥用药物的原因更加具体一些,药物不仅让她在性生活中焦虑减轻了,还有感官强化(让她"感觉良好")。这些理由很有说服力,所以珍妮弗对摆脱目前的物质滥用模式毫无兴趣。与重要他人的访谈也有助于了解更多的青少年的物质使用状况。然而,这不适合珍妮弗的情况。露易丝女士对女儿的活动毫不知情,也不清楚她说的是否是实话。她渴望帮助珍妮弗摆脱药物,重返学校,结交新朋友。但是露易丝女士让珍妮弗这样做的动机似乎让人值得怀疑。与珍妮弗的朋友和学校工作人员的沟通似乎也没有效果。她的朋友不愿透露任何信息,可能是怕牵连自己,老师和辅导员也根本就没有足够的信息给珍妮弗提供有用的意见。珍妮弗的弟弟,塞缪尔,从家里搬了出去,故意远离这个家。所以,无法与他取得联系。

👣　风险因素与维持变量　👣

多种危险因素与物质使用障碍有关,包括遗传和生化变量、环境和心理社会压力、文化和社会因素、共病情况和个体人格特征。酗酒相当大的程度上与遗传有关,尤其就男性而言。过度饮酒的遗传力估计值在 0.52—0.57(Kendler et al.,2011;Sullivan,Daly, & O'Donovan,2012)。

与青少年药物使用有关的其他生物学变量包括血清素的变化,下丘脑-垂体-肾上腺轴,和不成熟的额叶-边缘系统连接(van Leeuwen et al.,2011)。与多动、冲动性、认知缺陷相关的神经系统问题,也对青少年物质使用障碍有一定的预测(Zulauf,Sprich,Safren, & Wilens,2014)。但是,许多环境因素可以调节这些生物学变量。

目前尚不确定珍妮弗家族的药物滥用史。她的父亲喝醉后会更暴力,出现性侵犯行为,但是否有酒精中毒则尚不清楚。珍妮弗的母亲,露易丝女士,报告自己使用了一些药物,但不是经常性的,也刚刚发生,是对最近和对过去几年生活事件的反应。物质使用障碍的诊断对她不适用。珍妮弗的弟弟塞缪尔,据说没有酒精或其他药物的使用问题。所以,珍妮弗是否有遗传倾向不明确。然而,有趣的是,所有家庭成员都有抑郁症状——有时体现为血清素水平的变化——可能会导致他们使用物质来自我治疗。

压力或令人厌恶的环境事件会触发一些人的生理倾向而导致物质使用障碍。对珍妮弗来说确实如此。她的生活压力事件包括父亲的虐待、母亲的忽视、学业成绩差、性焦虑孤独感、法律问题和低社会经济地位。物质使用障碍的环境危险因素还包括模仿或听从他人使用物质、社会强化以及物质的可得性。珍妮弗以前是模仿父亲酗酒,现在是模仿朋友。她的社交圈和比她年纪大的男朋友教她如何使用不同的物质并在她这样做的时候给予关注。珍妮弗觉得她需要继续吸毒才能被群体接受。该团体有稳定的物质来源,而且通过男朋友免费向珍妮弗提供。

家庭和父母因素会触发生理倾向从而导致物质使用障碍,其中许多都对珍妮弗很适用。家族性因素包括缺乏情感表达、疏离、缺乏亲情,不一致的纪律和非主流的价值观。父母因素包括物质滥用、对物质滥用的宽容态度、低的期望和对孩子的生活不感兴趣(Scheier & Hansen,2014)。更多的综合的环境因素也会强化珍妮弗的物质滥用行为,包括认同物质使用的社会规范和邻里关系的解体(Tucker,Pollard,de la Haye,Kennedy, & Green,2013)。

伴发的精神障碍也能加重物质滥用问题。这些障碍包括抑郁障碍、品行障碍、对立违抗障碍和注意缺陷/多动障碍(O'Donohue,Benuto, & Tolle,2013)。从技术上判断,珍妮弗符合品行障碍的诊断标准,她也有些冲动、抑郁和焦虑。其中,焦虑可能是珍妮弗早期性虐待的创伤后应激障碍的一个症状。

某些个体人格特征会使得青少年更容易有物质使用障碍,主要包括:

- 渴望独立
- 好奇心重
- 排斥传统的社会规范和价值观
- 叛逆
- 追求新奇和亢奋的感觉
- 学业成绩差

- 男性
- 违法或犯罪活动
- 易怒
- 低自尊
- 期待药物能带来积极的社会和感官结果

　　这些个性特征有些能在珍妮弗身上能看到,有些则不能。无法用一个"滥用物质性格"的标签来代表这个人群。珍妮弗非常矛盾,她既想拥有一个正常的家庭生活,又想自由地与男友和其他朋友在一起。她希望妈妈再婚,希望哥哥回家,哪怕知道这是不可能的。然而,即使这些确实发生了,她也首先忠诚于朋友,她认为现在他们才是自己的家人。

　　珍妮弗有较强的好奇心,经常追求新鲜的感官体验。她并不因为尝试不同的药物而感到羞愧。相反,她喜欢尝试新药物并享受所谓的灵魂和身体上的快感。其他的特征包括学习成绩差(主要因为旷课)、内向、低自尊和远离不是自己社交圈的人。

　　另一方面,某些风险因子明显不适用于珍妮弗。她是女孩,不是很叛逆,没有盗窃或参与重大犯罪活动,也没有怪异的脾气。珍妮弗有很好的表达能力和社交技能,某种程度上仍然顺从妈妈的要求,与诊所工作人员总体还算合作。因此珍妮弗有一些不是传统意义上与药物滥用问题有关的特征。这再次反映了该群体有很高的个体差异。

　　其他一些因素可以保护青少年免受物质滥用的困扰。例如:父母的监管、积极的家庭关系、参与学校活动、社交技能、对未来的期望,以及避免寄养(Traube,James,Zhang,& Landsverk,2012)。保护因素本身不会降低青少年使用物质的剂量,但确实会减少他们开始使用物质的概率,并减缓他们从开始使用物质到恶化为物质使用障碍的进程。珍妮弗有很好的社交能力,但这与家庭、社会文化环境和寻求刺激的行为相比,根本不算什么。她的吸毒问题从而变得严重。

❧ 发 展 方 面 ❧

物质使用的发展进程已经成为一个备受关注和争议的话题。这是因为青少年使用酒精和其他物质已越来越普遍。在 8、10、12 三个年级学生当中酒精使用率为 46.4%。这些年轻人中许多人(40.7%)在过去一年中使用过酒精,这个数在过去一个月为 22.6%,每天为 1%。在过去一个月使用过其他物质的青少年也不少:大麻或大麻酚(14.4%)、香烟(8%)、苯丙胺类(3.2%)、镇静剂(1.5%)、吸入剂(1.4%)、致幻剂(1%)和可卡因(0.8%)(Johnston,O'Malley,Miech,Bachman,& Schulenberg,2015)。

了解物质使用发展进程的流行模式包含观察行为的连续性(Henggeler,Cunningham,Rowland,& Schoenwald,2012)。这种连续性包含不使用物质阶段,以及尝试的、偶尔、习惯性的和强迫性的物质使用阶段。不使用物质阶段的人从未滥用过物质。而尝试性阶段的人可能出于好奇心、同伴的压力或对刺激的渴望而使用药物。这类人通常不会被抓,也不会发生大问题。他们情绪状态可以被描述为兴奋。

偶尔或情境性的使用者使用物质是有规律的,如每星期 2—4 次,并会持续努力保持控制。例如,一个青少年经常饮用酒精,会努力在家长和学校老师面前隐藏自己的行为。常见的后果就是那些青少年学习成绩下降、出现不当行为(比如撒谎次数增多)、对以前喜爱的活动丧失兴趣。这个阶段他们的情绪状态,也可被描述为兴奋。

习惯性使用者通常会和一群特定的朋友一起使用物质。他们未必是失去了控制,但都经历过学校和家庭的重大问题。这些青少年的情绪状态可以被描述为冲动、飘忽不定、内疚和沮丧。强迫或过度依赖使用者已经失去了对物质使用的控制,每天会使用好几次。这个阶段个体的行为围绕着物质的获取维持和使用展开。威胁生命的行为比较常见,他们的情绪状态可被描述为混乱。以上后三类群体也就是偶尔、习惯、强迫使用者最有可能被诊断为物质使用障碍。

珍妮弗肯定不只是尝试使用物质,但也未必就是一个偶尔、习惯性或强迫性使用者。这里的关键因素在于一个人是否能保持对周围事物的控制,而珍妮弗通常是能够做到的。但有几次,特别是在吸食冰毒后,她会感到失控。她的一些潜在的威胁生命的行为也证实了这点。不过,珍妮弗可以像上个月一样,几天或几周都不使用物质。她的生活并没有被物质的获取和使用完全包围。珍妮弗可被称为中度使用者或介于偶尔和习惯性之间的使用者。了解物质使用的另一种常用方法包含了一个阶段模型。该模型基于发展的观点认为某些入门物质的使用会导致以后使用危害更大的物质(Kandel & Kandel,2015)。这一过程有以下几个阶段:

1. 不使用任何物质
2. 饮用啤酒和葡萄酒
3. 吸烟并饮用烈酒
4. 大量饮酒
5. 吸食大麻
6. 服用药片,如安非他明和巴比妥类药物
7. 吸食更烈的物质,如可卡因、迷幻剂和鸦片

酒精和烟草的使用常常预示着大麻的使用,而大麻又是危害更大的物质如可卡因的入门,尽管这种观点颇具争议(Malone, Lamis, Masyn, & Northrup,2010)。此外,并不是每个开始使用物质的人都要经历这些阶段,也不是每个人都会按照这些顺序。

珍妮弗的案例大致符合物质使用的阶段模型。珍妮弗最初开始喝啤酒第二年转到喝烈性酒。然而,当她开始吸食香烟和大麻时,她的酒精使用量并没有大幅度增加。她使用香烟和大麻与尝试可卡因和冰毒的时间有重叠。这说明有物质使用障碍的青少年会显示出类似的物质使用模式,但也必须考虑到个体的差异。

青少年物质使用障碍的其他发展理论侧重于将其视作一种生活方式,取决于生物因素、气质、同伴影响、父母家庭因素、学校问题、认知失调和应激(Chassin,Beltran,Lee,Haller, & Villalta,2010)。不同的因素会导致一个青少年使用或不使用各种物质。一个顺从型的青少年,其朋友偶尔吸毒放松,他可能也会走这条路。一名冒险型的青少年,正体验着家庭压力,而朋友又有现成的毒品提供,他就可能成为严重的物质使用者。这个模型比较符合珍妮弗,她寻求新奇的个性、家庭压力与频繁使用物质的同伴群体相互影响。

物质使用障碍青少年的长期预后如何?许多轻度饮酒和吸烟的青少年不会过度使用它们,在以后的生活中也会做得很好。其他青少年对少量酒精和其他药物特别敏感,最终可能上瘾。成年后依然经历物质使用问题的青少年往往是男性,他们开始使用物质早、行为外向、拒绝配合、厌学、家人和同伴中也有使用物质者、物质使用的意愿较强(Stone,Becker,Huber, & Catalano,2012)。如果青少年同时使用几种物质,预后也较差(Reyes et al.,2011)。

珍妮弗的预后如何?她长期预后可能很糟糕,这主要由于她的家庭背景、从小就开始使用物质、缺乏治疗反应(见下一节)。使用物质本身就会让珍妮弗面临不好的后果。这些后果包括社会孤立、拒绝上学、无保护的性行为以及无法寻求适当的医疗。

❖ 治 疗 ❖

治疗物质使用障碍的治疗师通常会帮助青少年坚持戒酒戒药,改变家庭及其他促使或延长与物质有关问题的因素。许多治疗方案都认为针对该群体,节制是最好的对策。这一理念作为住院治疗的基础,也被用于自助组织如嗜酒者匿名互戒协会(Alcoholics Anonymous)或父母嗜酒青少年互助会(Alateen)。

住院治疗主要用于有严重物质使用障碍的人,他们通常(1)门诊治疗无效,(2) 对自己或他人有迫在眉睫的危险,(3) 戒断症状可能导致身体和情感损害,或(4) 有其他的问题,如加重药物使用的抑郁症。许多住院治疗的设置基于明尼苏达模型,强调以节制为基础和采用结构化方法、教育、对青少年和家庭的支持、短期(通常不超过 2 个月)以及采用医学或病理学模型来概念化物质使用障碍。出院后推荐转诊到门诊治疗,有时以日间治疗计划的形式开展。住院治疗在短期内是有效的,但长期效果不明显(Galanter,Kleber,& Brady,2015)。

珍妮弗显然有物质使用方面的问题,这使她处在重大的风险之中。但是,她不是马上就有危险,没有戒断症状,并有较好的社会和语言能力。住院程序往往强调一个人在物质相关问题和完全节制上的无力感,所以门诊的治疗师认为住院治疗并不适合珍妮弗的个性或当前情绪,且封闭的住院治疗对她也起不到好效果。他为珍妮弗制定了一个门诊治疗方案,并让她参加了父母嗜酒青少年互助会。针对物质使用障碍的门诊治疗通常侧重于改善患者以下几个方面:

1. 洞察她的问题
2. 改变的动机
3. 与治疗师的融洽关系
4. 与某些特定群体的联系
5. 解决问题的能力

临床治疗也会采用家庭和团体治疗、签订契约、应急管理、同辈拒绝技巧训练、培养有社会适应性的休闲技能,以及治疗与其他障碍(如抑郁症)的共病问题(Tanner-Smith,Wilson,& Lipsey,2013)。

治疗的首要目标是帮助他们发现问题的存在。治疗师抓住了珍妮弗对生活方式的怀疑,让她承认自己可能有问题。这种"顿悟"的过程很大程度上取决于患者过去的经验、当前功能以及与治疗师的关系。珍妮弗与治疗师关系融洽,并对他的初步建议回应良好。

该群体治疗的另一个重要方面是家庭治疗。这需要改变不良的沟通模式、增加父母对子女行为的监管、解决悬而未决的问题、提供支持、教育家庭成员使其了解关于物质的相关问题、创建活动来将青少年的注意力从物质使用上转移开。

然而,这只对珍妮弗起了部分作用。露易丝女士早些时候表示不愿意参与珍妮弗的治疗计划,参加了一段时间之后就变得冷淡和不感兴趣。当要求讨论珍妮弗最后提起的性虐待问题时,露易丝拒绝承认珍妮弗所说的。露易丝不断强调女儿"有问题",淡化了自己对治疗过程的影响。露易丝愿在经济上支持女儿,让她接受治疗,并多加监督她在学校的情况。

治疗师还关注珍妮弗与她同辈群体之间的联系,这是她吸毒的主要诱因。他试图让珍妮弗远离该群体,给她重新注册学校,安排大量的课外活动,发展新的友谊,和原来的群体只打电话联系。可惜治疗方案被珍妮弗的男朋友破坏了,他鼓励珍妮弗重新开始使用物质和进行性行为。治疗师试图让珍妮弗的男朋友加入治疗,但哪怕是让他在早期治疗中支持一下的努力也失败了。许多有物质使用问题的人再次复发的最主要原因就是重新接触最先引发他们物质使用的人或物。珍妮弗重新接触男朋友严重损害了治疗的进展。此外,她也不再参加互助会的活动。

当治疗似乎出现恶化的时候,治疗师试图改善珍妮弗的自尊,提高她拒绝同伴的技巧以及解决问题的能力。珍妮弗对自己和物质使用有一些认知上的扭曲,包括她认为需要用物质来应付紧张的事件和留住男朋友。这是一种心理成瘾。治疗师指出了珍妮弗的各种技能和积极的特点,并愿意帮助她男朋友戒毒。不幸的是,珍妮弗觉得这是让她在治疗师和男朋友之间做选择,而她最终选择了后者。几个星期后,珍妮弗的治疗变得更加不稳定,而且5个月后她和她的母亲就不再来了。2个月后的电话回访中,露易丝女士说,珍妮弗搬走去和男友住了,对于他们的现状她一无所知。

对已经有物质相关问题的青少年的治疗有很多潜在的困难,所以预防是最好的治疗。预防方案包括(1)用媒体、法律的介入及其他干预措施强化大众反对滥用物质的态度,和(2)对有物质使用问题的儿童和青少年进行早期干预。早期干预包括教育他们必要的同辈拒绝技巧,加强他们的社会技能,选择合适的娱乐活动,提供滥用物质有害的警示,减少个体、父母、家庭和社区的危险因素(Douaihy & Daley,2014)。

　　预防计划可以改变修正儿童对物质的态度,增加他们对药物的知识,特别是通过课堂、同伴和运动团队训练(Jackson,Geddes,Haw, & Frank,2012)。然而,在大多数青少年中,药物治疗的积极变化一直没有得到证实。预防计划对正处于物质滥用风险中的青少年更有效。(由于珍妮弗退出治疗)这个方案如果应用在珍妮弗身上,效果如何,我们已不得而知。

🖐 问 题 讨 论 🖐

　　1. 如何区别不影响日常功能的偶尔的物质使用和物质使用障碍?你能够区分合法的和非法的物质吗? 它们的区别在哪里?

　　2. 许多因素似乎可以解释为什么年轻人开始使用物质和可能发展到后来的物质使用障碍。哪些因素(例如,个人、家庭、社会)你认为是最重要的,为什么?

　　3. 青少年药物使用评估现在包括以让父母将他们孩子的头发样本送到实验室进行分析。你认为这是个好主意吗? 这种技术的家族、伦理和临床上的分歧有哪些?

　　4. 近年来,将物质使用障碍定义为一种疾病的概念备受争议。采用医学模型来定义物质使用障碍的优缺点是什么? 探讨应用药物治疗物质使用障碍,以及它对于帮助病人摆脱指责和内疚的影响。

　　5. 有些人认为,对于酗酒的人来说,任何酒精的使用都是旧病复发,并且会导致可怕的后果。你认为这是真的吗? 酒精中毒患者能学会适度饮酒吗? 你会怎么做?

6. 已有烟酒公司因直接向儿童和青少年销售而被指控。你认为这是真的吗？如果是，你认为这是怎么做的？可以采取什么措施避免孩子接触这些宣传信息？

7. 你会如何设计一个有效的预防物质使用障碍的方案？

第十章

家庭矛盾和对立违抗障碍

症　状

　　杰里米·史密顿,9岁,约书亚·史密顿,11岁,这两个欧裔美国男孩已经被他们的母亲史密顿夫人带来见一位婚姻家庭治疗师,因为她对这两个孩子的行为实在是束手无策了。史密顿夫人在电话中说,这两个男孩总是惹麻烦,而且越来越不听她的话了。更糟糕的是,最近发生的一些事情让他们家变得混乱不堪。比如,小女儿的诞生和史密顿先生忙碌不堪的工作状况。这个家庭的矛盾已经激化到了让人难以忍受的程度了,所以史密顿夫人才会想到求助于心理疗法来帮助她"重建家庭和谐"。

　　在初始评估阶段,只有史密顿夫人和她的两个儿子参与。史密顿夫人第一个接受访谈,起初她迅速地解释说她的丈夫工作忙所以那天不能来参加评估。但是她跟丈夫说了,希望他能参与后面的过程。后来,她几乎是流着泪一遍遍地说,她管不住她的两个儿子。治疗师认为这个时候最好先分别了解一下这两个男孩的情况,所以接下来治疗师就开始咨询约书亚的情况了。

　　史密顿夫人说,约书亚惹了很多的麻烦,尤其是在学校。约书亚才上六年级,一个月前,因为在学校和老师顶嘴,态度极其恶劣而且还发脾气,被学校停了两天学。为此,学校要求史密顿夫人与校长和约书亚的老师当面会谈。

当史密顿夫人见到校长和老师时,她才知道儿子在课堂上有很多不端品行,如:与老师吵架,戏弄同学。他整个学年中的品行几乎都不好(那时候正是二月份),而且从圣诞节开始变得更加糟糕了。另外,约书亚还经常不做功课。所以,校长直截了当地问史密顿夫人,是不是家里发生了什么事才导致孩子出现这些问题的。

史密顿夫人告诉治疗师,她和丈夫压力都很大,可能因此而分散了管教孩子的精力。更确切地说,是他们突然降生的女儿,现在大概一岁,使得他们家出现了经济困难。所以,史密顿夫人不得不放弃兼职的工作,选择了一份全职工作来补贴家用,这样一来,花在两个儿子身上的时间和金钱就明显地减少了。更糟糕的是,约书亚的品行越来越差,比以前更爱和父母吵架了,并且总是躲着他的父亲。史密顿夫人还解释说,最近她和丈夫在如何管束孩子的问题上发生了些分歧,这导致他们倾向于对孩子采取不同的管教方式,史密顿先生倾向于体罚,而史密顿夫人更热衷于交流和给予孩子肯定性的奖赏。

治疗师还问了史密顿夫妇的第二个儿子杰里米的情况,这个小男孩才上四年级。史密顿夫人说,她发现虽然杰里米曾有过轻微的阅读障碍,但是在学校并没有什么问题,然而,杰里米在家里的行为却和约书亚一样糟糕。史密顿夫人怀疑杰里米的很多行为都是在模仿他哥哥,尤其是学他哥哥那样不整理房间、喜欢生闷气,偶尔还赖着不去上学。但是,杰里米也表现出一些他哥哥所没有的行为,比如,离家出走很长时间、很大声地尖叫吵醒婴儿、围着房屋不停地跑来跑去。史密顿夫人说,面对照料小女儿的重任、丈夫的忙碌和两个儿子的不端品行,她感觉越来越没能力照料这个家了。

紧接着,治疗师让史密顿夫人介绍了一下他们家各成员之间(那个小婴儿除外)的相处状况。史密顿夫人回答说,尽管两个儿子最近有不良行为发生,但是她和两个儿子的关系总体说还算是积极的。比如说,两个儿子在平时和家庭作业中遇到问题时,都会向她求助或征求意见,当他们看见母亲情绪不好时也都会表现得很乖巧懂事。总的来说,史密顿夫人和小儿子杰里米的关系要好于约书亚,史密顿夫人觉得这可能是因为约书亚快到青春期了,他想要更多独立空间。相反,史密顿先生与大儿子约书亚的关系则更好些,因为他和大儿子在运动和其他活动上有一些共同兴趣。他与杰里米的关系更疏远,尤其是最近的家庭问题的出现,使得他们之间的关系也恶化了。

杰里米和约书亚之间的关系显然更加复杂。一定程度上说,他们是朋友——大部分时候他们都在一起,而且还经常在课业和家务上互相帮助。但是,他们又都有自己各自的朋友圈,在校车或在学校的时候相互不打交道,甚至在"谁得到的更多"这个问题上针锋相对,比如争夺吃的东西、游戏时间和玩具等。史密顿夫人还说,对于想从父母那里得到的东西,两个儿子很少通过合作努力去争取。更有甚者,两个男孩之间有时候还相互争斗。在这些情况下,杰里米通常会和体型跟他差不多大的约书亚打一架来解决问题。有两次,一次是在之前的夏天,一次是在新年,他们打得太厉害了,都到需要轻度医疗救护的程度。过去的三个礼拜里,他俩虽然没有打过架,但是几乎每天都吵架。

令史密顿夫人感到意外和惊奇的是,治疗师还咨询了她和丈夫之间的感情状况。史密顿夫人对这个问题似乎有所保留,试探性地回答说她和丈夫的关系挺好的。她为她丈夫的缺席表示道歉,并不痛不痒地介绍了一下她丈夫的工作进展。她说她想念她丈夫,然而治疗师想知道的是,史密顿夫人更加期待的是她丈夫处理好两个儿子的能力,还是他对她的感情和关注。在医生的善意提醒下,史密顿夫人还说,她和丈夫在是否打掉第三个孩子(当然,她是极力反对的)以及如何处理两个儿子的不良行为上狠狠地吵了几架。她不认为自己的婚姻出了问题,但是却承认她和丈夫的关系是第一次弄得这么紧张。

史密顿夫人答应鼓励丈夫参加下一次的会谈,第二次她丈夫的确是参加了。但是,史密顿先生比他妻子更加避讳谈论家庭状况问题,他还说他妻子所说的"问题"并不是她所想的那样。他也承认有一些经济压力,且经济压力让他对治疗的必要性产生过动摇。他说他和两个儿子的关系很好,而和妻子的关系也说得过去。当他被问及女儿的降生以及从那之后他对家庭的感受时,史密顿先生承认他感觉到了维持这个家庭的压力,要腾出时间跟孩子相处更困难了。然而,他的言行也表明,他已经意识到了他妻子对家庭现状的不满,所以他才想逃避妻子和治疗师的责备。

经过家长的同意,治疗师还和学校的领导也谈了一下。学校的老师和校长证实了史密顿夫人的表述,还说这两个孩子都有严重的行为问题。校长还补充说她认为"史密顿夫妇之间肯定发生了一些什么事情"才使得两个小男孩在课堂上做出那些恶劣行为。据此,治疗师初步诊断,史密顿家庭存在很多矛盾,而且可能比在谈话过程中所暴露出来的还要多,而那两个男孩,尤其是约书亚,正符合 DSM - 5 的对立违抗障碍的症状。

💥 评 估 💥

对立违抗障碍的基本特征是"一种愤怒的/易激惹的心境模式、争辩/对抗行为,或报复模式"(American Psychiatric Association,2013,p.463)。只有符合该标准中列出的 8 个症状中的 4 个以上症状的小孩才能被确诊。这些症状包括:经常性的脾气失控、发怒、报复心理、与成年人争吵、叛逆、厌恶他人、喜欢责备别人的错误和过失,以及对他人的行为过于敏感。"经常性"意指是比绝大多数正常的同龄人频繁得多。另外,这些行为必须能够在作用范围内造成一定的伤害或影响,比如影响人际关系或学校的课业。

在杰里米和约书亚的案例中,这些标准看似都可以适用。史密顿夫人提到两个孩子都不断地和她争吵也都很叛逆。此外,这两个小男孩,尤其是杰里米,经常脾气失控。与学校领导和老师的谈话也证实,两个小男孩对自己参与其中的事情,出现问题后总倾向于责怪别人,尤其是约书亚还有报复心理。治疗师与两个孩子的谈话也暴露出两个小男孩都喜欢对父母发怒,也都对其他人有不信任感,总担心别人会伤害自己。比如,约书亚总是认为他的两个同学想要找他麻烦,两个小男孩就家里最近发生的事情总是朝父母发火。

当确定一个家庭里面存在矛盾,且孩子有对立违抗障碍之后,应该与每个家庭成员面谈,(1)以了解这个家庭存在的具体问题的内容,(2)以及这个家庭成员之间交流、解决问题的过程,并且要试着去了解他们真正想要的东西是什么(内容通常被认为"是什么";过程通常被认为是"怎么样")。内容相关的提问应该集中在各家庭成员的爱憎,主要为什么事情争吵,使其他家庭成员同意某事的方式方法,争吵和叛逆的前因后果,以及每个成员对当前家里存在问题的观点(Sperry,2012)。

在史密顿家庭里,各成员明显地在试图迫使其他成员给予其家庭资源(如金钱、关注、时间),而这些东西在这个家庭里恰恰存在短缺。比如,这两个小男孩在家里新生儿到来和父母工作时间改变之后,从父母那里得到的关注明显大幅地减少了。所以,这两个小男孩就在学校里制造更多的麻烦,在家里也变得很叛逆,从而引起史密斯夫妇对他们倾注更多的关注,即便是否定性的关注。所以说,这两个小男孩其实就是在试图强迫他们父母给予他们更多的家庭资源。

然而,这种强迫过程不仅在两个小男孩身上存在,在其他人身上也存在。史密顿夫人抱怨丈夫对家庭缺乏关注,因为他不怎么待在家里也不怎么管教孩子们。所以,她就找他茬,并把他带去治疗,以此让她丈夫更好地融入整个家庭结构中去。然而,正因为这些强迫性的过程,更加使得家庭问题难以解决,家庭成员之间的合作也少得可怜。

咨询家庭成员时还应该集中在过程的问题上,包括争吵的实际方式、与他人交流的效果以及一些假设情景(Foster & Robin,1977)。具体而言包括:对一次典型的家庭纷争的阐述、表达生气情绪的方式、对其他人生气情绪的反应、对其他家庭成员行为的感觉、解决问题的方法、可能的目标变化、对争吵的预防、家庭动态、家庭规则,以及父母对孩子的讨论。

在史密顿家,家庭规则因为小女儿的降临而纷纷被打破。比如,他们家难得在一起吃晚饭,家务活也没什么计划性,让两个儿子去上学和睡觉都是很困难的事情,宵禁的规定也常常被打破,小孩的家庭作业常常完成不了。总的来说,因为史密顿夫人的筋疲力尽和史密顿先生的回避态度,问题没有像小婴儿诞生前那样得到有效而认真地解决。相反,父母双方都是把问题摆在一边,直到问题变得更加严重,才开始采取严厉的惩罚措施。但是,随着时间的推移,这种解决方式对孩子越来越不起作用了。

各种评分量表也可用来评估家庭矛盾、交流和动态。相关的量表主要有:《抵触行为调查问卷》(Foster & Robin,2002)、《家长-青少年交流量表》(Barnes & Olson,1985)、《家庭评定量表Ⅲ》(Skinner,Steinhauer, & SantaBarbara,2004)、《家庭适应性和凝聚力评估表Ⅳ》(Olson,Pormer, & Lavee,2011)。另一种常用的家庭测量表是《家庭环境量表》(FES),这种测量表包括90个"是/不是"的选项和10项附加测试项目:凝聚力、表达能力、冲突、独立性、成就-目标、智力-文化情况、积极-娱乐情况、道德-宗教重心、组织性和管理手段(Moos & Moos,2009)。史密顿夫妇参加了家庭环境测评表的测评,结果在凝聚力、独立性和组织性三个取向性分量表的项目得分都很低。此外,冲突性选项的得分明显偏高。总体来说,这些分数表明这个家庭成员之间的相互配合交流不多,直到问题恶化或者某些成员表现出对某种东西的需求。

直接观察也是一种评估家庭动态和交流形式的很好手段,尤其是对那些相互抵触的情形。比如,机能不良的家庭有时候会陷入"双重束缚的交流"之中,在这种交流方式中容易产生言语和非言语的信息冲突。那么,直接观察包含正式的编码系统,通过这些,治疗师可以对家庭成员之间的交流进行录音或录像,然后回去仔细研究这些素材并将其分为敌意的、中立的或者积极的三种类型。这些编码系统包括家庭编码系统、婚姻交互作用编码系统(Gordis & Margolin,2001;Heyman,Weiss, & Eddy,2004)。

但是,还有一种更加常见的方式,即治疗师在办公室对家庭成员进行非正式的观察。在史密顿家庭的案例中,治疗师尽力去寻找导致各成员之间抵触主动交流的非言语的行为因素。经过观察,治疗师好几次发现这种行为,比如:当约书亚的母亲谈到"家庭状况"时约书亚的眼睛在转动,杰里米交叉的双臂和生气的表情,还有史密顿夫人的叹息声。这些行为表明,只有史密顿夫人一个人感觉到了"家庭问题"的存在,而她也是第一个开始治疗并坚持让家里其他成员也接受治疗的人,其他成员中没有一个愿意接受治疗。这使得治疗师能够一定程度上洞察这个家庭成员之间的相互交流状况,并且坚信因为一些零星的冲突事件使得这个家庭内部关系就像一盘散沙一样。

治疗师还让两个小男孩和父母把家里发生的争吵事件、破坏规矩的事件和其他一些问题条目性地记录下来。意料之中的是,只有史密顿夫人按照治疗师的建议精确地做了记录,而所有的男性都只是凭借记忆向治疗师作出反馈的。尽管如此,史密顿夫人的日记和其他人提供的事实还是反映出一种有趣的并且正在发生的家庭模式:(1)首先是对"谁应该对某一确定任务负责"这个问题很模糊,(2)其次是为这个问题产生争斗,(3)最后的解决方法是由史密顿夫人来完成这项任务。对这种模式稍加思考就会发现,史密顿夫人是最想通过治疗来改变现状的人。

风险因素和维持变量

治疗师已经明确了各种有机能障碍和会导致孩子行为问题的家庭模式。一种是牵绊式家庭,这种家庭的成员之间界限模糊,每个成员似乎都过度介入其他成员的生活(Sturge-Apple,Davies,& Cummings,2010)。通常情况下,这种家庭形态有以下表现:分离焦虑、紧张、过分自制和敌对性。此外,这种家庭会习惯性地回避与家庭之外的人交往。最后导致这种家庭中的孩子大部分时间都与自己的父母在一起,并且很少参加学校课程以外的活动。

在史密顿家庭的案例中,疏离与冲突似乎是主要的模式。疏离主要以僵硬的界限为标志,每个家庭成员都保持独立,除非他/她想从其他人那里得到一些什么才会打破界限。这种类型的家庭里各成员之间的交流少得可怜,只在迫不得已的情况下他们才会发生联系(比如,严重的品行问题)。冲突型的家庭则主要以持续不断的争斗和敌对为标志。很典型,在这种家庭里,交流和问题解决策略都很欠缺,家庭成员之间对彼此的认知很容易产生曲解(比如,误解为伤害性的意图)。有不良行为问题孩子的家庭也可能表现出多种机能障碍模式,就像史密顿家庭同时表现出疏离与冲突。

交流中产生的问题有多种类型,有的时候,一些问题是由于某个家庭成员的自相矛盾而产生的。比如说,史密顿先生总是说他渴望家庭状况得到改善,但他却仅仅是叹气,并不热衷于去改善。因此,家里的其他人都不相信他的话,而且所有人都感觉很失落。另外,交流障碍也可能由于某些家庭成员,如杰里米,很冷漠,很少加入交流而产生。交际障碍还可能由于一些家庭成员过度忧虑甚至多疑,老是担心其他家庭成员联合(如,怀疑别人拉帮结派来对付他),不过,这个问题在史密顿家庭中倒是没有表现出来。

拒绝去理解或欣赏另一个人的观点也会产生交流障碍。比如,一个家庭成员对另一个成员表达自己的意见,但是对方却不认可、不理睬他的表述甚至将其误解成其他意思。最后一种行为表明信息传递与元信息传递是有差异的,或者说所传递的信息与潜在信息或某个人真正的意图之间存在差异。当所传递的信息和原信息出现很大的差异时,难题很快就会出现。这个问题看似与史密顿家的案例很相符,过去的几年里,这个家庭成员之间的交谈就明显带有挖苦意味。从本质上说,这个家庭的成员不是采取直接交流的形式,而是用违心的语言去强迫或惩罚彼此。

其他的家庭交际问题就更加具体了。比如,用谴责、中断、通过第三方传达、教训、命令或要求来取代简洁明了的交流,还有不正面接触,爱唠叨过去的事,太理智,制造威胁,开别人玩笑,在交流中出风头,以及沉默(Foster & Robin, 2002)。

问题解决策略在一个机能不良的家庭中是匮乏的。这涉及日常情境(如,堆积起来的垃圾),或家庭成员的孤独和烦恼情绪。史密顿家庭就存在这一系列问题,而这很可能就是由于交流太少而造成的。存在有待解决问题的家庭可能很少提及问题本身,在解决方法上存在分歧,很难协商出解决方案,或采取错误的解决方法。在史密顿家庭的案例中,他们采取的解决方案是让史密顿夫人执行大部分训诫并承担起抚养孩子的重担。但是,这一方案是失败的,因为史密顿夫人压力太大,没法担负起所有的家庭责任。

机能不良的家庭很容易纠结在过去的、不能解决的,或者复杂的不确定的问题上。比如:他们可能会提起一件过去发生的事情或以前在学校发生的事情,但是他们揭老底的目的不是为了解决问题,而是为了惩罚他们所厌恶的当事人。此外,问题解决策略也可能摇摆不定,因为家庭成员(1)可能会强迫其他人接受他们的特殊解决方法,(2)或提供模棱两可或者自私自利的解决方法,(3)或变得很顽固,(4)或者还有可能在实施过程中过于失落最后不得不放弃。

父母和小孩的认知歪曲也可能形成机能不良的家庭模式(Foster & Robin,1997)。对于父母来说,这种错误认知包括伤害、顺从、完美主义、自责和恶意。伤害指父母认为给孩子过多自由会导致不好的结果。顺从指认为小孩子应该遵从父母的一切要求(标准是接近要求的75%—80%)。完美主义指父母认为小孩应该懂得并能做出正确的决定。自责指认为小孩犯错是父母的错误。恶意指孩子有不良行为只是为了让他/她的父母烦恼和生气。史密顿家的案例就适用于其中的最后一种形态。史密顿夫人在说到她觉得她的两个孩子是在故意惹她生气时,好几次都不由自主地落泪。但是,她是否在表达她因为孩子和丈夫的事情而觉得自责却不得而知。

在孩子身上也存在认知歪曲,包括:公平、损毁、自治和赞同(Foster & Robin,2002)。公平是指认为父母在执行家规时不公平。损毁指认为家规有害于自己在朋友中或者一辈子的地位状态。自治是指认为应该允许孩子做其喜欢做的事情。赞同指认为孩子不应该做让其家长烦恼的事情。在史密顿家的案例中,除了赞同之外,其他几项都适用于大儿子约书亚。约书亚认为父母应该给予他更多的独立空间，而他的父母，尤其是他母亲则有意地限制他和朋友在一起的时间。而这正是支撑史密顿夫人观点的理由，即认为约书亚正在进入青春期所以渴望更多的自由。

🖐 发 展 方 面 🖐

尽管机能不良的家庭模式通常是由交流、问题解决和认知歪曲所引起或恶化造成的，但是，冰冻三尺非一日之寒。事实上，在一个有几个挑衅的孩子或充满矛盾的家庭里，通常会出现一种教养不到位，强迫或有其他功能障碍的家庭模式。不幸的是，一些家庭在治疗期间不愿意承认这个事实，或者不愿意提供可能会导致某个家庭成员"看起来很坏"的信息。例如，史密顿家就把当前家里出现的问题归因于小女儿的诞生上。事实上，他们提出的许多问题是存在了多年的老问题。

孩子的挑衅和家庭的矛盾是在一个被误解的正、负强化过程中逐渐形成的(Smith et al.,2014)。例如，一个家长要求一个孩子做某件事(比如，"把你的房间打扫一下")，但是孩子说不干，这位家长便不让孩子做了，只是把孩子的叛逆怪罪到其他人身上，或用奖励孩子的方法来让孩子执行家长的要求，或者干脆自己帮孩子去做。这样一来，孩子的不听话反而得到了正强化，以致孩子这种挑衅的姿态得以延续甚至越随着时间的推移变得更恶劣。

负强化同样也能奏效，父母可能再次要求孩子做某件事，但依然被孩子拒绝。这种情况下，如果父母试图强迫孩子听从他们的要求，孩子与父母之间就会争吵得更厉害。甚至，父母还可能会采取体罚措施来强迫孩子听话，但是这通常都不奏效。还有一种结果，就是父母可能到最后会放弃让孩子听话的努力。这样一来，由于父母的妥协和孩子从任务(比如，打扫房间)中解脱，孩子的叛逆得到了负强化。随着时间的推移，小孩子会意识到叛逆或者发脾气可以迫使父母向他们妥协。这里列举的两个例子中,家庭成员都是在强迫其他人以得到自己想要的东西。

在史密顿家中,这些强迫过程看似都适用。例如,两个小男孩学会了利用他们父亲的逃避态度和母亲的疲惫状态,在某件事情上不断纠缠母亲直到她妥协为止。史密顿夫人自己也知道她常常被制服以至于没法在儿子面前树立威信,这也正是她为什么坚持要丈夫帮助她的原因。有趣的是,史密顿夫人有时候也会对她丈夫使用这种消极强迫"策略",谴责她丈夫直到他改正为止。而且,史密顿夫人还以离婚作为隐性威胁手段来迫使她丈夫参与治疗。

家庭系统治疗师采用了一种发展的眼光来看待家庭机能不良,他们不是把注意力放在偶然性的行为上,而是把整个家庭看做是一个要经历不同发展阶段的过程(McGoldrick, Garcia-Preto, & Carter, 2013)。主要包括以下几个阶段:

1. 结婚
2. 第一个孩子诞生(家庭的开始)
3. 孩子开始上学,父母对工作和家务的重新分工(学龄家庭)
4. 孩子进入青春期,父母的角色发生改变(青少年家庭)
5. 孩子离开家庭去上大学(启动家庭)
6. 父母退休,开始带孙子(后父母家庭)

大多数正常的家庭经历这些阶段的过程中都有出现一些问题,不过问题通常都能解决,解决后他们就可以继续一起生活下去。但是,在某些情况下,一个家庭可能被困在其中的一个或几个阶段,始终解决不了关键的问题。家庭系统治疗师所扮演的就是帮助某个家庭解决限制其发展的问题的角色。

在史密顿家庭的案例中,其中的三个阶段出现的问题最多。首先,史密顿夫人抱怨她不该在发展好她的事业前有孩子,这导致她这么多年来慢慢产生怨恨情绪,这种怨恨情绪在近些年还有所增强。其次是小女儿出乎意料地突然降生。这件事让史密顿夫人放弃了社交生活，也分散了她抚养两个儿子的精力。第三个问题是两个儿子的成长，特别是约书亚进入了青春期。青少年进入青春期的典型特征是希望从父母那里解脱出来，渴望自立的愿望强烈，更易受同龄人影响，推理能力增强，体验各类深刻情感的能力有所提升，以及开始建立亲密关系。就其本身而言，青春期本来就是一段躁动不安的时期。但是，如果一个家庭里存在冲突，而且经常发生些事情使得家庭充满压力，那么，这种家庭中的青少年更容易狂躁不安。这种情况在约书亚身上很明显。

家庭系统治疗师还指出，家庭内部存在的各种小团体随着时间的推移，也会导致家庭内部的冲突和孩子的不良行为。当家庭中的两个成员就某个问题意见不同时，他们可能会叫第三者来调节并选择立场，这种情况往往会在家庭中形成一种三角关系。例如，一对母女的关系很紧张，一直处理不好，她们只好让父亲来给她们评理。在这样一种三角关系中，父亲很可能会摇摆不定，一会儿支持这个，一会儿支持那个，甚至抱有其他的观点，通过这样的方式来避免自己被排斥。

另一种有问题的小群体的形式则是两个或两个以上的家庭成员联合起来反对另外一个家庭成员。其中一种可能常见的情况是，家里的两个小孩联合起来反对另一个小孩，还有一种情况就是，在一个数代同堂的家庭里，祖父母和孙辈联合起来对抗父母(如，隔代同盟)。孩子们也可能站在统一战线上一起努力改变父母的做法。例如，一些孩子故意在学校惹麻烦，以迫使他们的父母结束争吵，转而把注意力放在孩子们急需解决的问题上。

当然，也有一些家庭群体是恰如其分的，比如，夫妻合力抚养孩子。但是，在史密顿家庭案例中，最主要的问题就是父母双方的心不齐。在这样一个心不齐的团体中，父母双方在孩子的教养方面往往各持己见，或者按各自的方式单独管教孩子。结果，反而让孩子驾轻就熟地控制父母，或者孩子们会形成自己的行为准则，丝毫不理会父母的管教。杰里米·史密顿和约书亚·史密顿就是两个很好的例子，很显然，在父母双方不和谐的情况下，他们越来越懂得如何从家里获取更多他们想要的东西。在这种情况下,医生认为必须想办法把家里的主导权转移给父母才能恢复家庭平衡,帮助整个家庭顺利进入下一个发展阶段。

✋ 治　疗 ✋

家庭治疗师采取的几个主要治疗手段包括(1) 父母突发事件管理方法训练;(2) 家庭交流和问题解决方法训练契约法、重构法和矛盾干预法(Goldenberg & Goldenberg,2013),在某些案例中,家庭医生还会采取将父母双方分开治疗的方法。治疗师建议史密顿夫妇用这种治疗方式,但是他们不肯接受。

突发事件管理方法包括告诉父母在指责孩子的不良行为时要组成一条联合、持久、有效的战线。这种方法很适用于史密顿夫妇,他们需要在家规的内容、实施和后果的处理上达成一致,所以,治疗师最先是和这个家庭的成员一起列出了切合实际的家规,这个家规具体到了宵禁、家庭作业和家务活方面的规定。此外,对孩子不听话的后果也作出了规定。所有家庭成员都同意这些规定后,医生让他们把这份规定贴在了冰箱的门上面。

突发事件管理方法还要求改变父母的某些行为,如,对孩子的要求。这个案例中,治疗师建议让父母对孩子的要求简洁明了,且只需重复说一遍。此外,治疗师还指导史密顿夫妇在对孩子提要求的时候不要喋喋不休、批评或者质问。治疗师还谈到了史密顿先生该如何协助妻子抚养孩子的方式问题。就此,史密顿先生改变了自己的工作作息,开始早去早回了。他也答应多管一管孩子,增加和孩子们在一起娱乐活动的时间,而他自己也开始多承担一些责任。治疗师还建议史密顿夫人在后面的日子里不断提醒丈夫努力坚持这些做法。

治疗师定期检查了这个家庭的规则实施情况和后来出现的问题。刚开始,他们对谁来扔垃圾,什么时候扔的问题都总是搞得很混乱,所以治疗师就给家里的所有男性分了工,规定他们分别哪几天倒垃圾。

此外,治疗师还帮史密顿夫妇制订了规律的早晚作息时间表。这样做是为了使两个孩子能够平稳地过渡到学校,事实证明这样的计划也取得了一定的成功。但治疗师发现另一个问题出现了,这个家庭越来越依赖她来制定规则和处理争端。因此,治疗师又开始注重他们交流技巧和问题解决的训练。

训练交流技巧主要是为了改善家庭成员之间谈话的方式和倾听方法。刚开始,治疗师会帮这个家庭制订一些诸如不要直呼其名、不要随便打断别人之类的基本规则。治疗师让其中的一个家庭成员说话,其他的人则仔细地听,然后让他们轮流阐述第一个人所说的内容。这样的过程可以帮助他们提升注意力、改善倾听技巧,让每个人都可以听清楚别人说话的主要思想,训练家庭成员汲取每个人观点的能力。如果家庭成员在倾听和转述意思的过程中出了问题,治疗师就会中途打断或者暂时中止训练,帮助他们做出正确的反馈并纠正这些问题,及时作出恰当的处理。

对于史密顿家庭,治疗师先讲解了一下这些基本规则,然后让约书亚第一个发言。正当约书亚絮絮叨叨开始抱怨时,治疗师插话进去,让他就事论事,每件事情只用一句话来阐述自己的想法。约书亚说他想和朋友们一起在外面做更多的事。然后,治疗师让杰里米转述约书亚的话,但是他刚开始就错误地将转述变成了表达自己的观点。治疗师告诉他可以等一会再陈述,过了一会,杰里米正确无误地表达了他哥哥所说的意思。而史密顿夫妇也不自觉地回应约书亚的话,在治疗师的敦促下才克制评论,单纯复述。

紧接下来,交流技巧的训练可以重点通过短对话来展开,即让一个人先说两三句话,第二个人认真地听,然后转述第一个人所说的话,当第一个人在听他的转述时,第二个人要适时地作出回应。在这个过程中,治疗师会监督两个人的谈话内容并对他们的谈话方式作出反馈。在两个人都不想和彼此说话的时候,那么治疗师会参与进去扮演其中一个人角色和另一个人对话,让另一个人旁观。更高层次的交流技巧训练集中在这几个方面进行:更加复杂的对话,如何表述对别人的赞扬等肯定,以及对别人观点的欣赏。

在治疗师的办公室对史密顿家庭交流技巧的训练进展得很好,但在家里效果却不那么好。这家人说,因为家里太混乱了,以致在家里找不到在诊所里的那种轻松氛围。据此,治疗师让他们制订一个家庭集会的时间表,好让每个人都能坐在一起按照所学的方法来练习交流技巧。家庭成员之间达成了一致意见,决定把时间定在晚饭的时候,结果收到了不错的效果。

在开展交流技巧训练的同时,显然还急需对史密顿家庭开展问题解决训练。治疗师让他们提出一个具体的问题,然后让所有家庭成员都尽可能多地在纸上写下解决方法(头脑风暴)。不论提出的解决方法多么不可行都必须写下来(比如,雇用一个女仆来铺床)。刚开始,哪怕是一个小小的问题都要提出来,以让所有家庭成员成功练习整个流程。对于史密顿家庭来说,第一个问题是宵禁问题——两个小男孩想在晚上10点钟前回到家,而父母却想让他们晚上8点前回家。对于这个问题,他们列出了所有可能的解决方法,然后,所有家庭成员对这些解决方法划分了等级(如,分为A、B、C等级别)。等级最高的解决方法被最终采纳。他们最后采取的解决宵禁问题的方法是,两个孩子在上学期间必须在晚上8点半之前回家,而周末晚,假如所有任务都完成了的话,则可以在晚上10点前再回家。在后来的治疗过程中,他们又提出了很多更加错综复杂的问题。

家庭治疗师还可以使用其他一些方法来帮助改善家庭动态和解决问题。主要的方法有:后效契约、框架重组、矛盾干预。后效契约通常用于列出父母-青少年之间可能的冲突,然后要求双方签订由治疗师制定的一份契约,契约中包括双方应该担负的责任,以及双方遵守或没有遵守契约中的条件而应该承担的积极或消极的后果。这种方法的优点之一是它能让青少年在协商中获得发言权,而且,他们的意见也都可以得到尊重。

框架重组即靠治疗师帮助家庭成员将看似消极的表述或问题转换成一个更加积极的表述或问题的过程。例如,说一个孩子逃了很多课,可以把这句话重组表述成,他渴望与父母有更多的相处时间。另外,矛盾干预则可以用来在恰当的时候把家庭现状告知所有家庭成员。比如,治疗师可以鼓励一个小孩子尽可能多地朝父母发怒,以此告诉他/她的父母这样做是为了得到父母的更多照顾。

史密顿一家坚持治疗了 7 个月,直到整个家庭结束治疗。整体上说,尽管还不清楚治疗是否起到了防止了事情恶化的作用,但是每个家庭成员都说明显感觉到有相当大的改善。6 个月后,治疗师给史密顿家打了个电话,发现相对于治疗刚结束时的情况而言,他们家庭的功能水平的确有所下降,但是并没有什么很严重的问题,也远不至于倒退到正式治疗前的状况。尤其令人高兴的是,史密顿夫人说她丈夫在照顾小孩和管教杰里米和约书亚方面开始发挥越来越重要的作用了。

🐾 问 题 讨 论 🐾

1. 有周期性叛逆行为的小孩和有对立违抗障碍的孩子之间的主要差别是什么? 一个功能健全的家庭和一个机能失调的家庭有何差别? 一个家庭可能既健全又机能失调吗? 试举例。

2. 试着从社会化的角度解释男孩子一般比女孩子叛逆的原因。你认为家长和老师对男孩和女孩持有不同的期望吗? 如果答案是肯定的,那么对他们的期待分别是什么呢?

3. 你会用一下哪个词描述你自己的家庭:健康的、牵绊的、孤立的、分散的还是充满矛盾的? 在你的家中,不同的子系统(如,家长-家长、家长-孩子、孩子-孩子)中会出现不同的家庭模式吗?

4. 怎样才能最有效地评估一个有很多秘密却害怕告诉你真相的家庭? 你认为家庭成员最不愿意谈及的问题是什么?

5. 在家庭治疗的过程中,一个普遍存在的问题是怎样把在治疗室学到的方法技能迁移到家庭中继续使用。作为一名医生,你有什么建议或者说你会怎么做来帮助一个处于混乱家庭环境中的家庭成员改善交流或解决问题的方法。

6. 你认为家庭动力会因为文化的不同而不同吗？如果真是这样，你认为以下几种家庭的动力主要不同在哪里：西班牙人家庭、黑人家庭、美籍华人家庭、本土美国人家庭、欧洲籍美国人家庭？不同的种族可能会对家庭治疗造成什么样的影响？

7. 美国的家庭结构正在发生怎样的变化？治疗师应该如何改变治疗手段去适应一个单亲家庭、离异家庭、被尚未成熟的青少年所困扰的家庭，或父母抽不出太多时间陪孩子的家庭？

第十一章

自闭症与智力障碍

症　状

　　珍妮·霍布森是一个 7 岁的白人女孩,就读于一所专门为严重发育障碍儿童设立的全日制学校。狄安吉罗女士是一位从事特殊教育的老师,最近受聘于这所学校,负责监督包括珍妮在内的一小组儿童的教育与培训。她目前的工作是评估并且判断 5 个孩子之前的诊断结果是否依旧准确,此外,她还将(依据这些结果)设计与实施一个个性化教育项目,来反映每个孩子当下的需求。

　　首先,狄安吉罗女士在一间小教室里对珍妮进行了为期 5 天的观察。她发现,珍妮常常对其他人都无回应,尤其是她的同学,并且几乎不与任何人做眼神交流。一个人的时候,珍妮通常站着,用手捂住喉咙,伸出舌头,并且发出奇怪但柔和的声音。这样的状况在她独处时往往会持续数小时。坐着的时候,珍妮会坐在椅子上前后摇晃,但从不摔倒。她的运动技能看似优秀,叫她用蜡笔画画或折纸时她也能做得很好,然而她的灵巧性在她的攻击行为中也表现得很明显,例如,珍妮常常抓起别人的首饰或者眼镜并将它们扔过整个房间,而且,她的速度快到可以在两秒钟内做到这一切。

　　狄安吉罗女士发现,珍妮在接触新事物或者陌生人的时候所表现出的攻击性最为强烈。例如,一天,一个新来的实习老师走进教室想和珍妮一起玩,但是却被珍妮打了一巴掌。(狄安吉罗女士第一次与珍妮交谈的时候特地注意没有靠近她。)然后珍妮坐在教室的一个角落里，面对着墙壁开始扯自己的头发。这个实习老师并没有太在意(珍妮的)这个行为，并且开始与教室里的其他学生一起学习。一个小时以后，珍妮应实习老师的要求回到了她的座位，却拒绝做作业。但是，第二天，珍妮再与这个实习老师相处时，就没有那么多疑虑了，因为她似乎在努力适应新情况。

狄安吉罗女士还发现珍妮几乎不说话，只在有些时候会轻声细语。虽然她发声的音量几乎没有变化，但是，当她无聊或焦躁的时候就会发出那样的声音。珍妮没什么与他人沟通的意愿，事实上，她常常漠视教室里其他人的存在。例如，当别人叫她做件什么事情时，她会感到很吃惊。尽管她不善言辞，却能够听懂并听从别人对她的简单要求，例如，在让她吃午餐、使用浴室，或者是在教室里找寻某个东西的时候，她是乐意顺从的。显然，这些要求是她日常生活中的一部分，所以她认为有必要执行这些要求。

珍妮也有一本"图画书"，这本书里面附有她可能想要或需要的东西的图片。珍妮从不翻阅这本书，也不给其他人看，但她会按指引使用此书去提要求。例如，当给珍妮看这本书并让她指出她想要的东西时，如果她不想要任何东西的话，她会把书推到桌子上；如果她的确想要一些东西的时候，她就会指向5张照片(如，一个午餐盒、曲奇、一杯水、最喜欢的玩具或者厕所)中的一张。然而，狄安吉罗女士发现当前没有任何一个可实施的语言表达项目适合珍妮。

珍妮的认知技能总体而言较差，一直以来进步得也很慢。目前，她不能或者说不愿意去辨别颜色、理解是与否的概念，或者遵循多于一步的指令(例如拍手的同时触摸鼻子)。据珍妮的前任老师伊凡先生和泰勒太太说，珍妮能够学会一些基础的分类方法，但是常常无法记住或归纳这些信息。例如珍妮能够在教室里辨别红色与蓝色之间的区别，但是在一个更自然的环境下她却会混淆两者的差异。

尽管珍妮的认知能力不太好，但是她的适应性没有因此而受到太多影响。虽然珍妮从没用过刀叉，但是她会自己吃饭。因为她的攻击性,她的这种后天能力的发展滞后了。珍妮穿衣服的时候会需要帮助,狄安吉罗女士发现珍妮穿冬天的夹克时需要外界帮助。另外,珍妮使用厕所没有任何困难,但要在被提醒之后才会洗手。狄安吉罗女士随后从珍妮的父母霍布森夫妇处了解到,珍妮在洗澡时也需要帮助。然而,她是否缺乏洗漱的技能或者只是简单的不顺从,还无从得知。最后,珍妮在公共场所以及在学校和家里的大部分时间都需要被监管。她没有过离家出走的经历,但是她总是接触一些有潜在危险的东西,例如炉子。

在观察珍妮的教室行为之后,狄安吉罗女士和霍布森夫妇进行了一次广泛性的交流。他们说珍妮一直都这样,并且列举了她早期的一些缺陷。例如在还是婴儿的时候,珍妮就不同于其他孩子,她总是排斥被别人抱,而且,3岁的时候她还不会说话。霍布森先夫妇最初以为他们的女儿是聋子,但是医学测试却显示出她有着正常的身体机能,甚至是略优于寻常的运动能力。随着时间的推移,珍妮确实学到了一些基本的日常生活技巧,但是她的行为问题往往阻碍她获得充足的指导。霍布森夫妇说,有时珍妮会发火,然后变得有攻击性,在某个角落站立一个小时,并做出某些肢体动作(例如,握住一个汤勺)。

在珍妮4岁的时候,霍布森先生与太太帮女儿登记进入了现在所在的学校。他们说珍妮的行为问题在过去的3年里变得非常极端,这是促使他们决定让珍妮之前待在家里的至关重要的原因。而现在,减少行为问题可以使人们教会珍妮更多的适应技巧,但是霍布森夫妇很难过地说,他们的女儿"还有一段很长的路要走"。

狄安吉罗女士回顾了珍妮在学校的档案文件,以免使她的最初的观察和会谈产生偏见。过去的3年里对珍妮所完成的一定的心理测试和广泛的观察结果很大程度上证实了珍妮那些一直以来的认知以及社会功能问题。然而,她的行为问题已经改善了到一定程度,可以很好地和那些特殊学校里的孩子打成一片。当然,她的语言能力还有严重的不足,这是最令狄安吉罗女士痛心的事。根据她最初的观察、访谈和以往的信息回顾,狄安吉罗女士暂时得出结论,认为珍妮仍然符合自闭谱系障碍和未特定的智力障碍(智力发育障碍)的诊断标准。后者适用于在智力功能方面存在问题,但无法接受系统性智力功能评估的个体,包括因年纪太小而无法参与标准测试的儿童。

🐾 评　估 🐾

自闭谱系障碍(自闭症)儿童的主要特征是:"社会交际能力和交流能力发展不正常或者发展受损……和受限的,重复的行为模式、兴趣或活动"(American Psychiatric Association, APA, 2013, p.53)。自闭症儿童在3岁以前必定表现出正常机能的迟滞或机能的失调。这些迟滞包括很多方面,社会、交际和行为领域的技能失调最为厉害。社交能力缺陷是自闭症的标志,因为儿童对互惠、和他人一起玩耍、同伴关系、分享,甚至是眼神接触不感兴趣。事实上,许多自闭症儿童厌恶社交和身体接触(注意珍妮对被拥抱的早期反应,和近期对实习医生太接近她时她的反应)。

大部分像珍妮这样有自闭症的儿童都很沉默,或者在和别人开始或维持谈话时会有困难。在使用语言时,他们的语言很奇怪或是难以被理解,他们会模仿他人言语,复述听到的单词,或经常会颠倒地使用代词(把"你"说成"我")。此外,自闭症儿童有时表现出行为问题,包括自残、攻击性、自我刺激(如珍妮的声音和摇摆)、坚持程序,和专注于一些无生命物体(例如玩偶的鞋)。在珍妮的案例中,她很明显有社交和语言功能的不足。不过,她的行为问题的水平是波动的。例如,如果她得到了某些食物,她将停止拉她的头发。这表明,珍妮对外界事件可以做出行为上的反应。

智力发育障碍的基本特征是"明显低于平均水平的一般智力功能和日常适应性功能减退,在以下至少两个领域中伴随有明显的适应功能受限:沟通、自理、家庭生活、社会/人际沟通技巧、利用社区资源、自我定向、功能性学业技能、工作、休闲、健康和安全"(APA, 2013, p.37)。

这种失调一定发生在发育阶段。智力发育障碍一般涉及很多机能方面的不足，而其中一些也正是自闭症主要涉及的不足方面（例如社会的、交流的方面），但不包括其他一些方面（例如，身体发育、运动技能）。大约50％—70％的自闭症儿童符合精神发育迟滞的标准（Goldin, Matson, & Cervanters, 2014）。这些疾病可统称为广泛性发展障碍。

在珍妮的案例中，由于她不愿意参与，她的智力功能尚未进行正式测试（因此，建议诊断为智力发育障碍）。她在沟通、自理、社交技能、自我定向、学业及娱乐方面的不足很明显。除了这些广泛的，接近精神病性的缺陷之外，大部分自闭症儿童没有精神分裂症的症状。举例来说，在珍妮的案例中，不存在妄想、幻觉或木僵的记录或迹象。

对儿童自闭症或智力发育障碍必须全面地涵盖可能受损的功能区域。其中涉及在可能的时候对一个儿童智力机能的评估。标准化智力测验包括：《斯坦福-比奈智力量表》（Roid, 2003）、《韦氏学龄前及初小儿童智力量表》（Wechsler, 2002）、《韦氏儿童智力量表》（Wechsler, 2015）。不过，这些量表并不适用于许多自闭症或智力发育障碍的儿童，因为这些测试严重依赖于语言内容和理解。因此，用它们来衡量这些儿童的智力功能通常是不可能的。

相反地，采用没有语言指令要求的测试可以更好地评估认知功能。一个很好的实例是《雷特国际通用操作量表》（Roid, Miller, Pomlum, & Koch, 2013）。对于具备更高功能的儿童而言，《H.R 神经心理成套测验》（Jarvis & Barth, 1994）、《瑞文推理测验》（RPM; Ravan, 2000）以及《皮博迪图片词汇测验》（PPVT - 4; Dunn & Dunn, 2006）都是很有用的。《H.R 神经心理成套测验》是一种优秀的感觉运动能力测量办法，《瑞文推理测验》对知觉能力的检查是很有用的，而对接收性语言问题而言，《皮博迪图片词汇测验》就是很好的测量方法。每个测验的得分与从传统智力测试的得分都有着很好的相关。更详细地评估自闭症的方法也设计出来了，包括《教育规划的自闭症筛查测验》（ASIEP; Krug, Arick, & Almond, 2008）以及《儿童自闭症评定量表》（Schopler, Van Bourgondien, Wellman, & Love, 2010）。后者中的项目举例如下：

1. 与他人的连接：儿童持续地表现为冷漠或者不明白成年人正在做的事情。他几乎从来不回应别人，或者主动与成人联络。只有持续不断地坚持引起儿童的注意力才会奏效。

2. 肢体运用：表现出和同龄儿童相比明显怪异和不寻常的举动，比如奇怪的手指动作，奇特的手指或身体姿势，凝视或者戳身体的部位，朝向自我的攻击性，摇摆、旋转、转动手指或者踮起脚尖走路。

3. 对变化的适应：儿童对变化表现出强烈的反应。如果出现了变化情况，他会变得极度生气或者变得不配合并以发怒来回应。

4. 言语沟通：不使用有意义的语言。儿童会发出孩子气的尖叫、怪异的或者像动物的声音、类似干扰噪声的语言，或者表达出顽固的、运用稀奇古怪词语或者短语的行为。

5. 非言语交流：儿童仅仅运用奇异的、古怪的，或没有明显意义的手势，并且表现出不明白别人的手势或者面部表情的意思。

对于被怀疑为功能很低的或者难于测验的儿童，发展性量表可能会更合适。在珍妮的病例中，医生在她 3 岁的时候采用《贝氏婴儿发展量表(第 3 版)》(Bayley - Ⅲ；Bayley, 2005, Bayley, 1993)进行了评估。《贝氏婴儿发展量表(第 3 版)》是对应心理、运动以及行为功能的测量方法，要求儿童完成各项任务，并提供有关情感和社会行为的评定分数。从测试的结果来看，珍妮有着中等到中等以上的行为能力(例如：协调性、良好的运动能力)，但是却只有低水平的心智能力(例如：辨别力、问题解决能力或者记忆力)。这种情况符合聋哑或者自闭症儿童的特征。此外，医生也注意到了一些严重的行为问题，包括拒绝拥抱以及频繁地发脾气。

适应行为也是对这个人群必须评估的一个关键方面，特别是对那些智力落后和躯体运动能力受损的儿童。对于智力障碍的诊断，通常是基于与适应行为无关的认知能力。对患有智力障碍的人，有几个可以使用的衡量标准，包括美国智力障碍协会(AAMR)的《适应行为量表》(Nihira, Leland, & Lambert, 1993)、《适应行为评估系统》

(Harrison & Oakland,2015),以及《威尼兰适应行为量表》(VABS;Sparrow,Cicchetti,& Balla,2005)。

举例来说,《威尼兰适应行为量表》是涉及对看护者的面谈并提供沟通、日常生活技能、社会化以及运动能力的标准化量表。适应不良行为子量表也包括在其中。在珍妮的病例中,狄安吉罗女士采用了《威尼兰适应行为量表》,与霍布森夫妇、珍妮的保姆以及珍妮先前的老师进行了面谈。正如所料,他们对这个儿童的沟通以及社会化技能打分很低,她最重要的适应不良行为包括对其所处环境的退缩以及无觉察但是为她在这个年龄的运动技能给出了中等的评分。

直接的行为观察对于识别社会化问题以及适应不良行为也是有帮助的。关于社会化方面,举例来说,狄安吉罗女士通过数天的观察发现,珍妮在以下情况下最愿意回应别人:(1)当她处于她认为是常规的情况,(2)当她没有忧虑或者厌烦的时候,(3)当她没有发现她的任务过多或者有过分要求时。狄安吉罗女士注意到珍妮的社交敏感度在进行休息或者午餐后会明显地得以改善,因此老师在日常计划表中为她安排了多次休息。与此同时,狄安吉罗女士注意到珍妮的不良行为主要出现在为了逃避她厌恶的情形。这些情形包括给她的环境引进新的刺激物、让人疲劳的任务以及身体接触。除此以外,正如之前注意到的情形,狄安吉罗女士发现有一些食物能够减少珍妮的不良行为。

风险因素和维持变量

自闭症的病理成因并不完全为人所知,但是由于广泛的障碍与较早的起病年龄,人们更有可能会考虑到生物学因素。最初对这个领域的关注是在基因方面,有些资料表明自闭症在同卵双胞胎中比在异卵双胞胎中更为常见:同卵双胞胎的自闭症患病率为60%—92%,而异卵双胞胎的自闭症患病率则为0%—10%。患有自闭症的孩子的兄弟姐妹也患有自闭症的几率仅为2%—8%。此外,自闭症可能与7、15

和 16 号染色体异常有关（Miles,2011），父母通常不会将自闭症遗传给孩子，而患有自闭症的孩子的父母本身也没有表现出太多的精神病理学的问题。

在珍妮的病例中，没有直系亲属表现出明显的精神病史，尽管霍布森夫人说她的母亲曾经有过"神经崩溃"，而珍妮有一个 13 岁的哥哥和一个 9 岁的姐姐，但是他们中没有人存在社会、认知或者适应能力的问题。霍布森夫妇曾经考虑再要一个孩子，但是现在由于珍妮的经历以及他们需要时间来照顾她而打消了这个念头。

其他的生物学因素也与自闭症相关，包括大脑的状况，例如：脑瘫、脑膜炎、脑炎、感染，当然还有脑外伤。然而神经病理学的问题很有可能造成了大多数的自闭症病例（Maximo,Cadena, & Kana,2014）。这些问题可能涉及大脑中对运动和认知功能最敏感的区域，例如基底神经节、边缘系统以及额叶。对这些问题的评估可能涉及脑成像技术，例如核磁共振成像（MRI）。然而，由于一些显而易见的原因，对那些患有自闭症的儿童来说，这样的评估很难做。在珍妮的病例中，她没有做过这样的评估。

有些患有自闭症的儿童还有一些生物化学上的改变，例如高水平的神经递质血清素，该成分与人们的情绪和运动行为有关（Gabriele，Sacco, & Peisico,2014）。因此，降低血清素水平的药物，如氟苯丙胺被应用在控制过度肢体活动（如自我刺激）方面并取得了一些成功。在珍妮的病例中，医生没有进行正式的检测来测量血清素水平。既然她有良好的运动技能以及怪异的运动行为，看起来她的血清素水平高是合理的。

许多生物学危险因素很有可能共同导致自闭症患者的症状。这就是已广为人知的"最终共同途径"假设——不同的因素（例如：基因、大脑发育不良、高水平的血清素）以不同的方式对患有自闭症的儿童进行互相作用。然而，这些因素都创造了同样的结果，即导致自闭症患者的某种大脑功能障碍。不幸的是，正如珍妮的病例一样，这些因素通常没有被识别出来。

与自闭症相比,智力障碍的原因涉及更加复杂的生物和环境变量。尤其是在胎儿期间,生物学变量会严重影响到大脑发育。胎儿期的改变通常导致以下几种智力障碍,包括(1) 畸形,尤其是神经系统构造畸形;(2) 变形,即头部或者器官不正常的发育;和/或(3) 致畸因子,如胎儿期饮酒造成的一般损害(Stevenson,Schwartz, & Rogers,2012)。

畸形包括遗传性障碍或者染色体畸变,例如脆性 X 染色体综合征、普拉德-威利综合征,以及唐氏综合征(唐氏综合征与三个 21 号染色体、特有的身体缺陷以及中度弱智有关)。代谢问题可能也会形成智力障碍,包括苯丙酮酸尿症和尼曼匹克症(Turnacioglu & Gropman,2013)。不过,这些情况都没有出现在珍妮的病例中。

一些特别的外在因素也可能导致智力障碍(Szymanski & Kaplan,1997),这些因素包括过度缺氧(例如:由于溺水导致的缺氧)、脑损伤(例如:由于脑部受伤)和中毒(例如:由于过量的铅;Richards,Brady, & Taylor,2015)。意外事故是造成婴幼儿以及儿童伤害的主要原因,而这些事故能给认知发展带来灾难性的后果。

在珍妮的病例中,霍布森夫人确实说过她女儿的出生是"一段非常艰难的历程"。尽管她在前面两个大的孩子出生时没有费多少力气,但是珍妮的出生却表现出早产(提前了 3 个星期)、产程长(历时 23 个小时)和分娩情况复杂的特征。在出生之前,珍妮的胎位出现了移动,使得她娩出困难。珍妮在产道停留的时间也长于一般的婴儿,使得她有缺氧的危险。然而,珍妮的阿普加测试得分是正常的,她似乎并没有因出生过程而出现任何生病迹象。因此,出生的经历是否引起她的认知问题尚不明确。

环境因素也会对智力障碍产生影响,并且可能是珍妮病例的突出因素。这些因素包括家庭问题,并且可能包括轻微的神经功能损伤、先天性的智力水平较低以及环境剥夺(Hardman,Drew, & Egan,2014)。有这些家庭性问题的人可能有着轻微的认知缺陷、贫乏的教育经历、较低的社会经济地位和/或有着不一致的子女抚养方法的父母亲。

在珍妮的病例中,小时候的环境剥夺并不严重,但是确实在一定程度上出现过。按照霍布森夫妇的说法,珍妮小时候的退缩表现经常使得他们让珍妮独处,唯恐让她感到紧张。结果,珍妮没有从她的父母和哥哥姐姐那儿接收到很多的语言上和行为上的关注。而且,霍布森夫妇一直"犯错"(按他们自己的说法),他们直到在珍妮3岁时才对她进行评估。他们宁可希望珍妮的行为是阶段性的或者她不过是比大多数的儿童发育缓慢些。只有在珍妮到了3岁还不会开口说话时,霍布森夫妇才同意对她进行评估。即使在当时的情况下,他们夫妇俩又等了一年才让珍妮在她现在的地方接受教育。在这段时期,教育时间的损失可能不是导致珍妮问题的原因,但是可能加重了她的状况。在语言方面,举例来说,教授她口头表达技能的可能性还没有充分被发掘。

☙ 发 展 方 面 ❧

患有严重发育障碍的人通常预后较差,约78%—90%的自闭症患者在成年后会继续其极度贫乏的社交行为、智力功能与独立性(Billstedt,Gillberg, & Gillberg,2005)。许多人在他们的一生中仍然需要有监管的照料。一些患有发育障碍的人(例如唐氏综合征或高功能自闭症患者)的状况会随着时间的推移改善很多,可以独立或是借助他人的帮助来正常生活(Foley et al.,2013)。

自闭症儿童是否会有良好预后很大程度上取决于5岁之前是否具备一定的语言能力和平均水平的智力,而不幸的是,珍妮不具备这些条件。然而,小时候接受的特殊教育服务与预后的好坏有关(Wei, Wagner,Christiano,Shattuck, & Yu,2014)。这一点在语言和人际交往技能方面表现得尤为明显。在珍妮的病例中,她在4岁时入学接受特殊教育,增强了这些技能,这是一个充满希望的预示。

自闭症常合并其他生理和精神障碍症状。最普遍的合并生理症状是癫痫,1/3的自闭症患者身上均可发现(尽管珍妮的病例不在其中),并且贯穿婴幼儿期、儿童期以及青春期(Wong,1993)。其伴随的精神障碍症状包括多动、焦虑、抑郁以及对立行为(Mannion,Leader, & Healy,2013)。

智力障碍儿童的发育过程与认知功能水平密切相关(Levy & Perry,2011)。在儿童期和青春期,这些水平长时间保持得较为稳定。例如:在 BSID 中的低分(珍妮也同样如此)就预示着贯穿儿童时期和成年时期的低智力得分,即使在儿童期接受了特殊教育也是如此(Maisto & German,1986;Ross,Begab,Dondis,Giampiccolo, & Meyers,1985)。

患有中度、重度或者严重智力障碍的儿童倾向于具备稳定而不良的认知发育。而那些患有轻微智力障碍的儿童,特别是那些有着良好口头表达技能的儿童通常具备好得多的预后。除此之外,患有唐氏综合征或者脆性 X 染色体综合征的儿童在智力发育方面倾向于比患有其他智力障碍的儿童要缓慢得多。因此,随着这种病人的成长,损伤可能会更大。关于患有智力障碍的儿童的适应行为技能,可以看出是一种逐步成长的类似的模式,但这在很大程度上取决于其智力受损的程度(Klaiman et al.,2014)。

那珍妮呢? 可以肯定的是,她有限的语言技能就是一个预后不良的迹象(这是狄安吉罗女士最担心的)。没有良好语言能力的孩子更善于逃避,发展出适应不良的行为用于沟通,学不会适当的社交技巧。事实上,在珍妮的案例中,狄安吉罗女士强烈怀疑珍妮有时候是用攻击来表达她渴望从烦人的状况中抽离出来。因此,发展某种类型的语言(可能涉及手语或广泛接受的语言技巧),对珍妮来说是最优先的任务。

另一方面,珍妮也确实有一些好的预后征兆。她的父母,霍布森先生和太太,强烈渴望帮助女儿,只要有可能对珍妮有帮助,不管以什么方式都愿意。他们承认他们目前渴望帮助她,主要是为了弥补对珍妮延迟教育的愧疚。他们也意识到珍妮困难重重,为了使教育能成功,父母必须积极参与。确实,发展语言能力和社会技能是治疗自闭症和智力障碍孩子的重要方面并会导致较好结果。霍布森先生和夫人已在珍妮的学校参加父母训练课了,而且现在正把学校的教育活动延伸到他们的家庭环境。

另一个好的预兆是珍妮在一家根据行为策略训练技能缺陷的专门学校注册入学。的确，通过对她行为的实质性关注，她的整体功能得到了增强。这种早期的和强化的干预是很关键的，在减少某些珍妮明显的行为问题方面已经取得了一定成效。比如，在老师开始对她使用切实的强化之后，她的任务导向行为和自残行为大有改善。除此以外，当珍妮开始遵循正常时间表行事时，她的攻击行为减少了，而且和她的老师关系更密切。在教她如何利用她的图画书来提出问题后，她的不适应性行为也突然减少了。尽管有这些进步，珍妮还是有很长的路要走，她的长期预后一般不会太好。

治　疗

对有自闭症和智力障碍的孩子的治疗应主要集中在这几个方面：(1) 语言、社会技能和适应能力的缺陷，(2) 在自然状态下适应不良的过激行为，如攻击、自残和自我刺激。治疗会根据一分为二的哲学原理。首先，自闭症可以作为一种整体性的障碍，用药物来治疗，就像抑郁症的治疗一样。其次，自闭症可以分解成独立的问题（比如，语言问题、社交问题），分别进行行为治疗。

自闭症的孩子的药物包括氟苯丙胺，一种降低神经系统中血清素水平的药物（很多自闭症孩子和运动行为有关的血清素水平很高）。最初，氟苯丙胺被认为可以帮助改进自闭症孩子的认知和行为，但是现在这种药物被认为可以有效地控制多动行为。其他药物也可以用来治疗自闭症，包括安非他明、抗抑郁药物、抗精神病药物，以及抗癫痫药物（Young & Findling，2015）。总体来说，这些药物在某种程度上改善了运动行为，但是对于自闭症的一些症状，如语言的滞后和社交能力的缺乏没有效果。对珍妮的病例，药物从未被使用或考虑。

行为治疗法已经成为自闭症孩子治疗的主要方法，并被用来处理特定领域的问题。正如之前提到的那样,对自闭症儿童的语言问题的辅导通常被认为是首要的。有时,这包括对大致符合期望反应的行为进行塑形和强化(Granpeesheh, Tarbox, Najdowski, & Kornack, 2014)。在为自闭症孩子进行言语塑形方面,首先任何声音或发声都要强化。在孩子能有规律地发声后,他们的声音会形成各种音素,然后形成单词。比如,孩子每次低声哼哼都能获得食物的奖励。这种哼哼会形成音素"m"。接着,这个音素会形成如"mama"or"me"之类的单词。其他对自闭症孩子的交流训练项目强调更多语言的互动、自主性提问和自我管理(Koegel, Park & Koegel, 2014)。

在珍妮的案件中,狄安吉罗女士启动了一个项目,每次当珍妮发出奇怪的声音时都给予强化。然而,经过一段时间,珍妮的发声能力只提高了一点儿。实际上,珍妮对额外注意她的发声感到反感,当开始发声时她经常转过头。狄安吉罗女士进一步试验让珍妮发短的"o"音,但9个月以后证明无效。老师认为,对于珍妮的语言,必须从手势语和接受性技能开始学习,包括图画书。

之后,狄安吉罗女士为珍妮集中实施了两个语言训练项目。珍妮有非常优秀的运动技能,所以她先学习了一些基本的手势。因为珍妮的很多行为都是以逃避为目的的,狄安吉罗女士最初用功能性的交流训练,并教珍妮"中止"手势(Durand & Moskowitz, 2015)。这是个相对简单的标志(两个拳头并排放好然后分开),做了可以给予休息的时间。最初,珍妮每次做完之后被允许有10分钟的休息。首先,她必须得到提示才能做出这种必要的物理性接触,且对此的反应具有攻击性(如,一个老师把珍妮的拳头合起来并分开)。出现这种提示性的反应,珍妮才被允许休息一下。

两个月过去了,珍妮成功地学会了当她想逃离一项特殊的任务时表示中止的手势。两个月后,珍妮被安排了个时间表,她可以一天要求最多六次休息。尽管最初珍妮有些困惑和攻击行为,但她最终还是理解了并可以选择性地运用她的休息时间。狄安吉罗女士注意到,最终珍妮在教室里的具有逃避性动机的攻击行为已显著减少。不幸的是,她在学校的其他地方或是家里还不能很好地运用"中止"手势。

狄安吉罗女士也试着教珍妮其他手势,特别是和"浴室""饮料"相关的。珍妮逐渐学会了这些,但是她表现并不稳定。有时候珍妮学会了这些手势并接受了强化,但是有时候她又不想去用这些手势了。除此之外,她从不在课外使用这些手势。狄安吉罗女士也尝试教些其他的概念,如"是""不""吃"和"你好"等,但珍妮从没学会做这些手势。

为了与手势语言学习结合起来,狄安吉罗女士想去拓展珍妮对她的图画书的运用。这会有比较大的成功,因为珍妮能区别很多画并能指着它们来要东西。除了前面提到过的一些图片,例如箱子、饼干、一杯水、玩具、厕所等图片,现在又包括了衣服、不同的食物和一些玩具。她们进行了大量训练,以便让珍妮随身带着她的连环画书并且在其他地方也用,尤其是家里。霍布森夫妇在他们的家长会上被指导着如何在家里激励珍妮使用图画书,并且对她提出恰当要求给予奖励。再后来,他们被要求对珍妮做出的基本手势也给予奖励。

过了几个月,珍妮经提示可以成功运用图画书和有限的几种手势。然而,没有提示她很少运用技能,也没办法或者不愿意去学习或表达新单词和新概念。事实上,珍妮经常表现出没有动力去运用她现有的技能,而且如果有人迫切地想要叫她去干什么,她会偶尔表现出很具攻击性。

狄安吉罗女士试图去建立一些基础技能,以应对珍妮对社会交际的厌恶。因为珍妮基本没有社会行为,建立眼神的交流成为她最优先的任务。经过 3 个月的时间,珍妮被叫去看她的老师。她起初没有按照要求去做,后来得到老师的提示——老师轻轻抬起珍妮的下颚且建立简单的眼神交流。随后珍妮得到了奖励。虽然这个过程有点令珍妮讨厌,但经过 5 个月的训练,她现在能正常地和老师进行眼神交流。

然后狄安吉罗女士扩大珍妮包括基础模仿、观察他人在内的社交技巧训练,这是通过一对一的指导和参与集体活动进行的。关于个别教学,老师要求珍妮模仿两个步骤的命令,例如"起立并走向门口"。随着时间的推移,她还被要求模仿更常见的社会行为,如挥手再见、微笑、举起手来指向她的图画书表达自己的要求。然而,任何要求身体接触的社会技巧训练总是以失败告终。此外,珍妮还被要求和其他小孩一起参加简单的团体活动。例如,把球滚向他人,做最基本的游戏,唱歌。尽管在这些社会活动中,珍妮和她的同伴有些互动,但这些本质上并不属于社会行为。

狄安吉罗女士还十分注重对珍妮自助技能的培养,并在这方面取得了显著的效果。在相对较短的时间里,珍妮学会了做以下几件事情:

1. 自己穿戴整齐(尽管她的衣服仍需要特别定做);
2. 用叉吃饭;
3. 上厕所,整装,不需要提示地自己洗手;
4. 无需帮助上车、下车;
5. 准备自己的学习用品。

此外,珍妮还学会了自己洗澡,虽然她需要提醒才能在洗完澡后立即出来。

霍布森先生和太太对于珍妮合理性行为方面的进步以及不合理行为的减少感到非常满意。准确地说,珍妮的攻击性行为在这一学期结束时已接近消失,然而,在她烦躁的时候,她仍然时不时尖叫,并且偶尔乱扯自己的头发。狄安吉罗女士在这一学年为了帮助珍妮适应她新的家庭环境,与霍布森夫妇紧密合作着。此外,霍布森夫妇又得到了一个列满了教育项目夏季练习清单,从而使珍妮在暑期内能够保持一些(学到的)技能。幸运的是,霍布森夫妇有能力在下个学期之前让他们女儿的功能在整体水平上得到保持。

然而,在接下来的一个学年内,珍妮的进展非常平缓,尤其是她的语言能力与社交技巧。实际上,狄安吉罗女士发现她需要花费很长的时间来保持学到的东西。鉴于珍妮的基本认知能力,这样的模式在未来的一年内很可能进行重复。这样的预测也说明,改善儿童自闭症患者的长期预后是存在很多困难的,珍妮的前景仍不乐观。

🖐 问 题 讨 论 🖐

1. 在很多案例中,很难把自闭症儿童与中度智力发育障碍、严重学习障碍儿童区分出来,你会最依赖什么症状与行为来作出这种区分?

2. 你认为为什么在自闭症和精神发育迟滞中,男孩较女孩更为常见?一定要探讨性别刻板印象的问题。你有没有一些预防的建议?是怎样的建议?

3. 你会向霍布森夫妇提供在家照料珍妮的什么建议?你认为,珍妮的情况对这个家庭,尤其是对她的兄弟姐妹有什么主要影响?

4. 你认为在公共教育系统中,对待严重的发展障碍儿童的最好的方式是什么?分析隔离教育与针对所有儿童的主流教室教育的利与弊。

5. 对待有严重发展障碍的人关键在于他们是否有能力表达他们的意见。他们是否应该被迫地去接受教育,表现得举止得体,或者在他们不情愿的情况下去接受令其反感的对待?然而,如果他们的行为可能会威胁生命呢?

6. 如何对待一个犯谋杀罪的但是有着严重发展障碍的未成年人?我们是否应该像对待其他人一样对待他,或者应该被另行考虑?那么,如果另行考虑的话,应该怎么考虑?

7. 在很多情况下,人们只是通过智力测试来判断一个人是否有智力障碍。从一个专家的角度,你应该如何运用其他的方法来确认一个人是否有智力障碍?

第十二章

儿科疾病与疼痛

症　状

弗朗西斯科·埃尔南德斯是一个 12 岁的拉美裔男生,在一次严重的车祸后,他被送进一家县医院。当时他正上七年级,在学校附近的人行横道上骑自行车时,被一辆超速的汽车挂到衣服,继而被拖行了一段路。他右侧的腿部、侧身和手臂都遭受了严重的伤害,虽然头和脸部没有受伤,但因为流血过多和大面积的严重皮肉擦伤而感到非常疼痛。

幸运的是,当时弗朗西斯科周边有许多人,救护车和警察也在几分钟内到达现场。弗朗西斯科被紧急送到了急诊室,那里的医生帮他止了血,并做了检查,确保内脏没有受到严重伤害。最初的医疗报告显示他可能受了内伤,因为弗朗西斯科时而清醒时而不清醒,而且说腹部很疼。弗朗西斯科的病情最终稳定下来了,而后被转移到儿科重症监护室(PICU),在那里医生可以监测他的生命体征,并治疗他的皮肤损伤和疼痛。

弗朗西斯科的父母埃尔南德斯夫妇到达医院时,他们的儿子正在创伤急救中心。因为不会说英语,所以他们刚开始对儿子的受伤部位和状况有一些困惑。一位双语护士解释说,弗朗西斯科虽然受伤严重,但没有脑损伤或神经损伤。不过,她进一步解释说,弗朗西斯科的皮肤损伤类似于严重烧伤。弗朗西斯科非常痛,服用了大量的镇静剂,当他的父母进入他的房间时,他没有对他的父母作出回应。

这所医院的儿科心理学家,访问了所有因其(及其家属)患有严重的身体问题而入院的孩子。儿科心理学家是负责研究和解决涉及儿童健康和疾病等领域的心理健康专业人士。儿科心理学家研究那些患有疼痛、哮喘、糖尿病、癌症和其他疾病的青少年的社会、身体、认知和其他领域功能。为弗朗西斯科治疗的儿科心理学家莱莫斯博士,负责与家庭成员合作,以提高治疗效果和解决那些可能会阻止弗朗西斯科完全恢复的障碍。

莱莫斯博士的首要任务是在重症监护室访问弗朗西斯科及其父母。可以理解的是埃尔南德斯夫妇对所发生的事情感到沮丧和困惑。弗朗西斯科睡着了。莱莫斯博士用西班牙语解释说,她将作为父母和院方之间的主要联系人,并对儿童和家庭功能进行评估。她认为,当务之急是帮助父母稳定他们自己的情绪和解决保育等相关家庭问题。埃尔南德斯夫人震惊得几乎不能说话,但埃尔南德斯先生很生气。他发誓要报复司机,但当莱莫斯博士询问他们儿子得到的护理情况时,他平静了下来。埃尔南德斯先生说,医生似乎给了弗朗西斯科精心照顾,而且救护车、警务人员和医务人员反应这么快,他松了一口气。

弗朗西斯科的身体状况在一天天的好转,但他疼痛的程度依然很高。他经常哭泣并且抱怨他的肠道有疼痛感,令医生感到困惑的是他们没有发现弗朗西斯科有任何的内伤。弗朗西斯科吃饭和睡觉都有困难,并且大部分时间都在服用镇静剂。莱莫斯博士每天都来访问弗朗西斯科及其父母,埃尔南德斯太太通常在她儿子的房间里,但埃尔南德斯先生只是偶尔出现。

弗朗西斯科的身体状况在接下来的 3 周里有了改善,因此,莱莫斯博士花了更多的时间去评估各种情况。她担心弗朗西斯科对事故的反应。弗朗西斯科要么不想谈论事故,要么声称不记得发生了什么。他不时出现有些怪异的状态,其他时候则突然停止谈话。莱莫斯博士认为这种行为代表了某种程度的解离,这在最近受到创伤的儿童中并不少见。解离是一种精神状态,在这种情况下一个人会在情感和认知上将自己与创伤事件隔开。解离是急性应激障碍的一个关键方面,这种创伤后的精神状况可能包括注意力集中和记忆困难，现实感丧失和回避（American Psychiatric Association［APA］，2013）。

莱莫斯博士担心的另一个方面是弗朗西斯科的疼痛。尽管服用了大量的药物，弗朗西斯科坚持说他很疼，而且吃不下也睡不着，这给他的母亲带来了极大的痛苦。他母亲经常握着他的手哭泣，还给他带来了玩具、特别的礼物和阅读材料。莱莫斯博士注意到弗朗西斯科拒绝完成老师发给他的作业。医院工作人员告诉莱莫斯博士，弗朗西斯科晚上睡得香，而且胃口好，特别是对他母亲带来的食物。

莱莫斯博士和埃尔南德斯夫人深入谈论了她的丈夫和家庭其他成员。埃尔南德斯先生做了两份工作，因此无法陪伴弗朗西斯科。亲戚们纷纷前来照顾弗朗西斯科的两个妹妹，使得埃尔南德斯夫人能够待在医院陪护。莱莫斯博士询问了弗朗西斯科的功课，埃尔南德斯太太说她的儿子病得太重，无法集中精力。莱莫斯博士询问埃尔南德斯夫人是否和她的儿子谈到了这起事故，母亲只是挥了挥手、摇了摇头。她不打算与弗朗西斯科谈这起事故，以免使他更加心烦意乱。

在得到埃尔南德斯太太的许可后，莱莫斯博士与弗朗西斯科的几个老师进行了交谈。他们说弗朗西斯科是个聪明的孩子，在学校表现很好。他虽然害羞，但很讨人喜欢。他常常喜欢亲近母亲，放学后就回家了。然而，他的父母并没有密切参与其儿子的教育。他们既没有参加家长会，也没有对进展笔记或报告卡片做出反应，这与语言障碍可能是相关的。然而，一个值得注意的发现是，学校辅导员指出，弗朗西斯科有时在学校哭，因为他想念他的父母，这对一个12岁孩子来说是不正常的行为。

莱莫斯博士也与弗朗西斯科的医生交谈。医生对弗朗西斯科的疼痛程度表示难以理解，称他的伤口正在愈合，但他的疼痛报告自入院以来从未波动过。弗朗西斯科坚持认为他有腹痛，但没有发现任何医疗原因。医生们注意到，当弗朗西斯科的母亲离开医院时，他就很少需要止痛药。

他们请莱莫斯博士进行评估，以确定弗朗西斯科疼痛的心理原因。

根据从多个来源收集到的初始信息,莱莫斯博士做了一个初步的结论:弗朗西斯科的确经历着剧烈的反复疼痛。然而,她也认为严重的创伤和其他心理因素影响了弗朗西斯科的疼痛,并可能影响治疗。

🐾 评 估 🐾

根据 DSM‐5,心理因素可以通过增加遭受痛苦、死亡或残疾的风险来影响医疗状况。这些因素可能会加重病情,干扰病程或治疗,增加健康风险,或因压力而引发疾病症状(APA,2013,p.322)。儿科心理学家是心理健康专家,他们通常在医院工作,处理影响未成年人的心理或行为因素。儿科心理学家最关注的是帮助青少年应对疾病,遵守药物治疗和其他治疗,控制疼痛和焦虑,减少行为问题。此外,儿科心理学家还可以讨论家庭问题(如冲突)对医疗诊断的困惑以及治疗决策(Roberts,Aylward,&Wu,2014)。

弗朗西斯科的儿科心理学家怀疑家庭和心理问题影响了他的痛感。弗朗西斯科喜欢母亲的关注,只有当弗朗西斯科抱怨疼痛时,母亲的溺爱才增加。埃尔南德斯太太允许儿子不做作业,避免讨论汽车事故。因此,寻求关注和逃避行为似乎与弗朗西斯科的情况有关。这位儿科心理学家担心埃尔南德斯先生一直不在儿子身边,这对他的婚姻会有什么影响。此外,她还担心弗朗西斯科不愿意讨论他的创伤经历。

用影响医疗条件的心理因素来评估青少年,通常涉及生物心理社会观点。生物心理社会观点假定生物、心理和社会等发展变量影响儿童的医疗状况,儿童的医疗状况也影响着这些变量(Turner-Cobb,2014)。对他们的生物学评估侧重于症状、原因和身体问题的严重程度,以指导医疗。

儿童心理学中的心理评估主要集中在疼痛方面。评估儿童疼痛包含不同的测量形式,但可能很困难,因为一个儿童的忍受和报告疼痛的能力可能与另一个儿童有很大的不同。疼痛评估的一种常用方法是面部表情。一个孩子看到不同的脸的图片,痛苦的表情有不同程度的变化。孩子辨认出哪张脸与他目前的疼痛程度相对应——这种方法可能对非常年幼的孩子特别有益(Paice,2015)。疼痛强度也可以在1—10的范围内评估,其中10代表极度疼痛。然而,这些方法对弗朗西斯科的情况并没有特别的帮助,因为他一直赞同最高程度的痛苦。

量表可用于测量疼痛感知和疼痛行为。疼痛感知是指关于疼痛的思想和感觉;疼痛行为是指儿童表达痛苦的方式。可用的自评问卷包括《麦吉尔疼痛问卷》《简明疼痛问卷》和《儿科疼痛问卷》(Turk & Melzack,2011)。此外,青少年还可以完成疼痛日记,记录疼痛发生前的事件、强度和持续时间,以及药物或其他治疗方法是否有效(Stinson et al.,2014)。

行为观察是评估儿童疼痛的另一个关键技术。观察可以包括心率、血压、呼吸等医学变量,以及面部表情、哭声、易怒、缓慢运动、激动或不安等行为变量(Srouji,Ratnapalan, & Schneeweiss,2010)。莱莫斯博士在观察弗朗西斯科和他的母亲时,注意到一些有趣的行为。弗朗西斯科通常在母亲在场时表现出更多的悲伤、抱怨和哭泣,但当医务人员与他交谈时,他表现出更多的顺从、行动和情绪控制。

用影响健康的心理因素对青少年进行评估,可以包括发展因素和个性因素。发展评估的首要途径之一是智力评估。心理学家使用智力测试来观察一个孩子是否在认知功能发展上有很大的滞后,以及他/她是否能理解包括认知重构或疼痛管理等技术在内的治疗方案。弗朗西斯科没有接受正式的智力测试,但他的老师说他聪明伶俐。

儿童的个性因素(如低自我形象、外控、依赖性和处理压力的能力等)可以影响疼痛。在这方面有用的工具包括《儿童个性调查表》(Lachar & Gruber,2000)、访谈和自我陈量表,如《Piers-Harris儿童自我意识量表》(Piers,Harris, & Herzberg,2002)。似乎几个重要的人格因素可以用来帮助理解弗朗西斯科的痛苦。他有一个低的自我形象,诋毁自己的外貌、学术水平和竞争力。弗朗西斯科偶尔会感到沮丧和社交退缩——这种情况有时与身体不适有关。然而,他经历了一次非常痛苦的经历,所以一定程度的悲伤是可以预料到的。

这位儿科心理学家发现弗朗西斯科依赖他人,无法有效地处理压力。他经常喜欢和母亲和姐妹在一起,显然他很想得到他们的注意。弗朗西斯科在处理自己的痛苦方面并不能自理;他经常打电话给他的母亲或护士报告疼痛,即使在接受止痛药治疗后。弗朗西斯科会说他的母亲没有花足够的时间和他在一起,或者试图强迫他做功课,从而使她感到内疚。弗朗西斯科的母亲通常会对这些言论做出回应,给予儿子更多的关注,并免除他的任务。

家庭和儿童访谈是儿童疼痛评估的主要形式。访谈旨在揭示与儿童疼痛有关的心理变量,以及影响疼痛管理的心理障碍。面试中涉及的关键变量包括唤醒水平和能增加疼痛强度的情绪状态。后者的例子包括忧虑、悲伤、恐惧和愤怒。父母对孩子疼痛的反应和无意中对疼痛行为的强化也是一个重要的焦点(Suresh & Shah,2014)。

莱莫斯博士的采访表明,弗朗西斯科认为他的腹痛是一种严重的症状,给他带来极大的痛苦。他似乎对疼痛的容忍度很低,在讨论他痛苦的难受之处时,他常常表现得很夸张,甚至有些戏剧化。他有许多痛苦的面部表情,口头抱怨,要求见他的母亲或医生。他不太愿意去看莱莫斯博士,这表明这位心理学家有时并不完全认同他的病情。莱莫斯博士还评估了埃尔南德斯夫人对弗朗西斯科的身体症状的反应。埃尔南德斯太太对儿子的症状很敏感,有时哭着问弗朗西斯科关于他舒适度的详细问题。她发现,除了埃尔南德斯先生之外,这家人关系有些纠缠。

🐾 风险因素和维持变量 🐾

许多特定变量,如疾病、创伤或事故,会导致儿科疾病。遗传因素对于身体状况,如哮喘和糖尿病也很重要。其他儿科疾病的原因更难查明;例如腹痛和头痛。不同的儿科疾病往往有单独的一套因果路径。

疼痛是多种生理和心理因素共同作用的结果。与腹痛相关的常见生理因素包括自主神经系统超敏反应、感染、肠易激综合征、乳糖不耐受和缺乏膳食纤维。与腹痛相关的心理因素包括焦虑、抑郁以及在试图应对疼痛时难以调节注意力和思维(Shah & Suresh,2015)。弗朗西斯科是一个通常有些焦虑和害羞的孩子,他会回避许多新的社交活动。他的老师也形容他有时很孤僻。莱莫斯博士无法完全确定弗朗西斯科的暴躁和孤僻性格是否加重了他的痛苦,但她怀疑情况确实如此。

影响患有慢性儿科疾病的儿童的最突出的心理社会因素包含家庭变量。其中影响疼痛的潜在家庭变量包括不一致的教养对抗和冲突。父母对孩子的关注和管教不一致,孩子可能会为了获得额外的同情和实际奖励而学习加重他们的身体症状。埃尔南德斯夫人显然在丈夫的帮助下艰难地抚养孩子。然而,弗朗西斯科知道,当他报告疼痛或想要什么时,他的母亲会抛开忙碌的日程安排,满足他的需要。

家庭冲突和纠纷在导致和维持儿童心身问题方面也可能发挥关键作用(Mostofsky,2014)。家庭成员之间的界限不清,会导致过度保护、过度参与彼此的生活以及最终的冲突。这种冲突增加了家庭内部的矛盾,导致或加重了儿童的疾病。埃尔南德斯夫人显然被许多因素困扰,包括她消除弗朗西斯科痛苦的能力。因此,她过分保护孩子,这导致了与丈夫的冲突,后者认为弗朗西斯科需要更有纪律的管教。埃尔南德斯夫人对儿子给予了很多的关注,但也对儿子不断提出的要求感到失望。

影响患有慢性儿科疾病的儿童的其他家庭变量包括解决问题的技能和支持差、悲观、缺乏灵活性、经济负担、孤立以及家庭成员对儿科疾病的焦虑(Roberts et al.,2014)。这些因素中有几个适用于弗朗西斯科的情况。他和他的母亲没能有效地解决问题——这一事实后来推迟了弗朗西斯科重返学校的时间。家人不知道如何应对弗朗西斯科的痛苦行为,如哭泣和拒绝做作业。埃尔南德斯夫人自己的抑郁症状和对最终消除儿子痛苦的悲观情绪加剧了这些问题。此外,弗朗西斯科的住院给家庭带来了经济负担,并使埃尔南德斯夫人与丈夫和女儿隔离。

因此,家庭内部日益紧张。

　　家庭变量可能是影响儿科状况的主要心理社会因素,其他因素包括儿童对疾病的适应、应对方法和认知过程(McClain & Suresh,2011)。弗朗西斯科对付疼痛的能力差得令人吃惊。他不断地要求使用止痛药物,即使几周后他的大部分伤口都愈合了。后来,他要求学校工作人员送他回家,因为他感到疼痛,并经常询问如果他在公共场合感到疼痛该怎么办。弗朗西斯科对自己的痛苦也有奇怪的看法。他确信自己会死于疼痛,尽管他一再得到他不会有事的保证。他高估了日常压力事件(如在学校和别人谈话)的重要性和严重性,以及这些压力事件如何影响他的疼痛。

　　莱莫斯博士对弗朗西斯科的社交障碍和急性应激障碍方面感到关切。儿童认为受伤和住院是一件很严重的压力事件,甚至比对他们的父母而言更甚。一些孩子对这些如此恐惧,以至于他们会产生解离的症状,把痛苦的感受同当下的体验区隔开来。这些住院儿童的解离症状或急性应激障碍,有时会发展为创伤后应激障碍(Stowman,Kearney,& Daphtary,2015)。弗朗西斯科在社交上有些焦虑,在经历了这段经历后留下了大面积的伤疤,尽管这些伤疤是隐蔽的。因此,他拒绝谈论事故,可能是因为他在住院的早期阶段有一些解离。弗朗西斯科的母亲显然对儿子的病情感到震惊,她自己可能也有急性应激障碍的症状。

🐾 发 展 方 面 🐾

　　儿童对疾病的看法随着他们认知能力的发展而变化。儿童对疾病概念的理解可能会经历几个发展阶段(Twycross,Dowden,& Stinson,2013)。这些阶段与皮亚杰的认知发展阶段密切相关。第一阶段,不理解,是指非常年幼的儿童(年龄在 0—2 岁),他们不了解任何与疾病有关的概念。

前逻辑阶段通常在 2—6 岁。儿童在这一阶段通过两种形式来认知疾病。一开始是现象主义,对疾病的解释能力差。孩子可能认为感冒来自植物或天空。这些解释通常是一些远离儿童的原因。之后孩子将病因归结为传染,孩子认为疾病的原因是一些更接近他/她但没有直接接触的东西。一个孩子可能会说感冒来自外界,站在生病的人旁边,或者是由于魔法。

具体逻辑解释阶段通常发生在 7—10 岁。处于这一阶段的儿童也发展出两种思维方式,强调疾病的内在原因而不是外在原因。最初是污染。儿童开始区分外部原因(如寒冷温度)和内部影响(如鼻塞)。外部原因可能是另一个人通过直接身体接触或污染伤害儿童的事件。之后是内部化。儿童对外部原因和内部影响有了更清楚的了解,并更容易理解与外部来源的直接身体接触不是生病的必要条件。一个孩子可能意识到一个人由于"吸入细菌"患上感冒。

弗朗西斯科已经 12 岁了,他对自己的痛苦至少有了一个具体的逻辑解释。他把痛苦的外部原因(车祸)和痛苦的内部影响区分开。他知道,他在医院里待得越久,就越感到不舒服。然而,弗朗西斯科对他的痛苦了解甚少。他不知道到底是什么导致了他的疼痛,有时还会责怪司机或他的儿科心理学家。然而,当被问及细节时,弗朗西斯科无法确切地说出莱莫斯博士是如何造成更多痛苦的。莱莫斯博士觉得有趣的是,弗朗西斯科经常问一些关于他痛苦的问题,也许是为了增加他关于过度痛苦的说法的可信度。

疾病理解的最后阶段包括青少年通过两个形式逻辑解释阶段。这些阶段涉及比以前更大的内部和外部差异。第一个形式逻辑的解释阶段是生理阶段,在这个阶段,年轻人意识到疾病会特别影响内脏或身体过程。青少年可以用特定症状来描述感冒——白细胞计数下降或免疫系统受到抑制。第二个形式逻辑阶段是心理生理学阶段,涉及一个额外的心理因素。青少年可能意识到压力会沉淀或加重身体状况。

弗朗西斯科没有完全理解这些概念,而是强调他痛苦的身体方面。他欣然提到车祸(虽然没有详细说明),作为他受伤和痛苦的解释。不过,他偶尔也会责怪别人。弗朗西斯科抱怨莱莫斯医生加重了他的病情,以及他的母亲没有给他带来想要的东西。他和父亲一样对鲁莽的司机感到愤怒,尽管莱莫斯博士觉得这是对发生的事情的正常反应。当一位理疗师去拜访弗朗西斯科,告诉他马上就要开始走路时,他特别心烦。

发展因素也影响儿童的疾病治疗观念。年幼的孩子常常害怕医生和手术,因为他们没有把疾病和治疗联系起来。幼儿在治疗方面也存在认知扭曲。他们可能相信注射后会流血致死。年龄较大的儿童和青少年显然能更好地将疾病与医疗联系起来。有些人利用这一点:他们很早就知道需要治疗是一种为自己开脱的合法方式。

弗朗西斯科在医院里很快就明白了,一种获得关注和减轻工作负担的方法就是抱怨疼痛。埃尔南德斯夫妇经常争论这个问题,当弗朗西斯科在父亲身边的时候,他似乎更坚强,更有能力处理他的痛苦。弗朗西斯科确实了解医疗的好处,并经常要求使用止痛药物。

与疾病相关的其他变量可以从童年变化到青春期。儿童最终变得更能忍受疼痛,更能预防疾病,更能适应健康规则,更能意识到他们的身体感觉和身体变化(尤其是在青春期)。发育变化也与治疗依从性有关(Pai & Ostendorf,2011)。儿童和青少年的身体发育变化很快,需要经常重新评估他们的药物和其他治疗方法。然而,弗朗西斯科对自己的疼痛比较敏感,除了疼痛之外,他对身体感觉到的细微变化也不太适应。

另一个随时间变化的疾病变量是儿童应对健康问题的能力。随着年龄的增长,孩子们学会更好地应对疼痛和其他情况。这很可能是经验丰富和对该做什么有更好的认知理解的结果。不同的应对方法包括分心、锻炼、认知活动,如阅读、社会支持、休息和想象与疼痛不相容的事件(Compas,Jaser,Dunn, & Rodriguez,2012)。弗朗西斯科的应对能力不是很好。他对腹痛的第一反应是提醒一个成年人并以夸张的方式抱怨他的症状。弗朗西斯科更在意他的症状带来的额外关注和其他获益,而非治疗的有效性。

❀ 治 疗 ❀

儿童疼痛的治疗通常需要结合医学和心理学方法,包括注重药物治疗的依从性。用于儿童的治疗疼痛药物包括非甾体抗炎药(如布洛芬)、阿片剂(如吗啡)、三环类(如丙咪嗪)、抗惊厥药(如加巴喷丁)和肾上腺素能激动剂(如可乐定)。如果孩子的疼痛一直延续,变成慢性疼痛,那么药物治疗的依从性是很重要的。药物依从性包括教育儿童和家长了解症状和药物需求,在监管下制定常规剂量表,降低药物剂量,增加社会支持和对正确用药的奖励(McGrady & Hommel,2013)。莱莫斯博士认为,对于埃尔南德斯家族来说,止痛药物的依从性不是问题。

疼痛管理还包括催眠、正念、呼吸练习、分心和可视化(Kerns,Sellinger, & Goodin,2011)。莱莫斯博士利用后三种方法与弗朗西斯科合作。呼吸练习包括教孩子用鼻子慢慢吸气,用嘴慢慢呼气。孩子可以一边数数一边这样做,以确保缓慢、有规律的呼吸速度。一些孩子会想象他们是一个热气球充满空气然后放气。呼吸应该要深,运用膈肌,这意味着孩子应该让他的膈肌向下运动至少两个手指的距离,以确保一个完整的呼吸。呼吸锻炼有助于降低身体的兴奋程度,从而减轻疼痛。

莱莫斯博士帮助弗朗西斯科在接受注射时分散自己的注意力,在感到最痛时想象自己最喜欢的地方。当弗朗西斯科感到最不舒服时会想到最近他们一家在海滩度假的场景和他的卧室。莱莫斯博士鼓励埃尔南德斯夫人和儿子一起使用这些技术,她成功地做到了。弗朗西斯科后来报告说,他喜欢呼吸练习,这些练习有助于减轻他的疼痛。

对儿童的疼痛管理还涉及调整儿童可能因一定程度地表现出他的疼痛而获得的继发收益或奖励。弗朗西斯科显然受到了他母亲的极大关注,即便他只是轻微地表示不舒服。莱莫斯博士私下与埃尔南德斯夫人交谈,帮助她了解自己对孩子的爱和弗朗西斯科关于痛苦的报告之间的联系。埃尔南德斯夫人发现很难改变自己在这方面的行为,但她同意当弗朗西斯科在疼痛并进行呼吸锻炼时奖励他。她同意称赞儿子在面对痛苦时表现出的勇敢,并在儿子接受理疗师治疗时提供物质和其他奖励。

家庭也是影响孩子疼痛的重要变量。埃尔南德斯夫妇之间的紧张关系是显而易见的,这显然使弗朗西斯科感到不安。莱莫斯博士在一次访问中与赫尔南德斯先生进行了交谈,并向他讲述了他的妻子奖励了弗朗西斯科为康复所做的努力。埃尔南德斯先生很乐意接受这一点,因此莱莫斯博士鼓励他对儿子采用类似的策略。埃尔南德斯先生和他的儿子进行了长时间的讨论,讨论他对弗朗西斯科开始走路感到多么自豪。他鼓励儿子在住院期间开始做作业,弗朗西斯科同意这样做。

前文提到一些创伤后住院儿童有时会出现解离和急性应激障碍症状。在这种情况下的治疗措施包括简明的心理教育,向他们解释解离是适应创伤的常用方法。在这一早期而又微妙的阶段,鼓励临床医生不要强迫儿童或父母讨论创伤事件,而是提供支持和允许他们讨论这些的机会(Ford & Courtois,2013)。

莱莫斯博士每天都在医院拜访弗朗西斯科和他的母亲,以融洽关系和建立信任。她学会了给弗朗西斯科带零食和玩具,来改善他对她的看法,并主动提出和他一起玩游戏,这样埃南德斯夫人就可以离开去吃饭或休息了。莱莫斯博士很高兴在一次游戏中听到弗朗西斯科提到车祸。她没有要求他提供详细信息,但称赞他提出了这个话题,并表示愿意随时听取他提供的更多信息。

大约一个星期后,当埃尔南德斯夫人不在房间时,弗朗西斯科再一次提到车祸。弗朗西斯科说,他正要在人行道上穿过马路,这时他注意到他身边有一片模糊的东西袭来。他不记得那次撞击,但清楚地记得他被拖着,车子立刻停下来。在他看来,从撞击到感觉停车之间的时间就像是几个小时。弗朗西斯科说,在那之后,他不太记得了,只记得许多人的尖叫声和救护车警笛声。他注意到了血,害怕自己会死。莱莫斯博士称赞弗朗西斯科透露了这一信息,并没有向他要求更多的细节。然而,她要求他再讲一遍这个故事,看看是否有新的信息出现。弗朗西斯科补充了更多关于他住院经历的细节,但没有更多关于车祸的信息。

莱莫斯博士注意到了一条关于事故的重要信息,她想再次与弗朗西斯科交流。他说撞击和感觉停车之间的时间对他来说就像是几个小时,几乎就像是事件以慢动作发生。当他们开始继续玩游戏时,莱莫斯博士问弗朗西斯科,整个事件可能会持续多久。弗朗西斯科想了一会儿,最终得出了正确的答案:最多只有几秒钟。

莱莫斯博士称赞弗朗西斯科提出了这个答案,并提出了自己的观点,即尽管这个事件看起来漫长而艰难,但它确实短暂而迅速。弗朗西斯科喜欢这种新的观点,觉得这使他的创伤不那么可怕。在离开医院之前,他又与莱莫斯医生和他的母亲讨论了几次车祸。早期处理和讨论儿童住院期间的创伤事件可能有助于预防可能出现的创伤后应激障碍。

弗朗西斯科在医院待了5个星期,在这段时间里,他的疼痛和伤口大体上得到了改善。在同学和老师的看望,以及收到社区人员贺卡和信件之后,他的心情也有所改善。

他拄着拐杖离开了医院,但他的医生们预计他会完全康复,尽管有些疤痕。3个月和6个月后,莱莫斯博士联系了埃尔南德斯夫妇,发现弗朗西斯科回到了学校,似乎正在很好地适应。她觉得弗朗西斯科的长期预后良好。

🖐 问 题 讨 论 🖐

1. 你如何区分儿童的真实疼痛和夸大的疼痛?什么因素可能加剧夸大的疼痛?

2. 探讨疼痛表达和治疗方面的文化差异。哪些文化下的人们可能更坚忍,哪些文化下的人们则可能更能表达痛苦?

3. 探讨心理因素如何影响传统上被认为主要是生物学性质的疾病。除了压力之外,还有什么心理因素可以引发疼痛和其他身体反应?你自己的个性和行为如何影响你的身体机能?

4. 在治疗患有儿科疾病的儿童时,一个非常令人关注的问题是坚持治疗。你将如何帮助孩子遵循医生的预约、物理治疗的任务和规定的药物方案?

5. 如果弗朗西斯科患有其他儿科疾病,他的治疗方法会有什么不同? 探索与儿童糖尿病、视觉障碍和听觉障碍、癌症和头痛相关的具体问题。

6. 最严重的儿科疾病之一是儿童艾滋病。作为一名治疗师,当你面对有这样一个孩子的家庭时,你最需要关注的是什么?

7. 许多儿童害怕外科手术、牙科手术和其他必要的医疗程序。在这种情况下,你怎样才能减少孩子的恐惧? 医院能做些什么来安抚他们?

8. 探讨医疗过程中社会支持问题及其对儿童和照料儿童的家庭成员的影响。

第十三章

性虐待和创伤后应激障碍的影响

 症　状

乔琳·肯宁顿是一名 12 岁的欧裔美国女孩,她在母亲(肯宁顿夫人)和一位社会工作者(来自州家庭服务部门)的陪同下来寻求治疗。一位擅长治疗青少年创伤疾病的女性治疗师接谈了乔琳。乔琳曾被她父亲性虐待过,而目前她父亲被关押在监狱里。肯宁顿夫人和社会工作者都认为乔琳应该接受治疗,以应对她目前的创伤和她所缺失的父爱。

在访谈的最初阶段,治疗师试图和乔琳进行单独谈话,但她发现这个女孩一句话也不说,并且很少和自己有目光接触。而后,乔琳只对治疗师的问题做一些简单的回答,而这些回答跟她最近糟糕的境遇并没有什么关系。比如,她谈到她的狗、喜爱的电视节目和食品。治疗师努力让自己与乔琳的关系变得十分融洽之后,询问了这个小女孩一些最近发生的事情。这时,乔琳轻轻地哭了起来,但却没有说话。治疗师安慰乔琳并感谢她来进行咨询。同时,她还征得女孩的同意,约好下个星期再见一面。

治疗师紧接着和肯宁顿夫人进行了面谈,并发觉肯宁顿夫人对当前的情况有许多话要说。肯宁顿夫人说乔琳的父亲在 10 个月前对女儿进行了性侵。乔琳的父亲进入她的卧室,关闭房门并长时间待在女儿的房间里。那时肯宁顿夫人显然已经开始怀疑她的丈夫了。肯宁顿夫人坚持说,她一看到丈夫怪异的行为就打电话报警。她说,当她问乔琳有关情况时,女儿开始哭了起来,并说"爸爸一直在触摸我私密的地方"。肯宁顿夫人重申她一听到这个就立即报了警,而警察联系了家庭服务部门。在警察与肯宁顿夫妇及乔琳进行了访谈之后,她的父亲以猥亵儿童的罪名被逮捕,并被关在监狱中等待审判。

乔琳的父亲将于下星期接受审判,而乔琳对将要出庭作证感到忐忑不安,因此,肯宁顿夫人带乔琳来做咨询。肯宁顿先生极力否认指控,但肯宁顿夫人说他是一名"病态的说谎者",一个会"花言巧语使自己毫发无损"的人。治疗师注意到一个现象,即肯宁顿夫人更为关注乔琳在作证方面的表现,而并不关注她作证后的情绪状态。具体来说,肯宁顿夫人关心的是乔琳会如何使陪审团信任她,是否会表现得让人信服以及是否会被她父亲吓倒。

治疗师还指出,肯宁顿夫人与家人的关系都很冷漠。例如,她和丈夫多年以来一直被严重的婚姻问题所困扰,并经常为财政状况、养育子女问题以及性问题等发生争吵。肯宁顿夫人把她丈夫描述为爱骂人的、残酷的和粗鄙的。此外,肯宁顿夫人也不关心乔琳的功课等日常活动。尽管如此,肯宁顿夫人在极力地赞美乔琳,并坚持说她和女儿亲密无间。而事实上,肯宁顿夫人和两个儿子的关系也不是很亲密,据说两个儿子在事发前都曾提醒过她要注意她的丈夫。当他们的父亲被逮捕时,年龄分别为 17 岁和 19 岁的两个儿子已经不在家中居住了。尽管两个儿子并不知道近期家里发生了什么事,但肯宁顿夫人说:"两个孩子将会支持他们的父亲。"

治疗师也和负责乔琳案件的家庭服务社工进行了交谈。社工特雷西女士,提供了一个比肯宁顿夫人更客观的观点。特雷西女士承认事情的整体状况并不清晰。在乔琳的母亲打电话报警之后,警方及家庭服务署已重点针对乔琳的自我报告采取了一些行动。乔琳说,父亲曾进入她的卧室并抚摸过她。据说,肯宁顿先生在抚摸完他女儿的身体之后也让女儿为他做同样的事情。特雷西女士报告道:乔琳说父亲曾触摸过她的外阴部,并要求她抚弄他的生殖器。不过,最初的报告显示他们之间并没有接吻、性交和口交。

当特蕾西女士问乔琳这种抚摸多久发生一次以及每次大概多长时间时,她却无法给予一个明确的答案。最初,她说性虐待从15个月前她10岁生日时起持续到现在。但是,当她和母亲一起再次接受访谈时,乔琳说这种性虐待仅持续了1个月。也正是在这第二次访谈中,乔琳报告说她曾遭受过更为严重的性虐待,包括亲吻和口交。因此,到底发生了什么事目前还不清楚。在随后的访谈中,乔琳关于事件的回答摇摆不定,但她始终坚持说,父亲曾抚摸过她并要求她也抚摸他。在最近一次的访谈中,乔琳说已不记得是否发生过亲吻和口交。

特蕾西女士表示怀疑肯宁顿夫人影响了她女儿的回答。肯宁顿夫人似乎想通过鼓励乔琳夸大虐待的严重性来惩罚她丈夫过去的罪行。此外,肯宁顿夫人正在尽量缩短所报告的虐待的时间,以避免因报告延误而受到指责。究竟乔琳身上发生了什么? 如果有什么的话,现在还不清楚。特蕾西女士说,她的直觉反应是有虐待的发生,但虐待的性质和程度还不清楚。特蕾西女士担心,乔琳对所发生的事情的不同叙述可能会影响地方检察官量刑。

特蕾西女士说乔琳最近几个月有其他问题。她的学习受到了极大的打击;她的平均成绩由B级降到D级和F级。乔琳对失去父亲感到内疚和悲伤,同时对父亲和母亲感到愤怒。乔琳告诉社工,她的母亲"等得太久",在很长时间内都对她关于父亲的抱怨置若罔闻。特蕾西女士怀疑肯宁顿夫人是在和丈夫就另外一个问题发生重大争执后才报警的。此外,乔琳对出庭作证感到非常紧张。

治疗师在肯宁顿夫人的允许下采访了乔琳的老师,并完成了初步评估。老师埃坎说,乔琳是一个聪明的孩子,但在专心学习方面有困难。那女孩显得烦躁不安,上课时偶尔会哭。埃坎女士和其他学校的工作人员知道乔琳的情况,所以他们为她提供了帮助。老师们给了她大量的情感支持和课后辅导。根据所有来源提供的这些信息,治疗师怀疑是否发生了虐待行为,以及乔琳承受了由之而来多大的影响。此外,他们还怀疑乔琳表现出了创伤后应激障碍的症状(PTSD)。

评　估

创伤后应激障碍的基本特征是"暴露于一个或多个创伤事件后的典型性症状"（American Psychiatric Association［APA］，2013，p.272）。创伤事件往往涉及个人直接经历或目睹的实际的或被威胁的死亡、严重创伤或性暴力等事件。这一事件还可能涉及了解某人受到的创伤。创伤后应激障碍的一个关键方面是，当一个人面对提醒他或她注意创伤的提示时，创伤事件经常以记忆、梦、复现感、生理或心理痛苦的形式重新体验。年幼的孩子可能通过反复玩耍来减轻创伤，并相信他们的生命会缩短，或者他们可以预见到负面事件。患有创伤后应激障碍的人通常会经历更多的觉醒，并避免与创伤事件相关的刺激。这些症状会持续1个月以上，并导致功能严重受损（APA，2013）。

乔琳似乎符合创伤后应激障碍的一些诊断标准。据报道，这种虐待行为对身体健康构成了威胁。乔琳告诉社工，她觉得自己受到了猥亵，因此变得"肮脏"。据报道，在虐待事件中，她感到无助，不敢反抗她强大的父亲。乔琳面对将与父亲对簿公堂这个事实，做了关于虐待和焦虑的噩梦。她常常回避进一步谈论虐待，对过去使她高兴的活动不感兴趣，与他人疏远。此外，在乔琳的愤怒和注意力集中问题上，创伤后应激障碍症状十分明显。这些症状影响了乔琳的社会和学习功能，因此考虑其患有创伤后应激障碍似乎是有必要的。大约21%—50%的遭受过性虐待的青年后来发展出现了创伤后应激障碍（Kearney，Wechsler，Kaur，& Lemos-Miller，2010）。

对遭受性虐待和出现创伤后应激障碍症状的青少年进行评估通常需要面谈。由于显而易见的原因，评估者通常把注意力放在孩子身上，而且必须小心翼翼，不要太勉强。评估者必须与孩子建立融洽的关系，并提供一个安全、保密的环境，让孩子在表达个人问题时感到舒服。治疗师会见了乔琳和社工，后者和这个女孩已经建立了融洽的关系。乔琳说,几个疗程后,她觉得和治疗师单独谈谈自己曾受到的虐待很舒服。与此同时,因乔琳不愿作证,对肯宁顿先生提起的诉讼被推迟。

治疗师的第一项任务是搞清楚虐待是否发生过,如果真的发生过,是什么程度和类型的。经过多次讨论和关于保密的保证,乔琳重复了她对事件的最初描述。她说,几个月来她的父亲在晚上进入她的卧室,与她谈论她的日常状况,并开始一些身体接触。最初只涉及身体按摩,但后来发展到全身爱抚。肯宁顿先生后来让乔琳要对他做同样的事情,并用她的手抚摸他的生殖器部位。随着这些事件的发展,肯宁顿先生告诉女儿不要告诉任何人他们"在一起的特殊时光"。然而,他没有明显的威胁。

乔琳说没有接吻或其他活动。她承认在母亲告诉她"让故事尽可能痛苦"之后,她向警方撒了谎。但后来她混淆了她对这些不存在事件的描述。乔琳称,在警察来之前,乔琳曾多次告诉母亲发生了什么事,但直到与肯宁顿先生大吵大闹的那天晚上,她母亲才采取行动。

评估者可以使用评定量表来评估创伤后应激障碍和由性虐待引起的相关症状。例如《儿童创伤症状检查表》,其中包含有与焦虑、抑郁、愤怒、创伤后压力、分离和性问题有关的项目(Briere,1996;Butcher,Kretschmar,Lin,Flannery,& Singer,2014)。此量表中的示例项目包括:

1. 噩梦或梦魇;
2. 回忆起我不喜欢的事情;
3. 感到害怕的男人/女人;
4. 我无法停止思考发生在我身上的坏事;
5. 害怕有人会杀了我。

在评估那些受虐待情况被公开的儿童时,应注意侧重于以下因素(Crooks & Wolfe,2007;Wolfe,2007):

1. 可能导致未来再次受害的行为模式（例如，犯罪、缺课）；
2. 创伤后应激障碍与一般焦虑症状；
3. 性关系和同伴关系；
4. 关于过去虐待的原因和感受；
5. 整体性功能受损的程度；
6. 当前的家庭气氛。

乔琳没有破坏性的行为、滥用药物、偷窃，也没有攻击性。她的抑郁症状表现为社会退缩、内疚和自杀意念。乔琳说她觉得同学们看她像看笑话，她给父亲带来了法律上的麻烦，如果自己死了，家里会更好。治疗师与乔琳订了一份口头合同，以确保如果乔琳有自杀想法或在任何自杀企图之前，会与治疗师交谈。

乔琳对上学和出庭作证感到焦虑。这种情况持续了很长时间，乔琳最终拒绝作证，对肯宁顿先生的指控被撤销（此后他离开了这个州，再也没有与乔琳或肯宁顿夫人联系）。治疗师怀疑乔琳拒绝作证是因为她对这种情况感到内疚。乔琳认为虐待事件某种程度上怪自己，甚至说如果她不住在公寓里，她父亲就不会面临法律上的麻烦。

治疗师讨论了乔琳目前与同龄人和家人的关系。乔琳说她的朋友和学校里的人都支持她，但考虑到最近媒体对这个案子的关注，她感到很不舒服。她和母亲的关系很紧张，因为肯宁顿夫人对乔琳不肯出庭作证感到不满。除此之外，乔琳还对她母亲等了这么久才对虐待行为采取行动感到愤怒。治疗师相信乔琳正在学习适应生活中的重大变化，但她必须克服许多负面情绪。

评估受到性虐待的青年可能包括解剖玩偶（Lamb，LaRooy，Malloy，& Katz，2011）。治疗师可以在孩子不愿意或言语不足以描述虐待事件的情况下使用玩偶。孩子学习画人体并识别不同的身体部位。然后，玩偶被介绍给儿童，儿童回答关于犯罪者可能做了什么或可能没有做什么等不同问题。玩偶的使用可能有助于回忆虐待事件的细节。但如果孩子完全忘记了发生过什么事，解剖玩偶是不会有帮助的。

玩偶的使用可能揭示出受虐者的攻击性和性行为,尽管还需要更多的研究。玩偶不适合乔琳。

🖐 风险因素和维持变量 🖐

尽管难免会有儿童受到虐待,研究者总结出一些造成性虐待的主要风险因素(Pierce,Kaczor, & Thompson,2014)。这些因素包括家庭收入低、家庭孤立、婚姻冲突、父母物质滥用、继父的出现、父亲过于权威、孩子缺乏社会接触、性压抑的家庭态度和不良的母子关系。这种关系具有几个特征:

1. 过去孩子有过远离母亲生活的情况;
2. 母亲的情感缺失;
3. 对孩子的监督不力;
4. 母亲对孩子性发育的惩罚。

这些特点中有一些不适用于乔琳及其家人:乔琳家的社会经济地位是中产阶级,肯宁顿先生是乔琳的亲生父亲,乔琳确实有几个亲密的朋友,乔琳和她的母亲从未分开过,而且这个家庭也没有与他人隔绝。家庭生活在城市环境中,并与其他家庭定期互动。家庭整体上是否有性压抑的态度还不清楚,尽管肯宁顿夫人的情况似乎确实如此。

清单中列出的其他一些特征确实适用于乔琳及其家人。据报道,肯宁顿先生在家庭结构方面是传统的、保守的。他不赞成妻子的事业和在外的活动,并与妻子为缺乏性和感情而争吵。乔琳和她的母亲之间显然也有一段有问题的关系。这位社工认为,肯宁顿夫人对丈夫对女儿的感情不满,并推迟向警方报告虐待,故意损害父女关系。此外,肯宁顿夫人似乎对女儿潜在的性发育感到紧张,她告诉社工说,有一次她和乔琳谈约会和性时感到不舒服。

性虐待的发生存在若干先决条件(Wolfe,2007)。首先,行为人必须有动机对儿童进行性侵犯。许多人认为性虐待是关于性满足的,但它往往与权力欲望和羞辱他人的需要有关。乔琳的治疗师认为,肯宁顿先生最近的职业困难、年长的儿子离家出走以及与妻子的争吵,可能会让他失去控制自己女儿的权力。然而,没有人采访肯宁顿先生,因此没有直接证据表明他想通过对乔琳的羞辱来满足这种权力欲。

性虐待的第二个先决条件是,行为人必须打破对与儿童发生性行为的禁忌。该行为人酗酒、否认虐待的不良后果、认为儿童色情制品合法、将这种行为归咎于自我控制能力差,或相信父母可以对儿童随心所欲。最后一个条件当然适用于乔琳,但没有关于其他因素的证据。肯宁顿先生是否认为与女儿的性行为仅涉及感情,而不是虐待,目前还不得而知。

性虐待的第三个前提是,行为人必须克服性行为的外部障碍。主要障碍包括被发现和逮捕。这对于肯宁顿先生来说并不困难,因为他的妻子允许他与乔琳单独待上相当长的时间,也不听乔琳对性虐待的抱怨。肯宁顿先生显然也错误地认为,他要求乔琳对他们"在一起的特殊时光"保持沉默,这样可以避免任何麻烦。

最后,施暴者必须克服孩子对性接触的抵触情绪。肯宁顿先生利用了乔琳最初对正常亲子关系和剥削之间区别的困惑。他给予乔琳的额外关注可能已经安抚了女孩一段时间,之后乔琳向母亲报告了虐待行为。研究人员已经建立了创伤后应激障碍的病因模型。持续回避与创伤相关的想法可能会加剧创伤后应激障碍症状(Shenk,Putnam,&Noll,2012)。一个人必须将这些想法完全融入他/她的心理,创伤后应激障碍症状才能减轻。这种模式可能适用于乔琳,她最初对分享自己对性事件的描述犹豫不决。此外,创伤事件还会引发自责带来的羞耻感和负罪感(Schonbucher,Maier,Mohler-Kuo,Schnyder,&Landolt,2012)。这些感觉可能会产生创伤后应激障碍的症状,如生理唤醒和对未来的负面看法。乔琳有很多这种感觉,心理学家认为这些感觉维持了她的创伤后应激障碍症状。

创伤后应激障碍的其他病因学理论涉及一种更为综合的方法。儿童创伤后应激障碍的一种模型包括创伤事件、情感和生物反应、归因、个人特征和社会环境特征(Nader & Fletcher,2014)。创伤事件通常涉及死亡、受伤、身体完整性丧失、突然性、不可预测性、不可控性、慢性或严重暴露、紧密接近或社会耻辱。其中有几个当然适用于乔琳的情况。

创伤后应激障碍的情绪反应包括恐惧、害怕和无助,而生物反应包括神经递质(如去甲肾上腺素、多巴胺、血清素和乙酰胆碱等)水平的变化。与创伤后应激障碍相关的归因包括对创伤状况的评估是不可避免的,认为自己的安全将永远受到威胁,或者认为自己的未来将永远受到创伤的影响(Nader & Fletcher,2014)。显而易见的是,乔琳在一定程度上是有过这样的想法的。

可能易于引起创伤后应激障碍的个体特征,包括对压力事件消极反应的生物学倾向、基于过去经历的心理脆弱性以及不能应对压力。社会环境的特征也可能导致创伤后应激障碍。这些特征包括家庭对创伤和受害者的消极反应、社区支助不足和财政困难。

乔琳的应对能力很好,尽管她持续表现出消极情绪和糟糕的学习表现。她也对生活中的新变化感到不安,并在很长一段时间里都会不安。乔琳与母亲的紧张关系以及家庭的财务状况使她的病情更加恶化。然而,来自学校、家庭服务部门、乔琳的朋友和心理学家的积极的社会支持可能阻止了一些长期创伤性应激障碍症状的发展。

发 展 方 面

研究人员研究了遭受过虐待的青少年的短期和长期后果,这些后果似乎因年龄而异。从婴儿期到 2.5 岁,面临一般创伤(例如自然灾害)的儿童可能表现出睡眠和洗漱问题、对大声噪声的夸张惊吓反应、大惊小怪和依赖行为、丧失关于言语和运动的重要发展技能、突然静止、对分离的强烈恐惧、回避可以提醒儿童联想到创伤的暗示、社交退缩或对他人缺乏反应（Miller-Perrin & Perrin，2013；Monahon，1993）。

非常年幼的遭受性虐待的儿童的反应，可能包括不恰当地触摸其他儿童、对生殖器区域的异常注意（例如按摩）、超过儿童年龄的性知识演示、生殖器疼痛或性传播疾病。当然，最后一种症状可能发生在任何年龄。儿童做游戏时也可能会涉及虐待创伤的重演，如果语言水平足够，儿童可能会突然讨论有关虐待的问题。

经历过一般创伤的 2.5—6 岁的儿童可能表现出分离焦虑、社交退缩、噩梦、解释不良事件的神奇思维、躯体抱怨、不愉快的视觉图像、语言和自我护理技能的退化、复述创伤事件、创伤事件与游戏中的参与、情绪和个性的变化，以及害怕创伤会再次发生。孩子可能会对那些让她想起创伤的纪念日更加敏感。这一年龄段遭受性虐待的儿童可能表现出性行为化的游戏、对某一特定性别或地点的突然和特定的恐惧、对他人的攻击性触摸，以及对手淫及生殖器区域的过度紧张。2.5—6 岁的儿童可能比年幼的儿童对创伤事件有更好的记忆。

经历过一般创伤的 6—11 岁的儿童，可以在详细的故事和游戏中重现创伤。这些孩子有特定的恐惧、看到自己害怕场景、注意力不集中，对自己在创伤事件中的角色感到内疚，对父母的反应很敏感。上面提到的更加年幼的被虐待儿童的反应，也适用于 6—11 岁的儿童。这个年龄段的受到过性虐待儿童可能表现出明显的性行为，暗示自己的性经历，口头描述虐待行为，或者类似更年幼的被虐待儿童。他们的记忆力比学龄前儿童好，所以他们对虐待的记忆更详细、更长久。

经历过一般创伤的青少年可能有的反应包括：

- 过失、鲁莽或冒险行为；
- 事故倾向；
- 报复心；
- 羞耻和内疚；
- 屈辱感；
- 激烈的回忆；
- 抑郁与悲观；
- 人际关系中的问题；
- 极端的社交参与或退缩。

乔琳最突出的反应是内疚、社交退缩、尴尬、抑郁症状和性压抑。乔琳在谈论性问题时显然感到不舒服,尽管这对于一个 12 岁的孩子来说通常是正常的。她和母亲关系紧张,想逃课,有时也避免和朋友们出去参加社交活动。乔琳继续因父亲不在而责怪自己,偶尔也会想到自杀。

受到创伤和性虐待的成年人往往比一般人结婚生子年龄更小,他们倾向于离开学校,害怕独立,并寻求不同的社会群体。常见的长期问题包括焦虑、抑郁、孤立感、物质使用、性问题、自尊心差以及饮食和睡眠障碍。遭受性虐待的妇女更有可能因强奸或配偶虐待等事件再次受害(Waldron,Wilson,Patriquin, & Scarpa,2015)。

创伤后应激障碍的主要发展方面可以表明疾病的严重程度。儿童的认知和社会发展水平无疑是至关重要的。认知发展程度较高的儿童对事件的评价可能是创伤性更大、有更多自我挫败的想法、更易患抑郁症、对创伤带来的后果充满恐惧、对创伤的记忆比年幼的儿童更好。然而,认知发展较好的较大儿童和青少年往往具有较好的应对技能。社交能力差的年幼儿童可能无法建立广泛的支持网络,也无法有效地表达他们对未来的恐惧和担忧。相反,具有良好社交技能的青少年,可以通过与朋友交谈和逃避讨厌的家庭环境来缓解创伤后应激障碍症状。

发育差异会影响儿童对创伤事件的反应。与青少年相比,儿童对创伤事件的反应更差,因为他们对事件的控制力更弱(而且实际感觉到的控制力更小),行为更混乱,对相关事件的敏感度更高(Nader & Fletcher,2014)。然而,年幼的孩子更善于将自己从创伤事件中分离出来,这可能会在一定程度上保护他们免于创伤后应激障碍。这可能解释了为什么严重虐待的儿童有时会发展为解离性身份(多重人格)障碍。

乔琳的认知和社会发展总体良好。但是,这被证明是一把双刃剑。她的认知能力使她明白性虐待不是她的错,她的母亲虽然不是无可指责的,但也是这些情况的受害者。乔琳开始对男人感到恐惧,认为性行为和性活动有些令人厌恶,并继续对虐待有不愉快的记忆。乔琳积极的社会发展使她能够培养应对能力,依靠支持网络,变得比以前更加自力更生。然而,乔琳与朋友之间持续的感情,是以她与母亲之间持续紧张的关系以及对学业表现的不太关心为代价的。

治　疗

治疗受虐待儿童的治疗师往往把注意力集中在父母和儿童身上。治疗师通常以共同生活的父母为目标,因为另一方已经从家庭中搬出去。以父母为中心的治疗,通常包括以建模、角色扮演以及关于休息和适当积极强化的指导,建立更好的纪律。其他家长治疗的组成部分包括改变对儿童行为的非理性认知的认知治疗,愤怒和自我控制训练,以及一般应对技能训练(Cohen & Mannarino,2015)。乔琳的治疗师没有强调父母的培训,因为肯宁顿夫人没有公开虐待乔琳,也不想积极参与治疗。有些人可能会说,肯宁顿夫人忽视乔琳的创伤本身就是虐待,值得干预。

受虐待的孩子,特别是那些遭受过性虐待的,治疗在很大程度上取决于他们的年龄。对那些认知或社会技能没有充分发展的学龄前儿童而言,游戏疗法可能是最有用的。游戏疗法包括让孩子参与不同的娱乐项目进行互动,被允许在舒适的环境中表达感受。这些物品包括玩具屋、木偶、涂料、黏土和建筑材料。游戏疗法可以有效地克服对治疗的抵抗,加强对某些特殊事件的交流,促进创造性思维和幻想,释放情绪(Gil,2015)。当孩子参与情境游戏时,治疗师可以提出关于假设情境(例如,来自其他人的不适当请求)以及孩子如何保护自己的问题(例如,告诉其他人关于“不好的”触摸)。

对性虐待学龄前儿童的治疗也可以集中在让孩子谈论创伤事件上。这有助于降低孩子的恐惧感并识别孩子可以信任的人。情绪想象技术有助于解决噩梦。一位治疗师让一个孩子想象与一个最喜欢的超级英雄联手对抗一个噩梦般的恶棍。治疗师可以教育孩子哪些触摸行为是不适当的,以及如何拒绝不想要的触摸。然而,乔琳并不需要这些方法。

对于遭受性虐待的学龄儿童,干预的重点是冲动和愤怒控制、情绪表达、解决问题训练、脱敏训练、提高自尊、增加社会活动以减少孤立或抑郁以及认知治疗。关于性、性虐待和人身安全的教育也很重要(Tavkar & Hansen,2011)。团体治疗可能有助于教育、情感表达和建立社会支持。另一种治疗方法是让孩子给假想的受害者或家庭成员写信,描述他的感受,并控制这些感受(Runyon & Deblinger,2014)。

乔琳的治疗师要求她写一封信给一个被父亲虐待的12岁女孩。治疗师让乔琳写下她的感受,并给那个孩子提建议。乔琳写了几封简短的信,表达了她内疚和悲伤的心情,幸运的是,她告诉另一个孩子,不应该责怪自己受到虐待。她就如何与朋友交谈、看治疗师以及过好每一天给出了建议。乔琳写信时,治疗师和她谈论了她的感受,帮助她减轻了内疚和愤怒。

在治疗过程中出现了一个更具争议性的话题,那就是乔琳想给父亲写信。肯宁顿夫人坚决反对这一想法,并坚称乔琳不应与肯宁顿先生联系。治疗师提出了一个折中方案,建议乔琳写这封信,但要寄给治疗师。乔琳同意了,并写了一封冗长而漫无边际的信,讲述她对父亲的愤怒,她希望父亲没事,以及希望以后能再见到他。肯宁顿夫人说,乔琳花了几天时间完成了这封信,在这期间她经常哭。肯宁顿夫人认为这是一个破坏性的过程,但治疗师知道乔琳需要表达这些感受,才能把虐待事件抛诸脑后。乔琳的总体情绪确实在写信练习后有所改善。

对乔琳的治疗集中在对孤独的感觉,对男人的普遍恐惧,以及约会和性等问题上。这位治疗师运用认知疗法,以缓解乔琳对他人行为的威胁或刻薄的解读。这尤其适用于与她关系密切的人,包括她的同龄人和母亲,这是她父亲背叛的自然结果。乔琳经常感到她的朋友奇怪地看着她,不想和她交往。乔琳开始意识到,周围的人可能不舒服,因为他们不知道该说些什么。治疗师建议乔琳的三个亲密朋友去接受治疗,这个关于她同伴的问题基本上得到解决。然而,治疗并没有改善乔琳与母亲的关系。

治疗师帮助乔琳辨认出生活中的好男人,帮助她认识到虐待并不是每个男人天性的一部分。乔琳认为她的兄弟、牧师和学校指导顾问是正面榜样。治疗师回答了乔琳关于约会和性的问题,并详细讨论了适当和不适当的性接触。

有创伤后应激障碍症状的青少年的初步治疗,包括结束创伤和帮助儿童在安全的环境中康复。随后的治疗可能类似于性虐待儿童的组成部分,包括情感表达、家庭治疗以及围绕创伤的想法和线索。乔琳一直回避她父亲骚扰她的那间旧公寓。当治疗师认为乔琳已经准备好了,他们一起参观了旧公寓。乔琳从不同的方面辨认了这个地方,最后进入了她的旧卧室。她哭了很长一段时间,但最终变得平静了。乔琳在这段经历之后又给她父亲写了一封未寄出的信,但对这封信保密。

那些被虐待或患有创伤后应激障碍的人的长期预后主要取决于他们的情绪表达程度(宣泄)、家庭和社会支持水平、暴露于提醒人们创伤的线索以及应对技能。乔琳接受了 7 个月的治疗,之后她和母亲搬到了另一个城市。治疗结束后,乔琳在学校的成绩提高了,她很好地适应了过去的事情和新生活。治疗师认为乔琳的长期预后良好。

✺ 问 题 讨 论 ✺

1. 大约 1/4 的女孩和 1/6 的男孩在 18 岁之前受到过性虐待。你觉得为什么性虐待如此普遍?

2. 如果你要采访一个受到严重虐待的孩子,最重要的主题是什么? 当你和一个被虐待的孩子谈话时,你应该留意自己的个性的哪些特点?

3. 什么类型的创伤最可能导致创伤后应激障碍(PTSD)?为什么有些人经历了可怕的事件后有创伤后应激障碍,而其他人没有?探索个人、家庭和社会问题以解决此问题。

4. 你认为你生活中的哪些事件是创伤性的？这些事件让你产生什么感觉？

5. 考虑到肯宁顿太太的行为,你觉得乔琳应该在她父亲离开之后继续留在她母亲身边吗？探索这种情况的利弊。

6. 如果你能和乔琳谈谈她的情况,你最想说什么？如果你是一名治疗师,并且在过去受到过虐待,你会自我披露这一点作为治疗的一部分来帮助你的客户吗？说明你的理由。

7. 对过去虐待的记忆能否被压抑,然后被唤醒？说明你的理由。这一现象的司法和其他方面影响是什么？

8. 探讨自助团体治疗遭受性虐待者的效用或可取性。讨论使用支持小组,而不是那些从未亲身经历过虐待的受过培训的专业人员来解决这方面问题的利弊。

第十四章

综合案例二

症　状

　　辛迪·韦勒是一名 14 岁欧裔美国女孩,因厌学行为来门诊就诊。在辛迪九年级的时候,医生开始对她进行评估。她母亲从学校得到了关于辛迪的通报:这学期开始之后,辛迪已经有 28 天没有上课了,而现在已经是 11 月了。在她旷课的这些天里,她基本上是部分旷课,其中包括整下午的旷课。为此,校长根据学校规定,将辛迪的案件交给了少年法庭。在那里,辛迪将会面临逃学的指控,她的父母也可能因为对教育的忽视而面临指控。校长通知韦勒夫人,如果他们同意寻找治疗方法,法院更希望能够顺利地帮助家庭解决这样的问题。于是韦勒夫人、她前夫与辛迪在门诊部达成了协议。

　　辛迪和她的父母分别单独接受治疗师的面询。辛迪首先接受面询,但是她最初提供的信息却是含糊不清的。比如,当问到她已经旷了多少天课的时候,辛迪暴跳如雷地回答说"并没有多少天"。然而,她清楚学校的政策,那就是如果一个学生在一个学期内累计缺席 20 次,就会被送到法庭。后来,在得到保密的承诺时,她慢慢放开了。辛迪说她不喜欢学校而且发现它很无聊,也不喜欢她的同学、老师、课程和她新的高中。当辛迪被问到学校里有没有喜欢的东西时,她说她只喜欢与她朋友在一起自由自在的时刻。

　　治疗师也询问了辛迪的校外活动情况。辛迪说,她和她的朋友会经常逃课去闲逛、抽大麻、是待在朋友家里看电视或打游戏,这样的事情平均每周大约会发生2—3次;有时候她也会在当地的一个购物商场闲逛或者回家睡觉。周末基本上也是这样的。治疗师进一步考察了辛迪的药物使用情况,发现她除了抽大麻,有时也会吸食古柯碱粉末。然而,除了逃课以外,似乎没有报告证明辛迪的药物滥用干扰了正常生活。她从没有因为喝醉而错过与家人和医生的约定,也没有证据显示辛迪因为药物滥用而使自己陷入危险的情境。比如,在她使用药物之后,她是不坐喝醉酒了的朋友的车的。

治疗师进一步深入探究了辛迪的过去生活情况。辛迪说,一年前,她的父母在一段激烈争吵后离婚了,她特别详细地描述了父母是如何争吵并进一步演变成家庭暴力的,为此她报过两次警,请求警察干涉。讽刺的是,在离婚后,他父母仍继续保持着密切联系,并且经常和对方商量关于辛迪的事(两个人都参与了临床治疗)。辛迪把离婚说成是一件"好事",而且对她父亲离开这个家庭感到很开心。然而,事实上辛迪和她的母亲相处得并不好,她说她经常和母亲吵架,而她母亲则"计算着还有多少天可以把她从家里踢出去",结果就是辛迪离开了家,与她母亲的矛盾更深了。

辛迪坚持说她需要和她的朋友一起,暗示她可能不再回学校了。她对她在一些课上的表现感到焦虑,声称她不能理解这些事,也看不出来这与她的生活有什么联系。她说在大部分课上她都感到心不在焉,逃课是为了与支持她的朋友们在一起。她否认在学校之外有任何情绪苦恼,但是治疗师观察到辛迪很关心在法庭上发生的事,她的情绪有些低落。比如,当问及她对未来的打算时,她耸耸肩并含着泪回答问题,她也不知道如何才能达到治疗的目标。

在对韦勒太太的面询期间,她很热心地提供信息,并且不停地指责辛迪。她认为女儿是个很麻烦的人,面询一开始,她就开始指责女儿最近的问题。她简要描述了辛迪长期逃课的历史,说女儿在七年级就已经旷了17天的课,去年八年级,旷了50天的课。然而,直到现在,学校也没有采取有效的合法措施阻止这种事情的发生,韦勒太太对学校这种不作为政策感到惊讶,而且抱怨由于法庭的传唤和治疗影响了她的工作时间而使她蒙受损失。

当韦勒太太被问到辛迪为什么逃课的时候,她耸耸肩,说她的女儿正在"成为一个药物依赖者"。她说,去年夏天她在女儿房间中发现了大麻和古柯碱,因为此事,她将女儿又赶出了房间,而当时她女儿才刚刚被允许留下来。韦勒太太认为辛迪逃课是为了和她的朋友们一起出去玩,她也相信辛迪会加入那伙人开始参与入店行窃。她声称辛迪已经不再听她的话了,已经"失去了控制",并且"会有大麻烦"。她也怀疑治疗师能否提供实质有效的帮助。

韦勒先生的语调很温和,他一直保持沉默到现在。他说他与前妻的离婚对辛迪来说,是比较难以接受的,这可能直接导致了辛迪对父母的敌视。他承认过去生活中确实发生过很多争吵甚至是肢体上的冲突,他推测辛迪在这些方面是有创伤性经历的。他说,辛迪最近仍然会时常和他以及他的前妻争吵,甚至使用脏话;有时候辛迪还会威胁要离家出走,事实上她已经离家出走两次了,这两次中,她一直待在她一个朋友家里。他同意他前妻的观点,辛迪"会有大麻烦"。

经过韦勒夫妇的允许,治疗师也与不同的学校工作人员交谈了。从他们那里,治疗师发现了完全不同的临床症状。例如,一些老师认为辛迪焦虑、沮丧、性格孤僻。虽然没有一个人说她在课堂上爱捣乱,但是有一位老师抱怨说辛迪看起来总是心不在焉,当问她问题的时候,她总会缩到一边。所有人都说,辛迪的课程都不及格。辛迪的辅导员阿里亚斯夫人透露,年初辛迪曾威胁过如果不给她想要的课程时间表就会自残。虽然她不认为这种威胁是严重的,但是她很关心辛迪的家庭和社会生活,认为她是一个"很危险"的学生。

基于初次评估之后,治疗师得出结论:辛迪在内在、外在以及学业上存在问题,厌学行为被认为是最严重和最需要解决的迫切问题,其他的问题也得到准确定位,包括抑郁、药物滥用、叛逆和家庭冲突。

✌ 评 估 ✌

厌学行为,是指儿童因为某些动机而拒绝上学或很难坚持在班级里待一整天。这种行为经常发生在年龄在5—17岁之间的儿童和青少年身上,他们的行为符合下面一个或多个特征(Kearney,2007):

1. 完全不上学;
2. 虽然去学校,但是在上课期间离开;
3. 只在遇上一些严重行为问题之后才去上学,比如说在早上发脾气之后;
4. 怀着极大的恐惧感去上学,再三请求被原谅。

虽然诸如"学校恐怖症"或"逃学"这样的词有时会用来形容这种现象,但是"厌学行为"一词更受欢迎,因为它适用于所有由于各种原因而不去上学的青少年。厌学行为不同于退学行为,退学有可能是由于家长出于经济目的或保护儿童不受伤害而故意不让孩子上学(比如,担心被前配偶诱拐)。

在辛迪的个案里,她是按她自己的意志私下逃学的。事实上,她的父母对于她旷课的事知道的很少,直到学校工作人员出示了她的出勤记录才知道。辛迪的厌学行为大体属于第二类症状:她经常会先到学校上学,但是很快就离开,然后一整天都与朋友们在一起。她上学方面的问题是长期存在的,因为已经连续三年间歇性旷课。然而,今年的情况比以往更糟,明显影响到了她在家庭与学校的正常表现。

厌学行为的大部分个案,都包含着复杂的内在和外在的模式(Ingul,Klockner,Silverman, & Nordahl,2012)。常见的内在问题包括恐惧、焦虑、抑郁、社交退缩、自杀意念、疲劳和身体不适等,而外在行为表现通常包括胃痛、头痛、发抖、恶心等症状。他们抱怨的身体上的不适可能是真实的,也有可能是为了逃避上学而夸大的。在辛迪的个案里,她没有身体上的不适,然而,她却报告了每当在学校的时候,就会感到焦虑和抑郁。当她必须与不认识的同学进行交流或者在他人面前表现的时候,她的这种焦虑和抑郁尤其强烈。辛迪有些被动,总是避免开始新的社会交际或者成为他人关注的焦点。

在厌学的青少年中,常见的外在行为表现包括言语上和身体上的攻击性、叛逆、离家出走、逃课和易怒。很明显,在辛迪的个案中,她不顺从家长和老师们的要求,并有一段离家出走和逃课的历史。韦勒先生和太太说,当辛迪没有得到她的东西时,她就会表现出言语上和身体上的攻击性。他们回忆说,一次辛迪试图把自己的母亲从楼梯上推下去,这样她就可以离家,并和她的朋友们在一起了。

因此,对于有厌学行为青少年的评估,必须注意考虑他们多方面功能水平。在此例中,对于内在问题,用到了一些自我报告及家长教师问卷。对于《儿童抑郁量表》(Kovacs,2010),辛迪的分数总体是在正常范围之内,但是在一些项目上分数较高。这些项目包括糟糕的功课、感觉不被爱、情绪低落、疲劳感,以及自杀念头。治疗师提出与辛迪达成一个协议,协议中要求辛迪答应一旦她有关于自杀的强烈想法或冲动就要与他联系。

《儿童多维焦虑量表》(March,2013)和《儿童社交焦虑量表(修订版)》的结果显示(La Greca,1998),她有中度到重度的一般性焦虑社交焦虑。辛迪最担心的是她不熟悉的人,她很在乎别人是如何评价她的外貌和行为(然而这对一个14岁的人来说是正常的)。这种担心部分地解释了为什么她愿意和她的好朋友们在一起,而不愿意到学校去。除此之外,辛迪在《皮尔斯-哈里斯儿童自我意识量表》(Piers, Harris, & Herzberg,2002)中的得分也揭示了她倾向于低估自己的受欢迎程度、在他人面前的表现、内在力量和智商。

辛迪还做了《厌学评估量表(修订版)》(Kearney,2006),这个量表评估与厌学行为相关的四组功能性指标。结果显示,辛迪之所以旷课,主要是因为她想去看望朋友、使用药物和在家里看电视。

第二个问题是,辛迪渴望逃避学校里令她厌恶的社交和评价性的情境,这其中包括结识新朋友、在他人面前竞赛性和学术性地展现自己。因此,导致辛迪厌学的原因不止一个。一般来说,要治疗像辛迪这种由多种原因而导致厌学的青少年,会比治疗由单个原因而导致厌学的青少年难度要大得多。

治疗师利用家长教师问卷来调查一般外在化行为。韦勒先生和夫人认可了《儿童行为问卷》中与违法行为、攻击性、焦虑、抑郁和问题性的社交行为有关的几个项目。他们还列举了辛迪经常有叛逆行为、争吵、咒骂、哭泣、焦虑、紧张、不能与他人很好相处等现象。家长的评估与之前对辛迪内在和外在症状表现的报告结果是一致的。韦勒先生和夫人还完成了《厌学评估量表(修订版)》,他们在明确行为维度上分数很高,深信辛迪厌学是由于在校外会比在校内获得更多的乐趣。

阿里亚斯夫人是辛迪的辅导员,她完成了《教师报告表》,她的等级评定极大地印证了韦勒夫妇给予的评定等级。她出示了辛迪的出勤记录,辛迪的上午课程(计算机科学、英语、社会学)出勤率良好,但是下午课程(合唱、数学、地球科学和体育)出勤率却很低。尽管辛迪绝大多数课程都没有通过,但是计算机科学、英语、社会学老师都说,其实只需要做一些功课就可以帮助她通过考试了。

评估青少年的厌学行为,也可以使用直接观察的方法。治疗师观察了辛迪两次,时间从早上 6 点她起床开始,直到上午 8 点 15 分上第一堂课。这些观察显示韦勒夫人和辛迪之间存在着冲突矛盾,辛迪在起床后到准备上学这段时间感到特别难熬。一旦她到了学校,她就会去教室。此外,阿里亚斯夫人暗中在辛迪逃掉社会学课后观察了她,这两次都发现,辛迪在从学校溜出去之前都是和她三个好朋友一起吃的午饭。阿里亚斯夫人第三天进一步观察了辛迪,企图能抓到她未经许可离开学校的行为,最终她抓到了,对辛迪进行了留校 4 天的处罚。

✋ 风险因素和维持变量 ✋

厌学行为的诱因并不总是很清晰,但主要诱因通常包括进入新的学校环境、一个紧张的学年、与老师的争执、与同龄人相处的麻烦、分离的焦虑和疾病的困扰。家庭变化也同样可以引起厌学行为。在辛迪的个案中,她从进入高中后就一直很困惑,最初她的困惑是关于课程,她不知道如何做功课。而且,她感觉她的老师对她很冷淡,认为老师往往只关心最优秀的学生,还抱怨学校的种族构成。

青少年厌学大多是由以下四个原因中的一个或多个导致的(Kearney & Ross,2014)。首先,青少年厌学可能是为了摆脱在学校中产生的各种奇怪的或负面的情绪(避免能引起负面情绪的刺激),这些通常适用于年龄较小的儿童,他们逃课的原因是由于他们对学校的安排感到焦虑和心烦。这些孩子往往不能具体说明是哪一件事使他们惊慌,有时会报告对于学校的建筑或不同课程之间的切换感觉不舒服。在很多案例中,他们也报告出身体症状,比如胃痛。与那些不厌学的儿童相比,他们往往更敏感,对紧张性刺激的反应比较强烈,依赖性更强。这些儿童可能还有对与学校有关的事物特别恐惧的症状,但是这些情况很少发生,不具有代表性。

第二个造成厌学的原因更适用于辛迪——逃离令人厌恶的社会或者被他人评价。这种情况通常存在于为避免社会互动或在他人面前表现而逃学的那些青少年中。这些青少年尽可能避免接触同龄人、老师和学校官员。此外,他们还避免考试、口头表达、当着他人面写作、背诵、运动、在班级里或走廊上走动、在自助餐厅吃饭、集体活动、大批人群中或者任何其他涉及社会互动或评价的环境。这些年轻人通常表现出高度的社交焦虑和个人化。他们如果看到有两个人在走道上窃窃私语,会认为谈论的是他们。当然,青少年有社交焦虑症是很常见的,但如果它干扰了学生上学,那就成问题了。

在辛迪的个案中,她有时候逃学是为了逃避令人厌恶的社交和被评价情境。她在他人面前很紧张,尤其是在遇到新同学时。她也担心回到班级上课后,同学们和老师会用异样的眼光看待她。辛迪发现她更容易选择在下午逃课,这个时候这些课程包括更多的社交互动和评价。举例说,辛迪喜欢逃体育课,这样她就不用当别人面前参与体育运动了;喜欢逃音乐课,这样她就不用在他人面前唱歌了;她还喜欢逃数学课,这样她就不用当众在黑板上写字和解题了。然而,辛迪的厌学行为并不总是局限于发生在下午,比如,她会逃掉早上所有要求口头汇报的英语课。总之,辛迪宁愿和小范围内的朋友们在一起,而不愿和陌生的他人在一起。

第三个厌学的原因是,许多孩子想得到父母或其他照顾者的关注。这通常表现在那些更小的孩子身上,他们在早上想要与父母待在家里而不去学校。通常的行为表现包括不想起床,把自己锁在房间或汽车里,扭扭捏捏,易发脾气,从学校里逃出来。这些儿童也可能呈现出高度的分离焦虑(厌学只是分离焦虑障碍的一个症状),不过寻求关注是一个更大的原因。一般而言,这些青少年是胆小的、固执的、控制性和依赖性强的。不过,在辛迪的个案里,这些症状的描述显然既不适用于现在也不适用于以前。事实上,她希望能够尽可能地远离她父母。

最后一个原因,一些青少年厌学是由于一些具体事件的强化。这通常指那些青少年旷课是为了追求在学校以外对他们更有吸引力的事物,包括与好朋友的交流,睡觉和看电视等。虽然这些青少年对学校没有焦虑感,但是却较容易出现挑衅的或行为障碍的症状。与此相关联的常见行为包括攻击性、物质滥用、撒谎和离家出走等。

在辛迪的个案里,她的确是由一些具体事件的强化而厌学的。这种模式始于一年前,当时辛迪逃学去购物,接着当她发现旷课并没有引起什么后果后,这种模式就被强化了。学校工作人员很少将这类事件告知她的父母。在许多规模大点的学校里,像辛迪这样逃课的现象是很难被追踪的,在采取切实行动之前,辛迪这样的问题在一段时间内有可能会得到发展。

前两个功能性条件,避免产生与学校有关的负性情绪或身体上的症状,以及逃离令人厌恶的社会和受到他人评价的情境,都揭示了青年人由于负性情绪的强化或渴望摆脱在学校里的不愉快而旷课。后两个功能性条件,得到关注和具体事件的强化,则揭示了青年人旷课是由于积极强化或追求学校外面发生的愉快事情。多数青少年旷课原因不止一个。有些孩子最初旷课是为了避免社会交往,但随后由于独自留在家中的好处而得到强化(例如,可以看电视,谈论电视节目而不至于被其他人打断)。相反,青少年长期逃离学校,和朋友们在一起,就有可能担心回去之后,不得不接触新的同学、同龄人和老师。

辛迪的案例似乎更复杂。尽管,旷课会明显给辛迪在校外带来一些具体的奖励,但她对重回那个有一段时间没去过的教室感到紧张。治疗师认为,对于辛迪本人来说,也许更愿意重新回到学校,而不是口头上说的那样,同时她也非常担心如果回校了不知道会发生什么事情(例如被别人要求回答一些问题的时候)。治疗师还意识到其他因素也可能会干扰辛迪的出勤率,包括物质滥用、不断恶化的家庭关系,以及抑郁症状等,这些问题都会使对青年人厌学的治疗变得复杂。

🖐 发 展 方 面 🖐

厌学行为是由不同的子因素或功能引起的。然而,基于特定功能失调的家庭的动力,可以为厌学行为的发展划分阶段。一种大家熟知的动力模式是以家庭成员过度卷入彼此生活为特征的。这些家庭的典型特征是父母是过度放纵或过度保护的、独立的、敌对的、没有履行自身的职责。这个模式往往导致了孩子的分离焦虑和引人注目的行为,这些都能在孩子第一次进入学校时被触发。在辛迪的个案中,她从来没有与她的父母表现出过度的亲近。在过去,由于没能阻止她父母之间的争吵,她常常陷入困扰,但现在,一有机会她就会选择逃离他们。

另一组家庭模式的典型特点是那些厌学的青年人是孤立的,其标志是除了家庭成员之外,很少与外界有接触。一个生活在孤立家庭中的儿童是与他们的父母度过大部分的休闲时间的,因此与大部分儿童相比,与朋友之间的友谊得不到发展。这些家庭也不太可能寻找到治疗孩子问题的方法。这种模式的家庭中的孩子更可能拒绝学校以逃避所厌恶的社交和评价情境。在辛迪的个案里,她的父母常常把自己孤立起来,不与外界接触,因此在辛迪早期的学校生活期间,她大部分时间都是在家里度过的。即使是现在,韦勒夫妇仍与对方保持密切联系,而不与其他人保持过多的联系和交往。这种早期的家庭隔离状况可能导致辛迪发展出社会焦虑,并成为其父母的追随者。因此,她的时间都花在与身边一小群朋友的交往上了,并最终选择与他们一起旷课。

第三个家庭模式是,家庭成员间彼此隔离,不能融入彼此的生活,很少能够理解关注对方的期望和需求。一般来说,情感隔离的父母会在很长时间之后才能对孩子的行为问题做出反应。沟通不足和较少的情感表达的问题也会显现出来。辛迪的个案似乎非常适合这种模式。韦勒先生和夫人与女儿几乎没有进行过正面沟通,而且,韦勒夫人经常会放任辛迪的无礼行为,直到对她自己的生活带来了影响。尽管辛迪已经有了很长时间的旷课行为,但是最初韦勒夫人仍对辛迪是否上课的问题漠不关心。她的介入仅仅是在接到学校通知,得知学校可能要诉诸法律之后才开始的。

冲突是青少年厌学行为的另一种家庭模式。这种家庭模式的标志是语言和身体上的争斗,缺乏良好的问题解决技巧。家庭矛盾可能源于夫妻关系问题,进而导致在孩子教育上的不一致以及由此引起的诸如厌学行为等问题。反过来,孩子的厌学行为也可能引发婚姻纠纷,因为父母对于如何处理这种情况无法达成一致。冲突是强化青少年厌学行为的最显著特征。对于辛迪来说,家庭成员的冲突无疑是长期以来引起她厌学的主要原因。

这些家庭模式是如何相互作用而导致辛迪的厌学行为呢?一种可能的解释是韦勒先生和太太性格孤僻,他们把自己与外界隔离开来,并要求辛迪也这样做。这也许就解释了为什么辛迪最初只有很少的朋友,一旦面临新的社会情境就变得忧虑不安。随着时间流逝,来自家庭的压力,且得不到来自社会的支持导致辛迪想要远离父母的冲突氛围,紧接着是来自外部事物的强化。随着父母的离异,辛迪开始和朋友一起沉溺于可及的娱乐(例如,电视游戏、药物等)。当她的朋友们开始逃课并享受各种活动的时候,辛迪也逐渐跟了上去。离婚之后,韦勒太太与她女儿之间的距离变远了,甚至经常为了一些婚姻上的问题而责备她。随着这种关系的不断疏远,辛迪开始逃课并比以前精力更充沛地追求一些物质上的刺激。这也使她能远离与他人的交流联系。

如何预知青少年的厌学行为呢?后续研究报告显示,有厌学问题的青少年处于危险之中,会存在职业和婚姻问题、焦虑症及抑郁症、酗酒和犯罪行为等,当然,也不太可能实现在学习和经济上的成功(Kearney,2008)。

如何对辛迪进行长期治疗呢?虽然她的治疗方案还是比较有效的,但是接下来需要讨论的是,长期厌学可能会使她进一步违纪并最终面临辍学的危险。同样,这些问题使她不能够实现在学习和经济上的成功。辛迪的社交退缩、抑郁症、物质滥用以及缺乏家长的支持也同样可能使她在成年期出现这样的问题。

治　疗

治疗师针对辛迪的治疗方案,虽然是用来应对她的多种行为问题的,但主要聚焦她的厌学行为。通过解决这个问题,希望她其他次要的行为问题(例如社交焦虑症、抑郁症、药物滥用)能自行缓解或消失。对青少年厌学行为的不同治疗方法,需要基于前面描述的功能性的原因(Kearney & Albano,2007)。有些孩子厌学是为了摆脱负面情绪或身体上经历的症状。这些儿童可能需要接受放松训练和呼吸训练,并用分级暴露的方法帮助其重新回到学校的情境中去。放松训练和呼吸训练可以用来帮助孩子控制处在学校情境中出现的身体焦虑症状,如肌肉紧张或呼吸急促。此外,结合与学校有关的刺激进行放松和正常呼吸训练,帮助儿童逐步重新适应自己的教室及其他情境。然而,这种方法不适用于辛迪。

对于那些为了逃避令人厌恶的社交和被评价环境的青少年来说,推荐对他们采取角色扮演和认知疗法,对辛迪的治疗部分采取了这些疗法。情境模拟和角色扮演常常被用来发展社交技巧。在辛迪的个案里,虽然她的相关社交技巧比较好,但她常常会退缩,并未表现出足够的技巧。治疗师相信,辛迪的退却源于抑郁和社交焦虑。这些症状的核心是认知扭曲,特别是辛迪关于她本人和她与他人关系的认知。

因此,治疗师开始和辛迪一起确认使她产生抑郁症和社交焦虑症的思维扭曲过程。辛迪是一个自我意识比较强的人,十分在意自己外表和在他人面前的形象。有时她会猜测别人会对她有不好的评价,即使她并没有证据可以支持这个猜测。例如,在治疗师与她第一次会面的时候,她想到的是治疗师会注意到她凌乱的头发、疑惑的表情以及大鼻子。当辛迪尝试新事物的时候,她还认为别人会严苛地批评她,就像她母亲过去对待她的那样。因此,她尽量避免接触新的情境,很少尝试做一些与以前不同的事情。

于是,治疗师帮助辛迪尝试了一些与环境交流的新方式。为了做到这些,他给予了辛迪实质性的鼓励,并邀请她的父母也这样做。辛迪被要求融入各种新的环境,包括她的学校(如与她朋友圈子外的其他人交谈)、教会(如加入青年组织)、家庭(如创造了更多与她母亲交流的机会)。在每种情形中,都要求辛迪自查并改变那些不合理的想法。当第一次与陌生人会面时,训练辛迪留心把从他人那里得到的正反两方面信息综合起来。这些努力的目的是为了帮助她更真实地思考问题,增加她的活动水平,并减少她的社交焦虑和逃避。经过几个星期的治疗,辛迪逐步学会应对更多的社会风险,并能积极融入其他人的活动中。

对于那些为了得到关注而厌学的青少年来说,推荐加强父母在应急管理方面的培训。这种方法要求家长使儿童的日常生活规律起来,合理安排好早上和晚上起居,指令发出要明确,对亲社会的或正常上学的行为实施奖励,对不恰当的厌学行为实施惩罚或批驳。这种治疗方案主要针对年幼的儿童,但某些方面也同样适用于青少年。

在辛迪的个案中,治疗师帮助韦勒夫人进一步改进了她与女儿的沟通。她被要求采取明确的指令表达自己的意思,不应该含糊其辞,诸如她要辛迪做家务劳动,熄灯睡觉,去上学。辛迪还与母亲在下列几个方面达成一致：什么时候应该起床,什么时候去上学,什么时候从学校回家,以及什么时候与朋友玩耍。韦勒夫妇还应该称赞辛迪的积极行为,并尽量避免用挖苦或伤害她的语言去评论她。经过一段时间之后,治疗师发现韦勒先生改善了他与辛迪之间的关系。不过,韦勒夫人对她女儿的态度依然是消极的。因此,她与辛迪的关系一直很紧张。

对于那些因为具体原因的强化而厌学的青少年来说,推荐使用家庭治疗的方法。这种方法强调发展问题解决的能力、沟通能力,增进抵抗同辈压力的技巧。治疗师的第一个目标是重新恢复辛迪的到课率,最初治疗包含签订协议。协议中写明辛迪可以在家中做家务劳动得到报酬,如果她坚持去上学的话。也就是说,如果辛迪坚持上学一个礼拜,她就可以挣得打扫房间和清洁浴室并得到一定报酬的机会;如果她错过任何一次课程,她将不得不完成家务并且得不到任何酬劳;如果她拒绝做家务,她将被停止外出活动一周。为了监察辛迪的出勤率,一位心理诊所的职员每天要到学校去,并让韦勒夫妇了解关于辛迪的任何旷课现象。

最初,辛迪很难遵守这些协议。前两周,她先后四次在不同的场合下离开了学校,然后治疗师警告说,如果再不上学,她将由家长或学校工作人员贴身陪同。尽管得到这样的警告,但是在接下来的两周内,辛迪仍逃了 15 节下午的课程。紧接着,韦勒先生和阿里亚斯夫人(辛迪的辅导员),在下午上课时轮流陪着辛迪去上课。辛迪在这种条件下不得不去上课了,并获得了协议规定的奖励。在治疗即将结束的时候,虽然这个方法逐渐不用了,但是阿里亚斯夫人告诉辛迪的老师要盯紧她,特别是在课程与课程交替的空隙。

治疗师同时聚焦于培养辛迪应对同辈压力的技巧,包括辛迪可利用的拒绝逃学邀请而不让人有被拒绝感的行为和语言。例如,治疗师鼓励辛迪不要在走廊里徘徊,在那里她可能会遇到同伴邀请他逃学。对她的午饭时间进行调整,这样她就不会被同伴引诱而旷课了。治疗师也帮助辛迪想了一些借口,用来拒绝那些希望她旷课的人。比如,鼓励辛迪对那些人说"不",因为她不得不上学才能通过做家务赚钱(例如,签了合同)。当然,这种做法的另一个目标是为了减少辛迪与这些喜欢旷课的人的接触时间和次数。然而,辛迪为了弥补这一点,在周末会花更多的时间与她的朋友们在一起。

治疗师还与辛迪和她的父母一起工作,提高他们解决问题和沟通技巧的水平。韦勒一家学会了详细说明当前存在的问题,制定解决方案和互相尊重平等交流,并执行和评估解决方案。这个过程的大部分是需要家庭和学校共同协商完成的。虽然这些程序将会减轻家庭的紧张程度,但是对于整体沟通并没有很大的改善。举例说,随着时间的过去,家庭成员仍会经常打断彼此。

在治疗的过程中,治疗师还着重对辛迪的药物滥用进行了观察。他向辛迪说明了大麻和可卡因的潜在危害性,同时还设计了一个时间表,可以帮助她经过一段时间的治疗减少药物使用。但是,这个方法并没有取得多大成功,相反,辛迪稍微增加了药物的使用量,即使大部分是在周末使用。现在唯一能治疗辛迪的方法就只有靠她自己的意志了。

辛迪的治疗历时近4个月,在这段时间里,她的到课率逐渐增加。到治疗结束为止,她大约有90%的时间待在学校里,而且除了两门课之外她的所有课程考试都通过了。那些课程中包括英语,因为她的确很好地完成了她的口头陈述任务。此外,她社交焦虑和抑郁的水平普遍下降了。然而,家庭互动和问题解决的能力仍然没有多大改观。当韦勒太太决定不再进行治疗的时候,辛迪从治疗中解脱出来了——换句话说,辛迪的行为已不再需要承担法律责任了。随后的6个月,通过与辛迪的非正式电话交谈中发现,虽然她与她的父母距离仍比较遥远,但是她的整体表现正常,特别是她的到课率保持平稳。然而,辛迪的药物使用水平没有什么变化。

❀ 问 题 讨 论 ❀

1. 你认为辛迪符合DSM-5的障碍诊断标准吗? 如果是的话,有哪些？说明你的理由。对于这样包含诸多行为问题的个案，单一明确的诊断有何好处和坏处？

2. 探讨个体的不同问题是受整体环境影响的不同表现还是各有其独特的原因？哪些童年因素与现在关系密切？

3. 比较辛迪的行为问题和这本书中描述的其他人的问题。例如，比较她与第二章布拉德利的社交焦虑，与第三章安娜的抑郁，与第九章珍妮弗的物质滥用，以及与第十章史密顿的家庭冲突。讨论哪个个案更严重以及为什么？与其他列出来的个案相比，怎样能正确地区分辛迪的个案并采取对应的治疗方案？辛迪的预后与其他人的有什么不一样呢？

4. 对于一个同时有几种行为问题的年轻人，你会如何调整你的评估方案？哪些问题需要留意？

5. 面对多个行为问题并存的青少年，你会如何调整你的治疗方案？如何将不同的疗法结合起来使用？为什么家庭治疗变得很关键以及如何做好家庭治疗？

6. 辛迪的问题似乎是长期性的，如果你知道她的问题已经持续了一年或更长时间，你会怎样改变对她的评估或者治疗？

7. 预防慢性或多重问题的症状（就像辛迪这样），你该采取哪些办法？治疗慢性的或某几个行为问题并存的青少年，你需要遵守哪些程序？

8. 治疗儿童厌学行为，你认为哪种方法是最有效的，为什么？

第十五章

综合案例三

症　状

雅典娜·盖武茨是一个17岁的美国女孩,具有多民族血统(拉美裔、亚裔)。她因为有自残和其他怪诞行为而被移送到了精神科住院。雅典娜是在十年级的时候转学的,但是在过去的两周只断断续续地上了几次课。雅典娜的父母盖武茨夫妇遵从了临床心理治疗师和学校咨询师的建议,将她带到了医院。雅典娜会做一些用玻璃碎片刮伤她的腿等危险动作,她父母曾发现雅典娜脚踝上的伤口透过短袜往外流血。

治疗师也是基于其他应急症状才做出移送医院的决定。比如,雅典娜的讲话有时语无伦次,有时候即使是连贯的,但是只有她自己能理解,其他人无法理解。在一次会诊中,雅典娜对治疗师说,"我的母亲死了,飘在天花板上",而事实是她的母亲仍然活着而且还和她在一起。当她被要求进一步描述时,她说她只是担心母亲会死,但这种说法依然是比较极端的。她对事物的冷漠同样引起了治疗师的关注,因为她看起来比较沮丧,对上学或卫生不再关心。过去这几周,雅典娜变得越来越不爱整洁、越来越冷漠。

学校咨询师反映,从本学年开始之后雅典娜就一直有怪异行为。比如,上课时,老师们发现她站在走道中间,看着天花板数数。当问雅典娜正在干什么时,她要么不回答,要么就说需要"数天花板上的瓷砖数目,这件事没人能做到"。在谈到雅典娜的时候,学校咨询师说,她的这位学生的确把大量时间花在浴室了,要么洗手,要么同样数着那里的瓷砖数目。事实上,雅典娜是一名很聪明的学生,只要她自己想做,就会在学校里做得很好。在年初学期刚开始的时候,她的学习成绩很好,但是后来却一落千丈了。目前,她的六门课中只有三门课通过了,而且她还面临学习生涯中被第三次留级的风险。然而,这位学校咨询师报告说并没有发现她有明显的自残倾向。

另一个导致雅典娜住院的主要原因是,三周前她曾开着她父母的车以接近每小时 80 英里的速度疾驶在一条繁忙的大街上,雅典娜被开了罚单,她的父母感到疑惑和愤怒。双方发生了激烈争执。雅典娜说,她开着车以非常快的速度沿着大街飞奔着,感到好像有人强迫她这样做似的。当被问及是什么迫使她这么做的时候,她却回答不上来。当被问及是否在其他时候也曾发生过类似行为的时候,她耸耸肩,承认了是这样的。

由于雅典娜过去的荒诞行为,治疗师对她当前的状况格外留心。19 个月前,雅典娜已经被送到了精神科住院病房,因为她用剪刀割大腿,而且经常会发出听不懂的声音(声音是低沉的、表达也很差),在学校的课桌上行走,并说"有一种奇怪的精神缠绕着我"。她还经常指着空地,手指移动,好像在追踪着什么东西似的。当被问及在干什么时,她说她正在"追踪那股精神"。在那 2 个月里,和她目前的经历一样,学业和卫生状况急剧下降。

19 个月前,在这一系列奇怪的事件里,雅典娜还做出了其他的危险行为。比如,她偷了母亲的信用卡,在一个购物中心 4 个小时内刷了价值近 3 000 美元的商品;有时候她还会半夜三更站在自家的屋顶上;在 7 天里与三名同学发生了无保护措施的性行为,其中有一名是女性。最后一件事被她的父母认为是极不寻常,因为雅典娜之前没有性经验,并常常称性行为是"丑陋的"。导致这种反常行为发生的原因是,雅典娜有一种强烈的性冲动,她觉得需要满足,但从那之后她却没有表现出任何性欲望。

雅典娜第一次被送到住院病房时,她很害怕,一开始并没有反应。

当精神科医师对雅典娜进行第一次评估时说,她被某些不可思议的行为阻碍着(她卷着头发并把它们缠在了椅子上),坚持要把床靠近窗户边。由于工作人员认为雅典娜要靠近窗户,有可能是为了打碎玻璃,然后用它们弄伤自己,所以她在房间的行为受到了密切的监视,房间里没有任何可用的玻璃或尖锐物体。

在雅典娜第一次住院期间,由于在这样的集体里待了很长时间,她逐渐变得适应起来,而且也不太可能会伤害自己了。她参加了小组的团体治疗,积极使用抗抑郁药、抗精神病药和其他稳定情绪药物,也开始和大家一起就餐。她唯一不寻常的行为就是表现出一种"恍惚感",主要表现就是盯着天花板,特别是无目标地乱指,头也从一边转到另一边。当被问及为什么这样做时,她只是简单地说,"不得不这样做"。9天后,在被诊断情绪稳定且不会再伤害自己后,雅典娜被同意出院了。

出院后,雅典娜回到学校,继续药物治疗,开始与一些新朋友及家庭成员接触,并同意去见治疗师。虽然她的父母报告了在出院的头7个月里雅典娜有一些轻微的不正常行为,但是这些似乎都没有显示出是无法忍受或是不可控制的。然而,他们遇到麻烦的第一个迹象是在12个月前,这个时候雅典娜的情绪开始变得急躁,摇摆不定。她睡不着,她的父母认为是药物引起的。然而,在她停止服药后,她的行为开始恶化。举例来说,她要么闷闷不乐,要么十分活跃,变化无常的情绪似乎不与任何特定的情境有关,而且几乎每天都在发生。此外,雅典娜也不讲究卫生,穿着很古怪,有时她还坚持说她的床要靠近窗户,这样就可以让她"在早晨能看到鸟儿,在晚上能看到别的东西"。在过去的6个月里,雅典娜还出现了一些更加严重的行为,尤其是自残、冷漠、数数、洗手和用手漫无目的地乱指。

在雅典娜以前待过的同一所医院,新的精神科医师综合考虑了病人的行为、药物治疗史、书面报告以及之前的治疗师、学校咨询师和家长的意见。医师把雅典娜置于严格的监护之下,给她打了镇静剂放松。基于现有资料,这位精神科医师认为雅典娜可能会符合精神病、情绪障碍、人格障碍和焦虑障碍的诊断标准。

评 估

精神病的具体表现是幻觉和妄想,包括缺乏对问题的洞察能力的所有症状。幻觉是指在没有实际刺激的情况下产生了感觉,包括看到一些现实中并不存在的东西,或是当没有声音时会听到一些声音。妄想是指一些怪诞的想法,尽管事实是相反的。常见的是被害妄想,一个人会错误地认为某人或某些事物会伤害他。精神病更广泛的表现还包括幻觉或妄想以外的症状,比如,言语混乱、刻板以及情感迟钝、邋遢等阴性症状。精神分裂症是其中一种比较严重的状况,它影响到人的认知和社会功能的许多领域,并且明显降低人们的工作能力和照顾自己的能力,不能集中注意力。

雅典娜有精神分裂症吗?答案很难确定,因为雅典娜似乎有一些,但并非所有的症状都具备。举例说,她的报告说看到她的母亲飘在天花板上,有时还因为与他人缺乏沟通而感到不安。此外,雅典娜还表现出了一些阴性症状,如对事物表现出冷漠的态度,但这些有可能是由于正常或不正常的情绪改变、物质滥用或器质性原因引起的,虽然她的刻板行为也不正常,但是也并没有达到精神病反应的水平。

评定一个人是否有精神分裂症常用的方法有访谈法和观察法。《情感障碍和精神分裂症评分表(儿童版)》(SADS;Ambrosini,2000),有时被用来评估怪诞行为,就像那些在雅典娜身上表现出来的症状一样。然而,如果一个人语无伦次或过于可疑,那么家庭成员和亲密朋友可能会提供最多的信息,包括症状的发展史、行为的突然变化和过去的家庭混乱。如果病人可以接受的话,那么就可以考虑使用心理测试,青少年版的《明尼苏达多相人格问卷》(MMPI-A;Williams & Butcher,2011)包括测定精神分裂症症状的维度。医学评估也是相当重要的,可以用它来排除机体原因造成的影响,如脑损伤、甲状腺异常、药物滥用等。在雅典娜的个案里,精神病医师安排组织了一个简短的非结构化访谈以评估目前的症状,并充分信赖了治疗师的病历报告史。

雅典娜有情绪障碍吗?情绪障碍一般表现为抑郁症或躁狂症。一些抑郁症状在雅典娜案例中比较明显,比如她感到被社会隔离了,对事物漠不关心的,并有自杀倾向。躁狂发作是指"一段时间内有明显异常且持续的心境高涨、膨胀或易激惹"(APA,2013,p.124),其他常见的症状包括自尊心膨胀、睡眠需要的减少、语速飞快、思维奔逸、易分心、更多地参与目标导向的活动或过度激动,以及过度从事一些存在潜在危险的活动(APA,2013,p.124)。

雅典娜的一些症状已经达到了非常严重的程度。她的情绪经常处于易激惹状态并且变化很快,可以突然从快乐到悲伤或愤怒然后再回到快乐。她的父母说,在雅典娜身边总是感到提心吊胆的,因为他们不清楚她当前的心情,也不清楚对她来说什么东西会引发激烈的反应。此外,雅典娜有冲动的倾向,这些是非常危险的,比如超速驾驶和滥交,她的睡眠也同样有问题。然而,雅典娜并没有思维奔逸的症状。

评估躁狂症或双相情感障碍(躁狂与抑郁反复交替)也可以通过包括使用SADS或相关心理量表的结构化访谈来评估。家庭成员关于日常行为的报告也特别重要。精神科医师询问了雅典娜的父母关于他们女儿的日常行为,发现当要求她做事的时候,她往往会表现出愤怒和蔑视,要么沉默寡言、要么滔滔不绝,很难集中注意力。此外,她偶尔也会兴高采烈地与同龄人喝酒。

雅典娜有人格障碍吗?人格障碍是指一种明显偏离文化期望范围的持久内在体验和行为模式(APA,2013,p.646),其人格模式是普遍的、僵化的和稳定的,通常始于青春期或成年早期,并导致痛苦或功能受损。人格障碍分为以下几大类行为特征:(1)古怪的或不合常规的;(2)戏剧化或过于情绪化的;(3)焦虑的或回避的。第一类包括偏执型人格障碍、分裂样人格障碍和分裂型人格障碍。

偏执型人格障碍的模式是不信任、猜疑他人,对他人往往带有强烈的嫉妒,怀疑别人的忠诚,不愿向他人倾诉。分裂样人格障碍的模式是脱离其他人,缺乏必要的情绪反应,冷漠,缺少激情。分裂型人格障碍的模式是一种严重缺乏人际交往能力，因为奇怪的行为而缺少朋友。这些行为通常包括牵连观念（例如，几乎把所有的事件都归因于个人的原因）、奇幻思维超价观念、先占观念、异常知觉体验，以及古怪的想法和语言。

雅典娜的"精神探寻"和语言表达行为显然是古怪离奇的，可能是人格障碍的表现。摇摆不定的行为也可能预示着边缘型人格障碍。对人格障碍的评估往往会用到心理量表如 MMPI-A 或《Millon 青少年人格量表》(Millon Green & Meagher,1993)，也可以从访谈和观察中得来。

雅典娜有强迫症（OCD）吗？强迫症症状包括：（1）强迫观念，经常性和侵入性的想法、思想、冲动，或图像；（2）强迫行为，重复性行为，如由于固执的思维而对洗手念念不忘。强迫行为可以帮助患者减少强迫观念带来的焦虑感，比如担心会让炉灶一直开着（强迫观念），这样只有通过检查（强迫行为）可以暂时缓解担忧。强迫观念及强迫行为在一段时间会周期性地反复。在雅典娜的个案里，精神科医师诊断出她有强迫症症状，因为她存在不停地数天花板上的瓦片和反复洗手的现象，有时她的奇特想法过程会比较具体，如担心人们会从天花板上走出来，但有时又不会。

对强迫症患者的评估通常是包括访谈、自我监控、观察临床量表测量（例如，《耶鲁-布朗强迫量表（儿童版）》[Scahill et al.,1997]）和自评报告，如《莱顿简明强迫问卷（儿童及青少年版）》(Bamber,Tamplin,Park,Kyte & Goodyer,2002)。在雅典娜的个案中，尽管雅典娜的依从性不是很强，但是她的治疗师仍要求她作自我监控，并检查她的行为。

🖐 风险因素和维持变量 🖐

诸如精神分裂症和严重的情绪障碍这样的精神病的病因，与遗传和其他生物因素有关。与精神分裂症患者遗传上越接近的人越有可能患上精神分裂症。比如，有患精神分裂症的父母或双胞胎兄弟（姐妹）的人比普通人更容易患病(Walder,Faraone,Glatt,Tsuang & Seidman,2014)。

　　精神病也有可能由其他生物因素引起。大脑某些部分的改变或边缘系统的损坏,杏仁核或者额叶皮层可能与精神分裂症阴性症状有关。患有精神分裂症的人通常有产前并发症或出生时体重偏低的(Forsyth,2013)。这些问题可能与脑室增大有关,有时在有阴性精神分裂症状的患者身上可以看到。可能源于遗传的大脑发育的缺陷,在遇到后天的触发因素,如病毒或家庭变故后,激活了精神分裂的症状。记忆和注意力方面的神经心理缺陷以及过量多巴胺也与精神分裂症的阳性症状有关(Lett, Voineskos, Kennedy, Levine & Daskalakis, 2014)。

　　雅典娜的父母报告说盖武茨夫人在怀孕的时候有点困难,她从怀孕到分娩一直都是在一名高资历产科医生的观察下。雅典娜提前了8周出生,出生时仅有5磅,而且是一名多病的新生儿,在日常护理中经常感冒。尽管从幼儿时期就开始出现的健康状况并没有太大问题,但是关键的大脑变化可能已经发生了。盖武茨先生说自己并没有精神分裂症的家族病史,但是他承认曾经在大学期间因患有严重的抑郁症而住院,偶尔需要服用抗抑郁药物来控制情绪。盖武茨夫人说自己没有任何个人的心理疾病,但她母亲确实患有早发性痴呆。父母双方都承认,对于雅典娜的行为举止,家庭冲突也有一定的影响。沟通不畅和充满敌意的情绪表达模式在精神分裂症患者的家庭很常见(Aguilera, Lopez,Breitborde,Kopelowicz & Zarate,2010)。

　　严重情绪障碍的风险因素与那些导致精神病的因素很相似。关键的相似之处就在于家族中关系密切的成员存在着严重抑郁症,就像雅典娜这样的个案一样。在遗传因素方面,神经递质5-羟色胺和去甲肾上腺素的变化有可能导致了情绪障碍。在环境方面,患有躁郁症的青少年往往很少得到家人或朋友的支持,并常常经历情绪调节和社交互动损害(Peters,Henry & West,2015)。

　　雅典娜与其他人的社会交往似乎也容易使她患上严重情绪障碍。雅典娜怪诞的举止往往被亲近的好友们排斥,她说直到几年前她才有一个比较要好的朋友。她偶尔与同伴一起冒险,有时参与不正常或危险的行为,比如喝酒。她的父母并不总是支持她,而且在家里还经常会训斥她、孤立她。

研究人员对青少年人格障碍的前兆也进行了调查。与精神病和严重情绪障碍的情况不同的是人格障碍的心理或环境性的前兆比生物遗传因素更容易发现,尤其是一些一般性的特征(Geiger & Crick,2010;Shiner,2005):

1. 敌对的、偏执的世界观;

2. 情绪激烈、不稳定、不恰当,或情感贫乏;

3. 易冲动;

4. 过于远离或回避亲密关系;

5. 过度自卑、自负,或缺乏自我意识;

6. 怪异的思考方式和行为模式;

7. 缺乏对社会规范和他人需要的关注。

这些特征部分适用于雅典娜的个案。她的情绪状态经常是反复无常的,有时愤怒、有时悲伤、有时开心,有时候也会很平静。情绪控制往往和早期家庭关系密切相关,这一点可能是导致雅典娜出现症状的原因。边缘系统的变化,正如前面描述的作为精神分裂症倾向的一个因素,也是重要原因之一。事实上,分裂样人格障碍和分裂型人格障碍与精神分裂症在症状上有不少重叠。

与雅典娜有关的人格障碍的另一个前兆是冲动行为。雅典娜在某些方面无法控制自己的行为,表现出类似注意缺陷/多动障碍的症状,她在学校难以集中注意力的状况也令人担忧。此外,雅典娜与他人关系疏远,有时候会主动回避,自我形象不稳定,还会有一些奇特的思维和行为模式。当然,其他的前兆似乎并不适用于雅典娜,举例来说,她对他人并无敌意,也没有妄想,同时也会表现出对他人的关心。事实上,她自己也希望有亲密朋友,但认为别人似乎总是想疏远她。

最后,关于强迫症,很多在第二章描述过的关于焦虑的症状同样适用于这里,包括生理反应、负性认知、生活压力事件和家庭模式。强迫症可能与妥瑞氏症(Tourett's Syn-drome)在遗传上有相似之处(Browne,Gair,Scharf & Grice,2014)。比如,患有强迫症的儿童往往有家庭成员强迫或抽搐症状。在大脑各个区域,尤其是基底节、前扣带回和前额叶皮层的变化,也可能是致病因素。在青少年强迫症患者身上也会发现血清素和神经内分泌的变化(Arnsten & Rubia,2012)。但是,在雅典娜的个案中,并没有提到有强迫或抽搐症状家族病史,所以潜在的大脑变化可能更适用于她。

✋ 发 展 方 面 ✋

精神病的发展通常有一两条清晰的路径。许多精神疾病,比如间歇性精神分裂症的发展可分为三个阶段。第一是前驱阶段,这阶段包括长达数月之久的行为上的逐渐恶化,这是一个渐进过程。患者常常对于日常活动及自我照顾都会持有冷漠态度,有一些奇怪的行为,如奇怪的语言或思想、不能够集中注意力、记忆力变差、情绪变化大并与他人有强烈的距离感。前驱期之后就是第二个阶段,称为活跃期或急性期,在这个阶段会出现精神分裂症状,如妄想或幻觉在这个阶段会全面爆发。紧张的外部环境压力如失业或一段重要关系的终结可能会引发这些症状,这时候往往需要进行住院治疗。在经过治疗之后,就进入了第三阶段,患者的机能会回到一个较好的水平,类似于早期的前驱阶段。但是,这个阶段模型并不完全适用于每次发作或每个患者。

在雅典娜的个案中,各阶段区分并不明显。从她停止服用药物到第二次住院期间可视作前驱阶段,但是她的行为是否随着时间的推移而明显恶化,或者她的奇怪行为是否继续保持在同一水平还不清楚。唯一的行为表现是入院前几周她的冷漠和皮肤上的伤痕明显加重了。此外,在雅典娜的个案里,没有一个清晰的活跃期,因为没有发现明显的妄想或幻觉症状。至于最后阶段,雅典娜第一次住院后也并没有回到其初始状态,虽然有一些很奇怪的行为,但是没有什么破坏性(见治疗部分)。

另一个考察精神病发展进程的方式是对这部分人群进行纵向研究。这样的研究往往针对"高风险人群",跟踪调查有患精神分裂症的父母的孩子们,以确定精神分裂症的前兆。正如前面提到的,精神分裂症是一种神经疾病,其生物学基础受遗传倾向性、产前事件,以及大脑和生物化学变化影响。有人认为,精神分裂症可能是一种终身疾病,在儿童期初现端倪,而在青春期晚期或成年期早期恶化。童年时期精神分裂症的迹象,可能包括对压力的过度反应、运动障碍,以及教室里的不当举止,尽管这些症状也会出现在许多其他青少年身上,但是却并不会演变为精神分裂症(Schiffman et al.,2009)。

在雅典娜的个案里,她的确有一些早期的征兆。她在学校常常由于未能保持坐姿而遇到麻烦,也常常因为学校里的一些带来压力的事而长时间哭泣,她的父母说,在二年级的时候雅典娜接受过一次评估,以确定她是否有注意缺陷/多动和学习障碍,结果认为她不符合特殊教育的要求,她的不良行为通过课堂干预是可以得到控制的。直到近期,雅典娜还会继续在压力下做出比较激烈甚至是爆发性的反应。许多患有精神分裂症的青少年仍然有明显的其他障碍的症状,在成年以后也是如此。因此,雅典娜在成年后仍然会面临这样的问题。

躁狂或双相障碍的发展进程也可能涉及一些早期迹象。最终发展为双相障碍的孩子经常会被描述为易怒的、有攻击性的、多动的、容易心烦意乱的、情绪不稳定的。在青春期早期,他们有时被形容为兴奋的、浮夸的、偏执的,思维和语速都很快(Miklowitz & Cicchetti,2010)。到了青春期中期和晚期,有些人会有明显的躁狂与抑郁症状,尽管也有许多人没有出现这样的症状。

雅典娜有不少这类症状,它们与精神分裂症的早期症状有重叠。例如,她是一个容易被激怒的孩子,稍有不如意便会发作,而且由于她容易分心,因此不能完成学校布置的功课。她在学校的过于活跃让老师有种挫败感,但是还没有达到服药或需要行为矫正的那种地步。另一方面,雅典娜对别人没有表现出攻击性,如前所述,她从来没有真正的夸大或偏执症状。至于其他早期迹象,诸如过度兴奋或压抑的想法和言论,也只是偶尔出现。就双相障碍而言,有利的预后因素包括症状出现晚、药物治疗的维持和少有的复发(Geller, Tillman, Bolhofner & Zimerman, 2008)。在雅典娜的个案里,鉴于她复杂的症状,关于这些问题的长期结果还不清楚。

关于人格障碍,根据行为上的一般趋势,可以由一个人早期行为预测到以后的问题。如果一个人小时候行为受到抑制,那么他更可能发展为焦虑或回避型的人格障碍;如果一个人在小时候生活中由于健康问题而依赖父母,那么他就可能发展为依赖型人格障碍;如果一个人在孩童时期在依恋父母方面存在问题,那么他会有可能发展为情绪失调的人格障碍(例如分裂型人格障碍、边缘型人格障碍)。然而,在这领域的研究是有局限的。在雅典娜的个案里,她的父母往往纵容、忍受,甚至强化她早期的一些古怪行为。比如说,雅典娜的母亲鼓励女儿穿不同寻常的服装,而且父母双方都会默许雅典娜在公共场所可以有夸张的和不恰当的行为。

最后,关于强迫症,我们需要注意许多儿童都有轻微的仪式性行为,如计数或者有些"不得不做"的事。随着孩子们社会化程度越来越高,并且对各种活动都感兴趣之后,这些行为在童年中期往往会逐渐消失(Evans, Hersperger & Capaldi, 2011)。强大的生物遗传倾向、父母的榜样作用和对强迫行为的强化,可以诱发一些儿童继续保持早期的仪式性动作,并最终发展成为强迫症。然而,在雅典娜的个案里,没有出现早期的仪式性动作,尽管她有时也会有古怪的或强迫性的思维或言论,却没有重复性的、侵入性的和过于荒诞的念头。

治　疗

患有精神病和/或严重情绪障碍的青少年,往往需要住院和药物治疗,以及旨在巩固药物治疗效果和解决个人和家庭问题的心理治疗相互配合,以防止复发。在雅典娜的个案里,所有的手段都用上了。在住院期间,她与工作人员和其他病人一起参加团体和个人的治疗。这些治疗聚焦于如何与他人重建关系并提高雅典娜改进人际关系的意愿,分享最近的亲身经历。在住院期间,她还逐步学会了回应他人的技巧,但是,她主动发起谈话的水平仍很有限。

医院对雅典娜自残行为的治疗也做了一些努力。治疗师对她进行了定期探望,期间还专门讨论了这个问题,但雅典娜不能解释她为何要这样做。治疗师进一步探究了该行为的原因,还有在自残之前究竟有何种情绪或何种事件发生。雅典娜说,当情绪激动时,她认为自残可以帮助集中注意力、使自己冷静下来。有时候这是在与父母发生争吵之后发生的,但是她更多的自残行为是发生在她不知道为什么而感到焦虑或身体不适的时候。

精神科医生根据雅典娜的症状和自残的经历,给她开了四种药物。首先是情绪稳定药物卡马西平(Tegretol),它可以起到平静和镇静的效果,帮助减少躁动和攻击性;第二种是非典型抗精神病药物再普乐(Zyprexa);第三种是抗抑郁药物帕罗西汀(Paxil);第四种是抗焦虑药物劳拉西泮(Ativan)。雅典娜和她的父母还被告知了每种药物的剂量、副作用和使用时机。在精神科医师确认雅典娜情绪是稳定的,且不会再割伤或用其他任何方式伤害自己后,她被允许出院了。

雅典娜出院后,并没有被直接送回家,而是送到了可以提供住宿的暂住机构,在那里她将适应性地居住一段时间,之后再继续与她的父母生活。在这里,有7名具有类似行为及情绪问题的青少年。雅典娜坚持每天按时服药,参加集体心理治疗,完成各项杂务,并定期地拜访父母。这样安排的目的是为了密切监测雅典娜的情绪以及药物的副作用,提高其社会互动能力和支持性,并帮助她再次成为一名正常的成年人。雅典娜在这里住了四个礼拜,之前只是偶尔回家,后来逐渐在父母家里待得越来越久了(例如整个周末时间)。在这期间,雅典娜参与了集体活动,并结交了两个好朋友。此外,出于治疗需要,她的药品稍有调整,她的父母也重新加入了心理治疗。

对患有精神病或严重情绪障碍的青少年进行心理干预通常需要关注家庭成员(Miklowitz,2014)。这涉及一些心理教育工作,包括对患者的障碍的相关知识的介绍、沟通和问题解决技巧训练等,以帮助他们有效解决冲突并防止复发。有关严重情绪障碍的教育包括识别特定症状的信息,理解青春期是非常容易复发的关键期,接受药物治疗可能是长期和必要的这一事实。更进一步的聚焦于家庭成员的治疗则尝试将青少年的人格特点和精神病/情绪障碍的症状区分开来,并帮助家庭成员认识和应对可触发病症复发的压力事件。

在雅典娜的个案里,因为家庭成员已有一定的了解,所以有关雅典娜的病症和症状的教育不是十分必要。更有效的是为家庭提供解决问题的策略让他们有效解决问题而不是付诸争吵。治疗中鼓励每个家庭成员以自己的方式表述过去一个星期中发生的问题(如雅典娜放学晚了;妈妈莫名其妙地冲我大声喊),并写下可能的解决办法。接着,让他们在家中讨论这个问题。然后,全面比较各种潜在的解决方案,选择一个大家都能接受的方案,并组织实施和评价。治疗师在这个过程中还加入了沟通技巧培训,让每个家庭成员发言,其他人则在认真倾听、理解之后做出回应。

一开始,雅典娜的家人很难配合治疗,因为他们习惯了回避冲突,习惯了偶尔的大吵大闹。但是,雅典娜和她的父母被告知,只有积极配合才能避免雅典娜旧病复发,再次住院。因此,他们参与了治疗,并尽最大努力地执行好每一步的治疗程序。随着时间的推移,他们制订了一些规则,并学会在问题出现后尽快解决而不是任其恶化。治疗的一个好的结果是在家庭里的压力缓解了,这使得雅典娜的父母能够更好地监督女儿的情绪和用药情况。用药情况偶尔会出现问题,因为雅典娜常常抱怨药品数量太多,但她的治疗师、精神科医师和父母会给予她实质性的赞扬和其他奖励,鼓励她继续当前的治疗方案。

随后,治疗师还与盖武茨家庭一起,试图区分雅典娜正常的情绪起伏与症状。这方面只取得了部分成功,因为当雅典娜变得闷闷不乐时,她的家长就会向精神科医师埋怨需要对药物做出改变。治疗师指出，每个人尤其是青少年，在一天内或一周内会经常发生微妙的情绪变化，情绪甚至会发生完全相反的变化。治疗师帮助家庭识别哪些行为不能放任的，哪些行为是值得关注的，包括任何形式的自我伤害、严重对抗、高度冲动的或具危险性的行为，以及重复的仪式。

雅典娜的情况在第二年基本稳定。她不再表现出任何自残行为，偶尔会说些奇怪的话。她的情绪基本平稳，有时候也会激动。此外，她的仪式性动作也基本消失了。偶尔雅典娜也会表现得很冲动，并需要相当大的帮助才能完成高中学业。她和她的家人仍在治疗中，同时雅典娜也继续与父母在一起生活。雅典娜似乎明白，她需要家人的长期照顾和关怀，特别是因为她仍然不能确定她以后的人生方向。

☙ 问 题 讨 论 ❧

1. 如果是你，你会对雅典娜下什么样的诊断？仔细参照 DSM - 5，观察雅典娜的症状是否真正符合本章中提到的障碍诊断标准？对此个案，你觉得哪个是最主要的诊断？

2. 雅典娜的哪些行为可被视为正常的青春期行为？如果排除这些行为，那么雅典娜是否符合某种精神障碍的诊断标准？

3. 考虑一下青少年自残的可能原因。包括如果没有任何精神障碍青少年在什么情况下会伤害自己？你将采取何种措施来应对这种情况？

4. 当评估一个人是否有妄想或幻觉的时候，你认为应该问什么？如何问？如果有人说听见声音，那么你想知道一些怎样的信息呢？

5. 讨论家庭成员在治疗青少年严重行为问题时的重要性。你是否认为家庭成员能影响有这些问题的青少年，还是说单纯的心理或药物治疗才是更有效的？雅典娜在住院结束后是否应该直接回家？

6. 在治疗青少年精神分裂症或严重的双相障碍时，哪些是需要考虑的伦理问题？如果青少年不愿服用药物，可能会发生什么？

7. 精神分裂症患者经常被媒体描绘为危险人物。为什么会出现这样的情况？心理卫生专业人员应该怎样做才能消除这样的误区？

8. 雅典娜可能因为精神疾病而面临来自同龄人的羞辱，你怎么能够减轻这种羞辱呢？

9. 在本书提到的案例中，你最想与哪个一起工作？为什么？

参 考 文 献

Achenbach, T. M., & Rescorla, L. A. (2001). *Manual for the ASEBA school-age forms & profiles*. Burlington, VT: University of Vermont Research Center for Children, Youth, & Families.

Aguilera, A., Lopez, S. R., Breitborde, N. J. K., Kopelowicz, A., & Zarate, R. (2010). Expressed emotion and sociocultural moderation in the course of schizophrenia. *Journal of Abnormal Psychology, 119*, 875–885.

Ahn, M. S., & Frazier, J. A. (2004). Diagnostic and treatment issues in childhood-onset bipolar disorder. *Essential Psychopharmacology, 6*, 25–44.

Althoff, R. R., Ayer, L. A., Crehan, E. T., Rettew, D. C., Baer, J. R., & Hudziak, J. J. (2012). Temperamental profiles of dysregulated children. *Child Psychiatry and Human Development, 43*, 511–522.

Ambrosini, P. J. (2000). Historical development and present status of the schedule for affective disorders and schizophrenia for school-age children (K-SADS). *Journal of the American Academy of Child and Adolescent Psychiatry, 39*, 49–58.

American Psychiatric Association. (2013). *Diagnostic and statistical manual of mental disorders* (5th ed.). Washington, DC: American Psychiatric Association.

Anastopoulos, A. D., Smith, T. F., Garrett, M. E., Morrissey-Kane, E., Schatz, N. K., Sommer, J. L., … Ashley-Koch, A. (2011). Self-regulation of emotion, functional impairment, and comorbidity among children with AD/HD. *Journal of Attention Disorders, 15*, 583–592.

Anderson, D. A., Lundgren, J. D., Shapiro, J. R., & Paulosky, C. A. (2004). Assessment of eating disorders: Review and recommendations for clinical use. *Behavior Modification, 28*, 763–782.

Arnsten, A. F. T., & Rubia, K. (2012). Neurobiological circuits regulating attention, cognitive control, motivation, and emotion: Disruptions in neurodevelopmental psychiatric disorders. *Journal of the American Academy of Child and Adolescent Psychiatry, 51*, 356–367.

Auerbach, R. P., & Ho, M.-H. R. (2012). A cognitive-interpersonal model of adolescent depression: The impact of family conflict and depressogenic cognitive styles. *Journal of Clinical Child and Adolescent Psychology, 41*, 792–802.

Bamber, D., Tamplin, A., Park, R. J., Kyte, Z. A., & Goodyer, I. (2002). Development of a short Leyton obsessional inventory for children and adolescents. *Journal of the American Academy of Child and Adolescent Psychiatry, 41*, 1246–1252.

Barbaresi, W. J., Colligan, R. C., Weaver, A. L., Voigt, R. G., Killian, J. M., & Katusic, S. K. (2013). Mortality, ADHD, and psychosocial adversity in adults with childhood ADHD: A prospective study. *Pediatrics, 131*, 637–644.

Barkley, R. A. (2013). *Taking charge of ADHD: The complete, authoritative guide for parents* (3rd ed.). New York: Guilford.

Barnes, H. L., & Olson, D. H. (1985). Parent–adolescent communication and the circumplex model. *Child Development, 56*, 438–447.

Baroni, A., Hernandez, M., Grant, M. C., & Faedda, G. L. (2012). Sleep disturbances in pediatric bipolar disorder: A comparison between bipolar I and bipolar NOS. *Frontiers in Psychiatry, 3*, 1–5.

Bayley, N. (2005). *Bayley scales of infant and toddler development* (3rd ed.). San Antonio, TX: Harcourt.

Beck, A. T., & Haigh, E. A. P. (2014). Advances in cognitive theory and therapy: The generic cognitive model. *Annual Review of Clinical Psychology, 10*, 1–24.

Beidel, D. C., Turner, S. M., & Morris, T. L. (2000). *Social phobia and anxiety inventory for children: Manual.* North Tonawanda, NY: Multi-Health Systems.

Berkman, N. D., Lohr, K. N., & Bulik, C. M. (2007). Outcomes of eating disorders: A systematic review of the literature. *International Journal of Eating Disorders, 40*, 293–309.

Berkout, O. V., Young, J. N., & Gross, A. M. (2011). Mean girls and bad boys: Recent research on gender differences in conduct disorder. *Aggression and Violent Behavior, 16*, 503–511.

Berninger, V. W., Nielsen, K. H., Abbott, R. D., Wijsman, E., & Raskind, W. (2008). Writing problems in developmental dyslexia: Under-recognized and under-treated. *Journal of School Psychology, 46*, 1–21.

Berridge, C. W., & Arnsten, A. F. T. (2015). Catecholamine mechanisms in the prefrontal cortex: Proven strategies for enhancing higher cognitive function. *Current Opinion in Behavioral Sciences, 4*, 33–40.

Biederman, J., Petty, C. R., Clarke, A., Lomedico, A., & Faraone, S. V. (2011). Predictors of persistent ADHD: An 11-year follow-up study. *Journal of Psychiatric Research, 45*, 150–155.

Biederman, J., Petty, C. R., Dolan, C., Hughes, S., Mick, E., Monuteaux, M. C., & Faraone, S. V. (2008). The long-term longitudinal course of oppositional defiant disorder and conduct disorder in ADHD boys: Findings from a controlled 10-year prospective longitudinal follow-up study. *Psychological Medicine, 38*, 1027–1036.

Billstedt, E., Gillberg, C., & Gillberg, C. (2005). Autism after adolescence: Population-based 13- to 22-year follow-up study of 120 individuals with autism diagnosed in childhood. *Journal of Autism and Developmental Disorders, 35*, 351–360.

Birmaher, B., Axelson, D., Goldstein, B., Monk, K., Kalas, C., Obreja, M., … Kupfer, D. (2010). Psychiatric disorders in preschool offspring of parents with bipolar disorder: The Pittsburgh bipolar offspring study (BIOS). *American Journal of Psychiatry, 167*, 321–330.

Birmaher, B., Axelson, D., Strober, M., Gill, M. K., Valeri, S., Chiappetta, L., ... Keller, M. (2006). Clinical course of children and adolescents with bipolar spectrum disorders. *Archives of General Psychiatry, 63,* 175–183.

Bloom, J. S., Garcia-Barrera, M. A., Miller, C. J., Miller, S. R., & Hynd, G. W. (2013). Planum temporale morphology in children with developmental dyslexia. *Neuropsychologia, 51,* 1684–1692.

Boldrini, M., & Mann, J. J. (2015). Depression and suicide. In M. J. Zigmond, L. P. Rowland, & J. T. Coyle (Eds.), *Neurobiology of brain disorders: Biological basis of neurological and psychiatric disorders* (pp. 709–733). San Diego, CA: Elsevier.

Briere, J. (1996). *Trauma symptom checklist for children.* Lutz, FL: Psychological Assessment Resources.

Browne, H. A., Gair, S. L., Scharf, J. M., & Grice, D. E. (2014). Genetics of obsessive-compulsive disorder and related disorders. *Psychiatric Clinics of North America, 37,* 319–335.

Butcher, F., Kretschmar, J. M., Lin, Y., Flannery, D. J., & Singer, M. I. (2014). Analysis of the validity scales in the trauma symptom checklist for children. *Research on Social Work Practice, 24,* 695–704.

Calhoon, M. B., Sandow, A., & Hunter, C. V. (2010). Reorganizing the instructional reading components: Could there be a better way to design remedial reading programs to maximize middle students with reading disabilities' response to treatment? *Annals of Dyslexia, 60,* 57–85.

Carrion-Castillo, A., Franke, B., & Fisher, S. E. (2013). Molecular genetics of dyslexia: An overview. *Dyslexia, 19,* 214–240.

Chassin, L., Beltran, I., Lee, M., Haller, M., & Villalta, I. (2010). Vulnerability to substance use disorders in childhood and adolescence. In R. E. Ingram & J. M. Price (Eds.), *Vulnerability to psychopathology: Risk across the lifespan* (2nd ed., pp. 113–140). New York: Guilford.

Chiocca, E. M. (2015). *Advanced pediatric assessment* (2nd ed.). New York: Springer.

Chorpita, B. F., Moffitt, C. E., & Gray, J. (2005). Psychometric properties of the revised child anxiety and depression scale in a clinical sample. *Behaviour Research and Therapy, 43,* 309–322.

Cicchetti, D., Rogosch, F. A., & Thibodeau, E. L. (2012). The effects of child maltreatment on early signs of antisocial behavior: Genetic moderation by tryptophan hydroxylase, serotonin transporter, and monoamine oxidase A genes. *Development and Psychopathology, 24,* 907–928.

Clauss, J. A., & Blackford, J. U. (2012). Behavioral inhibition and risk for developing social anxiety disorder: A meta-analytic study. *Journal of the American Academy of Child and Adolescent Psychiatry, 51,* 1066–1075.

Cohen, J. A., & Mannarino, A. P. (2015). Trauma-focused cognitive behavior therapy for traumatized children and families. *Child and Adolescent Psychiatric Clinics of North America, 24,* 557–570.

Compas, B. E., Jaser, S. S., Dunn, M. J., & Rodriguez, E. M. (2012). Coping with chronic illness in childhood and adolescence. *Annual Review of Clinical Psychology, 8,* 455–480.

Conners, C. K. (1999). *Conners ADHD/DSM-IV scales.* North Tonawanda, NY: Multi-Health Systems.

Conners, C. K. (2008). *Conners third edition (Conners 3).* Los Angeles, CA: Western Psychological Services.

Conners, C. K. (2014). *Conners continuous performance test* (3rd ed.). North

Tonawanda, NY: Multi-Health Systems.

Coon, K. B., Waguespack, M. M., & Polk, M. J. (1994). *Dyslexia screening instrument*. San Antonio, TX: Pearson.

Cortese, S., Holtmann, M., Banaschewski, T., Buitelaar, J., Coghill, D., Danck-aerts, M., … Sergeant, J. (2013). Practitioner review: Current best practice in the management of adverse events during treatment with ADHD medications in children and adolescents. *Journal of Child Psychology and Psychiatry, 54*, 227–246.

Cosgrove, V. E., Roybal, D., & Chang, K. D. (2013). Bipolar depression in pediatric populations. *Pediatric Drugs, 15*, 83–91.

Crooks, C. V., & Wolfe, D. A. (2007). Child abuse and neglect. In E. J. Mash & R. A. Barkley (Eds.), *Assessment of childhood disorders* (4th ed., pp. 639–684). New York: Guilford.

Cubillo, A., Halari, R., Smith, A., Taylor, E., & Rubia, K. (2012). A review of fronto-striatal and fronto-cortical brain abnormalities in children and adults with attention deficit hyperactivity disorder (ADHD) and new evidence for dysfunction in adults with ADHD during motivation and attention. *Cortex, 48*, 194–215.

De Brito, S. A., & Hodgins, S. (2009). Antisocial personality disorder. In M. McMurran & R. Howard (Eds.), *Personality, personality disorder and violence* (pp. 133–153). Malden, MA: Wiley.

Demeter, C. A., Youngstrom, E. A., Carlson, G. A., Frazier, T. W., Rowles, B. M., Lingler, J., … Find-ling, R. L. (2013). Age differences in the phenomenology of pediatric bipolar disorder. *Journal of Affective Disorders, 147*, 295–303.

Diler, R. S., Uguz, S., Seydaoglu, G., Erol, N., & Avci, A. (2007).

Differentiating bipolar disorder in Turkish prepubertal children with attention-deficit hyperactivity disorder. *Bipolar Disorders, 9*, 243–251.

Douaihy, A., & Daley, D. C. (Eds.). (2014). *Substance use disorders*. New York: Oxford.

Duffy, A. (2012). The nature of the asso-ciation between childhood ADHD and the development of bipolar dis-order: A review of prospective high-risk studies. *American Journal of Psy-chiatry, 169*, 1247–1255.

Dunn, L. M., & Dunn, D. M. (2006). *PPVT™-4: Peabody picture vocabulary test* (4th ed.). Bloomington, MN: Pearson.

DuPaul, G. J., & Stoner, G. (2014). *ADHD in the schools: Assessment and intervention strategies*. New York: Guilford.

Durand, V. M., & Moskowitz, L. (2015). Functional communication training: Thirty years of treating challenging behavior. *Topics in Early Childhood Special Education, 2015*, 1–11.

Eaton, W. W., Shao, H., Nestadt, G., Lee, B. H., Bienvenu, O. J., & Zandi, P. (2008). Population-based study of first onset and chronicity in major depressive disorder. *Archives of General Psychiatry, 65*, 513–520.

Edmonds, M. S., Vaughn, S., Wexler, J., Reutebuch, C., Cable, A., Tackett, K. K., & Schnakenberg, J. W. (2009). A synthesis of reading interventions and effects on reading comprehension outcomes for older struggling readers. *Review of Educational Research, 79*, 262–300.

Eisen, A. R., Spasaro, S. A., Brien, L. K., Kearney, C. A., & Albano, A. M. (2004). Parental expectancies and childhood anxiety disorders: Psycho-metric properties of the Parental Expectancies Scale. *Journal of Anxiety Disorders, 18*, 89–109.

Escamilla, I., Wozniak, J., Soutullo, C. A., Gamazo-Garran, P., Figueroa-Quintana, A., & Biederman, J. (2011). Pediatric bipolar disorder in a Spanish sample: Results after 2.6 years of follow-up. *Journal of Affective Disorders, 132*, 270–274.

Essex, M. J., Klein, M. H., Slattery, M. J., Goldsmith, H. H., & Kalin, N. H. (2010). Early risk factors and developmental pathways to chronic high inhibition and social anxiety disorder in adolescence. *American Journal of Psychiatry, 167*, 40–46.

Evans, D. W., Hersperger, C., & Capaldi, P. A. (2011). Thought-action fusion in childhood: Measurement, development, and association with anxiety, rituals and other compulsive-like behaviors. *Child Psychiatry and Human Development, 42*, 12–23.

Eyberg, S. M., & Pincus, D. (1999). *Eyberg child behavior inventory and Sutter-Eyberg behavior inventory-revised: Professional manual.* Odessa, FL: Psychological Assessment Resources.

Faraone, S. V., Lasky-Su, J., Glatt, S. J., Van Eerdewegh, P., & Tsuang, M. T. (2006). Early onset bipolar disorder: Possible linkage to chromosome 9q34. *Bipolar Disorders, 8*, 144–151.

Foley, K.-R., Jacoby, P., Girdler, S., Bourke, J., Pikora, T., Lennox, N., ... Leonard, H. (2013). Functioning and post-school transition outcomes for young people with Down syndrome. *Child: Care, Health and Development, 39*, 789–800.

Ford, J. D., & Courtois, C. A. (Eds.). (2013). *Treating complex traumatic stress disorders in children and adolescents: Scientific foundations and therapeutic models.* New York: Guilford.

Forsyth, J. K., Ellman, L. M., Tanskanen, A., Mustonen, U., Huttunen, M. O., Suvisaari, J., & Cannon, T. D. (2013). Genetic risk for schizophrenia, obstetric complications, and adolescent school outcome: Evidence for gene-environment interaction. *Schizophrenia Bulletin, 39*, 1067–1076.

Fox, L., Carta, J., Strain, P. S., Dunlap, G., & Hemmeter, M. L. (2010). Response to intervention and the pyramid model. *Infants and Young Children, 23*, 3–13.

Frick, P. J. (2012). Developmental pathways to conduct disorder: Implications for future directions in research, assessment, and treatment. *Journal of Clinical Child and Adolescent Psychology, 41*, 378–389.

Frick, P. J., & Nigg, J. T. (2012). Current issues in the diagnosis of attention deficit hyperactivity disorder, oppositional defiant disorder, and conduct disorder. *Annual Review of Clinical Psychology, 8*, 77–107.

Frick, P. J., Ray, J. V., Thornton, L. C., & Kahn, R. E. (2014). A developmental psychopathology approach to understanding callous-unemotional traits in children and adolescents with serious conduct problems. *Journal of Child Psychology and Psychiatry, 55*, 532–548.

Friedberg, R. D., McClure, J. M., & Garcia, J. H. (2009). *Cognitive therapy techniques with children and adolescents: Tools for enhancing practice.* New York: Guilford.

Gabriele, S., Sacco, R., & Persico, A. M. (2014). Blood serotonin levels in autism spectrum disorder: A systematic review and meta-analysis. *European Neuropsychopharmacology, 24*, 919–929.

Galanter, M., Kleber, H. D., & Brady, K. T. (Eds.). (2015). *The American Psychiatric publishing textbook of substance abuse treatment.* Arlington, VA: American Psychiatric Publishing.

Garner, D. M. (1997). Psychoeducational principles in treatment. In D. M. Garner & P. E. Garfinkel (Eds.), *Handbook of treatment for eating disorders*

(2nd ed., pp. 145–177). New York: Guilford.

Garner, D. M., & Keiper, C. D. (2010). Anorexia and bulimia. In J. C. Thomas & M. Hersen (Eds.), *Handbook of clinical psychology competencies* (pp. 1429–1460). New York: Springer.

Geiger, T. C., & Crick, N. R. (2010). Developmental pathways to personality disorders. In R. E. Ingram & J. M. Price (Eds.), *Vulnerability to psychopathology: Risk across the lifespan* (2nd ed., pp. 57–112). New York: Guilford.

Geller, B., Craney, J. L., Bolhofner, K., DelBello, M. P., Williams, M., & Zimerman, B. (2001). One-year recovery and relapse rates of children with a prepubertal and early adolescent bipolar disorder phenotype. *American Journal of Psychiatry, 158,* 303–305.

Geller, B., Tillman, R., Bolhofner, K., & Zimerman, B. (2008). Child bipolar I disorder: Prospective continuity with adult bipolar I disorder; characteristics of second and third episodes; predictors of 8-year outcome. *Archives of General Psychiatry, 65,* 1125–1133.

Geller, B., Tillman, R., Craney, J. L., & Bolhofner, K. (2004). Four-year prospective outcome and natural history of mania in children with a prepubertal and early adolescent bipolar disorder phenotype. *Archives of General Psychiatry, 61,* 459–467.

Gil, E. (2015). *Play in family therapy* (2nd ed.). New York: Guilford.

Gilliam, J. E. (2002). *Conduct disorder scale.* Austin, TX: Pro-Ed.

Goldenberg, H., & Goldenberg, I. (2013). *Family therapy: An overview* (8th ed.). Belmont, CA: Cengage.

Goldin, R. L., Matson, J. L., & Cervantes, P. E. (2014). The effect of intellectual disability on the presence of comorbid symptoms in children and adolescents with autism spectrum disorder. *Research in Autism Spectrum Disorders, 8,* 1552–1556.

Gonzalez, G. F., Zaric, G., Tijms, J., Bonte, M., Blomert, L., & van der Molen, M. W. (2014). Brain-potential analysis of visual word recognition in dyslexics and typically reading children. *Frontiers in Human Neuroscience, 8,* 1–14.

Gordis, E. B., & Margolin, G. (2001). The family coding system: Studying the relation between marital conflict and family interaction. In P. K. Kerig & K. M. Lindahl (Eds.), *Family observational coding systems: Resources for systemic research* (pp. 111–125). Mahwah, NJ: Lawrence Erlbaum.

Gotlib, I. H., & Hammen, C. L. (Eds.). (2014). *Handbook of depression* (3rd ed.). New York: Guilford.

Gracious, B. L., Youngstrom, E. A., Findling, R. L., & Calabrese, J. R. (2002). Discriminative validity of a parent version of the young mania rating scale. *Journal of the American Academy of Child and Adolescent Psychiatry, 41,* 1350–1359.

Granpeesheh, D., Tarbox, J., Najdowski, A. C., & Kornack, J. (2014). *Evidence-based treatment for children with autism: The CARD model.* Waltham, MA: Academic.

Grave, R. D., Calugi, S., Ghoch, M. E., Conti, M., & Fairburn, C. G. (2014). Inpatient cognitive behavior therapy for adolescents with anorexia nervosa: Immediate and longer-term effects. *Frontiers in Psychiatry, 5,* 1–7.

Guarda, A. S. (2008). Treatment of anorexia nervosa: Insights and obstacles. *Physiology and Behavior, 94,* 113–120.

Hammen, C., Rudolph, K. D., & Abaied, J. L. (2014). Child and adolescent depression. In E. J. Mash & R. A. Barkley (Eds.), *Child psychopathology*

(3rd ed., pp. 225–263). New York: Guilford.

Hannel, G. (2013). *Dyscalculia: Action plans for successful learning in mathematics.* New York: Routledge.

Hardman, M. L., Drew, C. J., & Egan, M. W. (2014). *Human exceptionality: School, community, and family* (11th ed.). Belmont, CA: Cengage.

Harrison, P. L., & Oakland, T. (2015). *Adaptive behavior assessment system (ABAS-3)* (3rd ed.). San Antonio, TX: Pearson.

Hayden, E. P., & Mash, E. J. (2014). Child psychopathology: A developmental-systems perspective. In E. J. Mash & R. A. Barkley (Eds.), *Child psychopathology* (3rd ed., pp. 3–74). New York: Guilford.

Haynos, A. F., Field, A. E., Wilfley, D. E., & Tanofsky-Kraff, M. (2015). A novel classification paradigm for understanding the positive and negative outcomes associated with dieting. *International Journal of Eating Disorders, 48,* 362–366.

Henggeler, S. W. (2015). Effective family-based treatments for adolescents with serious antisocial behavior. In J. Morizot & L. Kazemian (Eds.), *The development of criminal and antisocial behavior* (pp. 461–475). Switzerland: Springer.

Henggeler, S. W., Cunningham, P. B., Rowland, M. D., & Schoenwald, S. K. (2012). *Contingency management for adolescent substance abuse: A practitioner's guide.* New York: Guilford.

Heyman, R. E. (2004). Rapid marital interaction coding system. In P. K. Kerig & D. H. Baucom (Eds.), *Couple observational coding systems* (pp. 67–94). Mahwah, NJ: Erlbaum.

Hirshfeld-Becker, D. R., Micco, J., Henin, A., Bloomfield, A., Biederman, J., & Rosenbaum, J. (2008). Behavioral inhibition. *Depression and Anxiety, 25,* 357–367.

Hofmann, S. G., & DiBartolo, P. M. (Eds.). (2014). *Social anxiety: Clinical, developmental, and social perspectives* (3rd ed.). San Diego, CA: Elsevier.

Ingul, J. M., Klockner, C. A., Silverman, W. K., & Nordahl, H. M. (2012). Adolescent school absenteeism: Modelling social and individual risk factors. *Child and Adolescent Mental Health, 17,* 93–100.

Iuculano, T., & Kadosh, R. C. (2014). Preliminary evidence for performance enhancement following parietal lobe stimulation in developmental dyscalculia. *Frontiers in Human Neuroscience, 8,* 1–10.

Jackson, C., Geddes, R., Haw, S., & Frank, J. (2012). Interventions to prevent substance use and risky sexual behaviour in young people: A systematic review. *Addiction, 107,* 733–747.

Jarvis, P. E., & Barth, J. T. (1994). *The Halstead-Reitan neuropsychological battery: A guide to interpretation and clinical applications.* Odessa, FL: Psychological Assessment Resources.

Johnson, C. J., Beitchman, J. H., & Brownlie, E. B. (2010). Twenty-year follow-up of children with and without speech-language impairments: Family, educational, occupational, and quality of life outcomes. *American Journal of Speech-Language Pathology, 19,* 51–65.

Johnston, L. D., O'Malley, P. M., Miech, R. A., Bachman, J. G., & Schulenberg, J. E. (2015). *Monitoring the future national survey results on drug use: 1975-2014: Overview, key findings on adolescent drug use.* Ann Arbor, MI: Institute for Social Research, University of Michigan.

Joshi, G., & Wilens, T. (2015). Comorbid conditions in youth with and at risk for bipolar disorder. In S. M. Strakowski, M. P. DelBello, & C. M. Adler (Eds.), *Bipolar disorder in youth:*

Presentation, treatment and neurobiology (pp. 56–93). New York: Oxford.

Kandel, D., & Kandel, E. (2015). The gateway hypothesis of substance abuse: Developmental, biological and societal perspectives. *Acta Paediatrica, 104*, 130–137.

Kaufman, J., Birmaher, B., Brent, D., Rao, U., Flynn, C., Moreci, P., ... Ryan, N. (1997). Schedule for affective disorders and schizophrenia for school-aged children—Present and lifetime version (K-SADS-PL): Initial reliability and validity data. *Journal of the American Academy of Child and Adolescent Psychiatry, 36*, 980–988.

Kazdin, A. E. (2015). Psychosocial treatments for conduct disorder in children and adolescents. In P. E. Nathan & J. M. Gorman (Eds.), *A guide to treatments that work* (4th ed., pp. 141–174). New York: Oxford.

Kearney, C. A. (2005). *Social anxiety and social phobia in youth: Characteristics, assessment, and psychological treatment.* New York: Springer.

Kearney, C. A. (2006). Confirmatory factor analysis of the school refusal assessment scale-revised: Child and parent versions. *Journal of Psychopathology and Behavioral Assessment, 28*, 139–144.

Kearney, C. A. (2007). Forms and functions of school refusal behavior in youth: An empirical analysis of absenteeism severity. *Journal of Child Psychology and Psychiatry, 48*, 53–61.

Kearney, C. A. (2008). School absenteeism and school refusal behavior in youth: A contemporary review. *Clinical Psychology Review, 28*, 451–471.

Kearney, C. A., & Albano, A. M. (2007). *When children refuse school: A cognitive-behavioral therapy approach / therapist's guide* (2nd ed.). New York: Oxford University Press.

Kearney, C. A., & Drake, K. (2002). Social phobia. In M. Hersen (Ed.),

Clinical behavior therapy: Adults and children (pp. 326–344). New York: Wiley.

Kearney, C. A., & Ross, E. (2014). Problematic school absenteeism. In C. A. Alfano & D. C. Beidel (Eds.), *Comprehensive evidence-based interventions for children and adolescents* (pp. 275–286). New York: Wiley.

Kearney, C. A., Wechsler, A., Kaur, H., & Lemos-Miller, A. (2010). Posttraumatic stress disorder in maltreated youth: A review of contemporary research and thought. *Clinical Child and Family Psychology Review, 13*, 46–76.

Keel, P. K., & Holland, L. A. (2014). Eating disorders. In C. S. Richards & M. W. O'Hara (Eds.), *The Oxford handbook of depression and comorbidity* (pp. 166–185). New York: Oxford.

Keenan-Miller, D., & Miklowitz, D. J. (2011). Interpersonal functioning in pediatric bipolar disorder. *Clinical Psychology: Science and Practice, 18*, 342–356.

Kendler, K. S., Aggen, S. H., Knudsen, G. P., Roysamb, E., Neale, M. C., & Reichborn-Kjennerud, T. (2011). The structure of genetic and environmental risk factors for syndromal and subsyndromal common DSM-IV Axis I and all Axis II disorders. *American Journal of Psychiatry, 168*, 29–39.

Kerns, R. D., Sellinger, J., & Goodin, B. R. (2011). Psychological treatment of chronic pain. *Annual Review of Clinical Psychology, 7*, 411–434.

Keski-Rahkonen, A., Raevuori, A., Bulik, C. M., Hoek, H. W., Rissanen, A., & Kaprio, J. (2014). Factors associated with recovery from anorexia nervosa: A population-based study. *International Journal of Eating Disorders, 47*, 117–123.

Kessler, R. C., Berglund, P., Demler, O., Jin, R., Merikangas, K. R., & Walters, E. E. (2005). Lifetime prevalence and age-of-onset distributions of DSM-IV disorders in the national comorbidity survey replication. *Archives of General Psychiatry, 62,* 593–602.

Klaiman, C., Quintin, E.-M., Jo, B., Lightbody, A. A., Hazlett, H. C., Piven, J., ... Reiss, A. L. (2014). Longitudinal profiles of adaptive behaviour in Fragile X syndrome. *Pediatrics, 134,* 315–324.

Klein, D. N., & Allmann, A. E. S. (2014). Course of depression: Persistence and recurrence. In I. H. Gotlib & C. L. Hammen (Eds.), *Handbook of depression* (3rd ed., pp. 64–83). New York: Guilford.

Kloos, A., Weller, E. B., & Weller, R. A. (2008). Biologic basis of bipolar disorder in children and adolescents. *Current Psychiatry Reports, 10,* 98–103.

Klump, K. L. (2013). Puberty as a critical risk period for eating disorders: A review of human and animal studies. *Hormones and Behavior, 64,* 399–410.

Knappe, S., Lieb, R., Beesdo, K., Fehm, L., Low, N. C. P., Gloster, A. T., & Wittchen, H.-U. (2009). The role of parental psychopathology and family environment for social phobia in the first three decades of life. *Depression and Anxiety, 26,* 363–370.

Koegel, L. K., Park, M. N., & Koegel, R. L. (2014). Using self-management to improve the reciprocal social conversation of children with autism spectrum disorder. *Journal of Autism and Developmental Disorders, 44,* 1055–1063.

Kovacs, M. (2010). *CDI 2: Children's depression inventory* (2nd ed.). North Tonawanda, NY: Multi-Health Systems.

Krug, D. A., Arick, J. R., & Almond, P. J. (2008). *Autism screening instrument for educational planning (ASIEP-3).* Austin, TX: Pro-Ed.

Lachar, D., & Gruber, C. P. (2000). *Personality inventory for children (PIC-2)*

manual (2nd ed.). Los Angeles, CA: Western Psychological Services.

La Greca, A. M. (1998). *Social anxiety scales for children and adolescents: Manual and instructions for the SASC, SASC-R, SAS-A (adolescents), and parent versions of the scales.* Miami, FL: Author.

Lamb, M. E., La Rooy, D. J., Malloy, L. C., & Katz, C. (Eds.). (2011). *Children's testimony: A handbook of psychological research and forensic practice* (2nd ed.). Malden, MA: Wiley.

Larson, K., Russ, S. A., Kahn, R. S., & Halfon, N. (2011). Patterns of comorbidity, functioning, and service use of US children with ADHD, 2007. *Pediatrics, 127,* 462–470.

Lavender, J. M., Wonderlich, S. A., Crosby, R. D., Engel, S. G., Mitchell, J. E., Crow, S. J., ... Le Grange, D. (2013). Personality-based subtypes of anorexia nervosa: Examining validity and utility using baseline clinical variables and ecological momentary assessment. *Behaviour Research and Therapy, 51,* 512–517.

Leaper, C. (2015). Gender and social-cognitive development. In R. M. Lerner (Ed.), *Handbook of child psychology and developmental science* (pp. 806–853). Hoboken, NJ: Wiley.

Lejuez, C. W., Hopko, D. R., Acierno, R., Daughters, S. B., & Pagoto, S. L. (2011). Ten year revision of the brief behavioral activation treatment for depression: Revised treatment manual. *Behavior Modification, 35,* 111–161.

Lett, T. A., Voineskos, A. N., Kennedy, J. L., Levine, B., & Daskalakis, Z. J. (2014). Treating working memory deficits in schizophrenia: A review of the neurobiology. *Biological Psychiatry, 75,* 361–370.

Levy, A., & Perry, A. (2011). Outcomes in adolescents and adults with autism: A review of the literature. *Research in Autism Spectrum Disorders, 5,* 1271–1282.

Lewandowski, L. J., & Lovett, B. J. (2014). Learning disabilities. In E. J. Mash & R. A. Barkley (Eds.), *Child psychopathology* (3rd ed., pp. 625–672). New York: Guilford.

Lewis, M., & Rudolph, K. D. (Eds.). (2014). *Handbook of developmental psychopathology* (3rd ed.). New York: Springer.

Lin, Y.-J., Lai, M.-C., & Gau, S. S.-F. (2012). Youths with ADHD with and without tic disorders: Comorbid psychopathology, executive function and social adjustment. *Research in Developmental Disabilities, 33*, 951–963.

Lock, J., & Le Grange, D. (2013). *Treatment manual for anorexia nervosa: A family-based approach* (2nd ed.). New York: Guilford.

Lopez-Duran, N. L., Kovacs, M., & George, C. J. (2009). Hypothalamic-pituitary-adrenal axis dysregulation in depressed children and adolescents: A meta-analysis. *Psychoneuroendocrinology, 34*, 1272–1283.

Luby, J. L., Gaffrey, M. S., Tillman, R., April, L. M., & Belden, A. C. (2014). Trajectories of preschool disorders to full DSM depression at school age and early adolescence: Continuity of preschool depression. *American Journal of Psychiatry, 171*, 768–776.

Luk, S., & Agoha, R. (2014). The role of socio-cultural factors in the course of anorexia nervosa: A case of anorexia nervosa in a Chinese-American adolescent. *International Journal of Culture and Mental Health, 7*, 236–245.

Malone, P. S., Lamis, D. A., Masyn, K. E., & Northrup, T. F. (2010). A dual-process discrete-time survival analysis model: Application to the gateway drug hypothesis. *Multivariate Behavioral Research, 45*, 790–805.

Mannion, A., Leader, G., & Healy, O. (2013). An investigation of comorbid psychological disorders, sleep problems, gastrointestinal symptoms and epilepsy in children and adolescents with autism spectrum disorder. *Research in Autism Spectrum Disorders, 7*, 35–42.

March, J. (2013). *Multidimensional anxiety scale for children 2*. North Tonawanda, NY: Multi-Health Systems.

March, J. S., Silva, S., Petrycki, S., Curry, J., Wells, K., Fairbank, J., … Severe, J. (2007). The treatment for adolescents with depression study (TADS): Long-term effectiveness and safety outcomes. *Archives of General Psychiatry, 64*, 1132–1143.

Martinussen, R., Grimbos, T., & Ferrari, J. L. S. (2014). Word-level reading achievement and behavioral inattention: Exploring their overlap and relations with naming speed and phonemic awareness in a community sample of children. *Archives of Clinical Neuropsychology, 29*, 680–690.

Matthys, W., Vanderschuren, L. J. M. J., & Schutter, D. J. L. G. (2013). The neurobiology of oppositional defiant disorder and conduct disorder: Altered functioning in three mental domains. *Development and Psychopathology, 25*, 193–207.

Matthys, W., Vanderschuren, L. J. M. J., Schutter, D. J. L. G., & Lochman, J. E. (2012). Impaired neurocognitive functions affect social learning processes in oppositional defiant disorder and conduct disorder: Implications for interventions. *Clinical Child and Family Psychology Review, 15*, 234–246.

Maximo, J. O., Cadena, E. J., & Kana, R. K. (2014). The implications of brain connectivity in the neuropsychology of autism. *Neuropsychology Review, 24*, 16–31.

McClain, B. C., & Suresh, S. (Eds.). (2011). *Handbook of pediatric chronic pain: Current science and integrative practice*. New York: Springer.

McDermott, J. M., Perez-Edgar, K., Henderson, H. A., Chronis-Tuscano, A., Pine, D.S., & Fox, N. A. (2009). A history of childhood inhibition and enhanced response monitoring in adolescence are linked to clinical anxiety. *Biological Psychiatry, 65,* 445–448.

McGoldrick, M., Garcia-Preto, N. A., & Carter, B. (2013). *The expanded family life cycle: Individual, family, and social perspectives* (4th ed.). Old Tappan, NJ: Pearson.

McGrady, M. E., & Hommel, K. A. (2013). Medication adherence and health care utilization in pediatric chronic illness: A systematic review. *Pediatrics, 132,* 730–740.

McIntosh, V. V. W., Carter, F. A., Bulik, C. M., Frampton, C. M. A., & Joyce, P. R. (2011). Five-year outcome of cognitive behavioral therapy and exposure with response prevention for bulimia nervosa. *Psychological Medicine, 41,* 1061–1071.

Melegari, M. G., Nanni, V., Lucidi, F., Russo, P. M., Donfrancesco, R., & Cloninger, C. R. (2015). Temperamental and character profiles of preschool children with ODD, ADHD, and anxiety disorders. *Comprehensive Psychiatry, 58,* 94–101.

Miklowitz, D. J., & Cicchetti, D. (Eds.). (2010). *Understanding bipolar disorder: A developmental psychopathology perspective.* New York: Guilford.

Miklowitz, D. J., O'Brien, M. P., Schlosser, D. A., Addington, J., Candan, K. A., Marshall, C., … Cannon, T. D. (2014). Family-focused treatment for adolescents and young adults at high risk for psychosis: Results of a randomized trial. *Journal of the American Academy of Child and Adolescent Psychiatry, 53,* 848–858.

Miklowitz, D. J., Schneck, C. D., Singh, M. K., Taylor, D. O., George, E. L., Cosgrove, V. E., … Chang, K. D. (2015). Early intervention for symptomatic youth at risk for bipolar disorder: A randomized trial of family-focused therapy. *Bipolar Disorders, 13,* 113–121.

Miles, J. H. (2011). Autism spectrum disorders: A genetics review. *Genetics in Medicine, 13,* 278–294.

Miller, G. A. (2001). *Adolescent SASSI-A2 substance abuse subtle screening inventory.* Springville, IN: SASSI Institute.

Miller-Perrin, C. L., & Perrin, R. D. (2013). *Child maltreatment: An introduction* (3rd ed.). Thousand Oaks, CA: Sage.

Millon, T., Green, C. J., & Meagher, R. B. (1993). *Millon adolescent personality inventory.* Minneapolis, MN: NCS Assessments.

Monahon, C. (1993). *Children and trauma: A parent's guide to helping children heal.* New York: Lexington.

Moos, R. H., & Moos, B. S. (2009). *Family environment scale manual* (4th ed.). Palo Alto, CA: Consulting Psychologists Press.

Mostofsky, D. I. (Ed.). (2014). *The handbook of behavioral medicine* (*Vol. 1*). Hoboken, NJ: Wiley-Blackwell.

Muris, P., & Field, A. P. (2010). The role of verbal threat information in the development of childhood fear. "Beware the Jabberwock!" *Clinical Child and Family Psychology Review, 13,* 129–150.

Murray, J., & Farrington, D. P. (2010). Risk factors for conduct disorder and delinquency: Key findings from longitudinal studies. *Canadian Journal of Psychiatry, 55,* 633–642.

Nader, K., & Fletcher, K. E. (2014). Childhood posttraumatic stress disorder. In E. J. Mash & R. A. Barkley (Eds.), *Child psychopathology* (3rd ed., pp. 476–530). New York: Guilford.

Nash, H. M., Hulme, C., Gooch, D., & Snowling, M. J. (2013). Preschool language profiles of children at family risk of dyslexia: Continuities with specific language impairment. *Journal of Child Psychology and Psychiatry, 54,* 958–968.

Naumann, E., Trentowska, M., & Svaldi, J. (2013). Increased salivation to mirror exposure in women with binge eating disorder. *Appetite, 65,* 103–110.

Neumark-Sztainer, D., Bauer, K. W., Friend, S., Hannan, P. J., Story, M., & Berge, J. M. (2010). Family weight talk and dieting: How much do they matter for body dissatisfaction and disordered eating behaviors in adolescent girls? *Journal of Adolescent Health, 47,* 270–276.

Newberg, A. R., Catapano, L. A., Zarate, C. A., & Manji, H. K. (2008). Neurobiology of bipolar disorder. *Expert Review of Neurotherapeutics, 8,* 93–110.

Nigg, J. T., Goldsmith, H. H., & Sachek, J. (2004). Temperament and attention deficit hyperactivity disorder: The development of a multiple pathway model. *Journal of Clinical Child and Adolescent Psychology, 33,* 42–53.

Nihira, K., Leland, H., & Lambert, N. (1993). *AAMR adaptive behavior scale-residential and community* (2nd ed.). Austin, TX: Pro-Ed.

Nilsen, W., Karevold, E., Roysamb, E., Gustavson, K., & Mathiesen, K. S. (2013). Social skills and depressive symptoms across adolescence: Social support as a mediator in girls versus boys. *Journal of Adolescence, 36,* 11–20.

Norton, E. S., Beach, S. D., & Gabrieli, J. D. E. (2014). Neurobiology of dyslexia. *Current Opinion in Neurobiology, 30,* 73–78.

Oakhill, J. V., & Cain, K. (2012). The precursors of reading ability in young readers: Evidence from a four-year longitudinal study. *Scientific Studies of Reading, 16,* 91–121.

Odgers, C. L., Caspi, A., Broadbent, J. M., Dickson, N., Hancox, R. J., Harrington, H., … Moffitt, T. E. (2007). Prediction of differential adult health burden by conduct problem subtypes in males. *Archives of General Psychiatry, 64,* 476–484.

O'Donohue, W. T., Benuto, L. T., & Tolle, L. W. (Eds.). (2013). *Handbook of adolescent health psychology.* New York: Springer.

Ollendick, T. H., & Benoit, K. E. (2011). A parent-child interactional model of social anxiety disorder in youth. *Clinical Child and Family Psychology Review, 15,* 81–91.

Olson, D. (2011). FACES IV and the circumplex model: Validation study. *Journal of Marital and Family Therapy, 3,* 64–80.

Ostiguy, C. S., Ellenbogen, M. A., & Hodgins, S. (2012). Personality of parents with bipolar disorder and interpersonal functioning among their offspring: A prospective 10-year study. *Development and Psychopathology, 24,* 573–587.

Pai, A. L. H., & Ostendorf, H. M. (2011). Treatment adherence in adolescents and young adults affected by chronic illness during the health care transition from pediatric to adult health care: A literature review. *Children's Health Care, 40,* 16–33.

Paice, J. A. (Ed.). (2015). *Physical aspects of care: Pain and gastrointestinal symptoms.* New York: Oxford.

Papadopoulos, F. C., Ekbom, A., Brandt, L., & Ekselius, L. (2009). Excess mortality, causes of death and prognostic factors in anorexia nervosa. *British Journal of Psychiatry, 194,* 10–17.

Papolos, D., Hennen, J., Cockerham, M. S., Thode, H. C., & Youngstrom, E. A. (2006). The child bipolar questionnaire: A dimensional approach to screening for pediatric bipolar disorder. *Journal of Affective Disorders, 95,* 149–158.

Pardini, D., & Frick, P. J. (2013). Multiple developmental pathways to conduct disorder: Current conceptualizations and clinical implications. *Journal of the Canadian Academy of Child and Adolescent Psychiatry, 22,* 20–25.

Pavuluri, M. N., Birmaher, B., & Naylor, M. W. (2005). Pediatric bipolar disorder: A review of the past 10 years. *Journal of the American Academy of Child and Adolescent Psychiatry, 44,* 846–871.

Perea, M., Panadero, V., Moret-Tatay, C., & Gomez, P. (2012). The effects of inter-letter spacing in visual-word recognition: Evidence with young normal readers and developmental dyslexics. *Learning and Instruction, 22,* 420–430.

Perlis, R. H., Miyahara, S., Marangell, L. B., Wisniewski, S. R., Ostacher, M., DelBello, M. P., ... Nierenberg, A. A. (2004). Long-term implications of early onset in bipolar disorder: Data from the first 1000 participants in the systematic treatment enhancement program for bipolar disorder (STEP-BD). *Biological Psychiatry, 55,* 875–881.

Peters, A. T., Henry, D. B., & West, A. E. (2015). Caregiver characteristics and symptoms of pediatric bipolar disorder. *Journal of Child and Family Studies, 24,* 1469–1480.

Pierce, M. C., Kaczor, K., & Thompson, R. (2014). Bringing back the social history. *Pediatric Clinics of North America, 61,* 889–905.

Piers, E. V., Harris, D. B., & Herzberg, D. S. (2002). *Piers-Harris children's self-concept scale (PHCSCS-2).* (2nd ed.). Austin, TX: Pro-Ed.

Pilowsky, D. J., & Wu, L.-T. (2013). Screening instruments for substance use and brief interventions targeting adolescents in primary care: A literature review. *Addictive Behaviors, 38,* 2146–2153.

Poulin, F., & Dishion, T. J. (2008). Methodological issues in the use of peer sociometric nominations with middle school youth. *Social Development, 17,* 908.

Pratt, H. D., & Patel, D. R. (2007). Learning disorders in children and adolescents. *Primary Care, 34,* 361–374.

Presnall, N., Webster-Stratton, C. H., & Constantino, J. N. (2014). Parent training: Equivalent improvement in externalizing behavior for children with and without familial risk. *Journal of the American Academy of Child and Adolescent Psychiatry, 53,* 879–887.

Quay, H. C., & Peterson, D. R. (1996). *Revised behavior problem checklist: PAR edition.* Odessa, FL: Psychological Assessment Resources.

Raven, J. C. (2000). *Raven's progressive matrices.* San Antonio, TX: Harcourt.

Remschmidt, H., & Global ADHD Working Group. (2005). Global consensus on ADHD/HKD. *European Child and Adolescent Psychiatry, 14,* 127–137.

Reyes, J. C., Robles, R. R., Colon, H. M., Negron, J. L., Matos, T. D., & Calderon, J. M. (2011). Polydrug use and attempted suicide among Hispanic adolescents in Puerto Rico. *Archives of Suicide Research, 15,* 151–159.

Reynolds, C. R., & Kamphaus, R. W. (2015). *Behavior assessment system for children* (3rd ed.). San Antonio, TX: Pearson.

Reynolds, W. M. (2004). *Reynolds adolescent depression scale-2: Professional manual.* Lutz, FL: Psychological Assessment Resources.

Richards, S. B., Brady, M. P., & Taylor, R. L. (2015). *Cognitive and intellectual disabilities: Historical perspectives, current practices, and future directions* (2nd ed.). New York: Routledge.

Roberts, M. C., Aylward, B. S., & Wu, Y. P. (Eds.). (2014). *Clinical practice of pediatric psychology*. New York: Guilford.

Robin, A. L., & Foster, S. L. (2002). *Negotiating parent-adolescent conflict: A behavioral-family systems approach*. New York: Guilford.

Roid, G. (2003). *Stanford-Binet intelligence scales* (5th ed.). Chicago, IL: Riverside.

Roid, G., Miller, L. J., Pomplun, M., & Koch, C. (2013). *Leiter international performance scale (Leiter-3)*. (3rd ed.). Los Angeles, CA: Western Psychological Services.

Rosen, D. S. (2010). Clinical report—Identification and management of eating disorders in children and adolescents. *Pediatrics, 126*, 1240–1253.

Rubin, K. H., Coplan, R. J., & Bowker, J. C. (2009). Social withdrawal in childhood. *Annual Review of Psychology, 60*, 141–171.

Rucklidge, J. J. (2008). Retrospective parent report of psychiatric histories: Do checklists reveal specific prodromal indicators for postpubertal-onset pediatric bipolar disorder? *Bipolar Disorders, 10*, 56–66.

Runyon, M. K., & Deblinger, E. (2014). *Combined parent-child cognitive behavioral therapy: An approach to empower families at-risk for child physical abuse*. New York: Oxford.

Sanna, K., Pollock-Wurman, R., Ebeling, H., Hurtig, T., Joskitt, L., Mattila, M.-L., ... Moilanen, I. (2009). Psychometric evaluation of social phobia and anxiety inventory for children (SPAI-C) and social anxiety scale for children-revised (SASC-R). *European Child and Adolescent Psychiatry, 18*, 116–124.

Scahill, L., Riddle, M., McSwiggin-Hardin, M., Ort, S., King, R., Goodman, W., ... Leckman, J. (1997). Children's Yale-Brown obsessive compulsive scale: Reliability and validity. *Journal of the American Academy of Child and Adolescent Psychiatry, 36*, 844–852.

Scaini, S., Battaglia, M., Beidel, D. C., & Ogliari, A. (2012). A meta-analysis of the cross-cultural psychometric properties of the social phobia and anxiety inventory for children (SPAI-C). *Journal of Anxiety Disorders, 26*, 182–188.

Scerri, T. S., & Schulte-Korne, G. (2010). Genetics of developmental dyslexia. *European Child and Adolescent Psychiatry, 19*, 179–197.

Schachar, R. (2014). Genetics of attention deficit hyperactivity disorder (ADHD): Recent updates and future prospects. *Current Developmental Disorders Reports, 1*, 41–49.

Scheier, L. M., & Hansen, W. B. (Eds.). (2014). *Parenting and teen drug use: The most recent findings from research, prevention, and treatment*. New York: Oxford.

Schenkel, L. S., West, A. E., Harral, E. M., Patel, N. B., & Pavuluri, M. N. (2008). Parent-child interactions in pediatric bipolar disorder. *Journal of Clinical Psychology, 64*, 422–437.

Schiffman, J., Sorensen, H. J., Maeda, J., Mortensen, E. L., Victoroff, J., Hayashi, K., ... Mednick, S. (2009). Childhood motor coordination and adult schizophrenia spectrum disorders. *American Journal of Psychiatry, 166*, 1041–1047.

Schoemaker, K., Bunte, T., Wiebe, S. A., Espy, K. A., Dekovic, M., & Matthys, W. (2012). Executive function deficits in preschool children with ADHD and DBD. *Journal of Child Psychology and Psychiatry, 53*, 111–119.

Schonbucher, V., Maier, T., Mohler-Kuo, M., Schnyder, U., & Landolt, M. A. (2012). Disclosure of sexual abuse by adolescents: A qualitative in-depth study. *Journal of Interpersonal Violence, 27*, 3486–3513.

Schopler, E., Van Bourgondien, M. E., Wellman, G. J., & Love, S. R. (2010). *Childhood autism rating scale (CARS-2).* (2nd ed.). Los Angeles, CA: Western Psychological Services.

Schweinsburg, A. D., Schweinsburg, B. C., Nagel, B. J., Eyler, L. T., & Tapert, S. F. (2011). Neural correlates of verbal learning in adolescent alcohol and marijuana users. *Addiction, 106,* 564–573.

Semrud-Clikeman, M., Pliszka, S. R., Bledsoe, J., & Lancaster, J. (2014). Volumetric MRI differences in treatment naïve and chronically treated adolescents with ADHD-combined type. *Journal of Attention Disorders, 18,* 511–520.

Shah, R., & Suresh, S. (2015). Interventional treatment of chronic abdominal pain in children. In L. Kapural (Ed.), *Chronic abdominal pain: An evidence-based, comprehensive guide to clinical management* (pp. 125–128). New York: Springer.

Shenk, C. E., Putnam, F. W., & Noll, J. G. (2012). Experiential avoidance and the relationship between child maltreatment and PTSD symptoms: Preliminary evidence. *Child Abuse and Neglect, 36,* 118–126.

Shiels, K. & Hawk, L. W. (2010). Self-regulation of ADHD: The role of error processing. *Clinical Psychology Review, 30,* 951–961.

Shiner, R. L. (2005). A developmental perspective on personality disorders: Lessons from research on normal personality development in childhood and adolescence. *Journal of Personality Disorders, 19,* 202–210.

Sibley, M. H., Kuriyan, A. B., Evans, S. W., Waxmonsky, J. G., & Smith, B. H. (2014). Pharmacological and psychosocial treatments for adolescents with ADHD: An updated systematic review of the literature. *Clinical Psychology Review, 34,* 218–232.

Siegel, L. J., & Welsh, B. C. (2013). *Juvenile delinquency: The core* (5th ed.). Stamford, CT: Cengage.

Siegel, L. J., & Welsh, B. C. (2015). *Juvenile delinquency: Theory, practice, and law* (12th ed.). Stamford, CT: Cengage.

Silverman, W. K., & Albano, A. M. (1996). *Anxiety disorders interview schedule for DSM-IV: Child version.* San Antonio, TX: The Psychological Corporation.

Silverman, W. K., Saavedra, L. M., & Pina, A. A. (2001). Test-retest reliability of anxiety symptoms and diagnoses with the anxiety disorders interview schedule for DSM-IV: Child and parent versions. *Journal of the American Academy of Child and Adolescent Psychiatry, 40,* 937–944.

Skinner, H. A., Steinhauer, P. D., & Santa-Barbara, J. (2004). *FAM III: Family assessment measure-III.* North Tonawanda, NY: Multi-Health Systems.

Slevec, J., & Tiggemann, M. (2011). Media exposure, body dissatisfaction, and disordered eating in middle-aged women: A test of the sociocultural model of disordered eating. *Psychology of Women Quarterly, 35,* 617–627.

Smith, J. D., Dishion, T. J., Shaw, D. S., Wilson, M. N., Winter, C. C., & Patterson, G. R. (2014). Coercive family process and early-onset conduct problems from age 2 to school entry. *Development and Psychopathology, 26,* 917–932.

Snowling, M. J., & Hulme, C. (2011). Evidence-based interventions for reading and language difficulties: Creating a virtuous circle. *British Journal of Educational Psychology, 81,* 1–23.

Sparrow, E. P., & Erhardt, D. (2014). *Essentials of ADHD assessment for children and adolescents.* Hoboken, NJ: Wiley.

Sparrow, S. S., Cicchetti, D. V., & Balla, D. A. (2005). *Vineland adaptive behavior scales* (2nd ed.). Bloomington, MN: Pearson.

Spence, S. H., & Reinecke, M. A. (2004). Cognitive approaches to understanding, preventing and treating child and adolescent depression. In M. A. Reinecke & D. A. Clark (Eds.), *Cognitive therapy across the lifespan* (pp. 358–395). New York: Cambridge University Press.

Sperry, L. (Ed.). (2012). *Family assessment: Contemporary and cutting-edge strategies.* New York: Taylor and Francis.

Srouji, R., Ratnapalan, S., & Schneeweiss, S. (2010). Pain in children: Assessment and nonpharmacological management. *International Journal of Pediatrics*, 2010, 1–11.

Stange, J. P., Alloy, L. B., Flynn, M., & Abramson, L. Y. (2013). Negative inferential style, emotional clarity, and life stress: Integrating vulnerabilities to depression in adolescence. *Journal of Clinical Child and Adolescent Psychology*, *42*, 508–518.

Steele, M. M., & Doey, T. (2007). Suicidal behaviour in children and adolescents. Part 1: Etiology and risk factors. *Canadian Journal of Psychiatry, 52*(6 Suppl 1), 21S–33S.

Steiger, A. E., Allemand, M., Robins, R. W., & Fend, H. A. (2014). Low and decreasing self-esteem during adolescence predict adult depression two decades later. *Journal of Personality and Social Psychology*, *106*, 325–338.

Stein, D., Kaye, W. H., Matsunaga, H., Orbach, I., Har-Even, D., Frank, G., … Rao, R. (2002). Eating-related concerns, mood, and personality traits in recovered bulimia nervosa subjects: A replication study. *International Journal of Eating Disorders*, *32*, 225–229.

Stein, M. B., & Stein, D. J. (2008). Social anxiety disorder. *Lancet, 371*, 1115–1125.

Stevenson, R. E., Schwartz, C. E., & Rogers, R. C. (2012). *Atlas of X-linked intellectual disability syndromes* (2nd ed.). New York: Oxford.

Stinson, J. N., Jibb, L. A., Lalloo, C., Feldman, B. M., McGrath, P. J., Petroz, G. C., … Stevens, B. J. (2014). Comparison of average weekly pain using recalled paper and momentary assessment electronic diary reports in children with arthritis. *Clinical Journal of Pain, 30*, 1044–1050.

Stone, A. L., Becker, L. G., Huber, A. M., & Catalano, R. F. (2012). Review of risk and protective factors of substance use and problem use in emerging adulthood. *Addictive Behaviors, 37*, 747–775.

Stowman, S., Kearney, C. A., & Daphtary, K. (2015). Mediators of initial acute and later posttraumatic stress in youth in a PICU. *Pediatric Critical Care Medicine, 16*, e113–e118.

Strakowski, S. M., Adler, C. M., Almeida, J., Altshuler, L. L., Blumberg, H. P., Chang, K. D., … Townsend, J. D. (2012). The functional neuroanatomy of bipolar disorder: A consensus model. *Bipolar Disorders, 14*, 313–325.

Strakowski, S. M., DelBello, M. P., & Adler, C. M. (Eds.). (2015). *Bipolar disorder in youth: Presentation, treatment and neurobiology.* New York: Oxford.

Straub, J., Sproeber, N., Plener, P. L., Fegert, J. M., Bonenberger, M., & Koelch, M. G. (2014). A brief cognitive-behavioural group therapy programme for the treatment of depression in adolescent outpatients: A pilot study. *Child and Adolescent Psychiatry and Mental Health, 8*, 9.

Sturge-Apple, M. L., Davies, P. T., & Cummings, E. M. (2010). Typologies of family functioning and children's adjustment during the early school years. *Child Development, 81*, 1320–1335.

Sullivan, A. E., Judd, C. M., Axelson, D. A., & Miklowitz, D. J. (2012). Family functioning and the course of adolescent bipolar disorder. *Behavior Therapy, 43,* 837–847.

Sullivan, P. F., Daly, M. J., & O'Donovan, M. (2012). Genetic architectures of psychiatric disorders: The emerging picture and its implications. *Nature Reviews Genetics, 13,* 537–551.

Suresh, S., & Shah, R. (2014). Pediatric chronic pain management. In H. T. Benzon, J. P. Rathmell, C. L. Wu, D. C. Turk, C. E. Argoff, & R. W. Hurley (Eds.), *Practical management of pain* (5th ed., pp. 449–466). Philadelphia, PA: Elsevier.

Surman, C. B. H. (Ed.). (2013). *ADHD in adults: A practical guide to evaluation and management.* New York: Springer.

Swanson, H. L., Harris, K. R., & Graham, S. (Eds.). (2013). *Handbook of learning disabilities.* New York: Guilford.

Tanner-Smith, E. E., Wilson, S. J., & Lipsey, M. W. (2013). The comparative effectiveness of outpatient treatment for adolescent substance abuse: A meta-analysis. *Journal of Substance Abuse Treatment, 44,* 145–158.

Tavkar, P., & Hansen, D. J. (2011). Interventions for families victimized by child sexual abuse: Clinical issues and approaches for child advocacy center-based services. *Aggression and Violent Behavior, 16,* 188–199.

Thapar, A., Collishaw, S., Pine, D. S., & Thapar, A. K. (2012). Depression in adolescence. *Lancet, 379,* 1056–1067.

Thapar, A., Cooper, M., Eyre, O., & Langley, K. (2013). Practitioner review: What have we learnt about the causes of ADHD? *Journal of Child Psychology and Psychiatry, 54,* 3–16.

Thurber, S., Hollingsworth, D. R., & Miller, L. (1996). The hopelessness scale for children: Psychometric properties with hospitalized

adolescents. *Journal of Clinical Psychology, 52,* 543–545.

Todd, R. D., Huang, H., Todorov, A. A., Neuman, R. J., Reiersen, A. M., Henderson, C. A., & Reich, W. C. (2008). Predictors of stability of attention-deficit/hyperactivity disorder subtypes from childhood to young adulthood. *Journal of the American Academy of Child and Adolescent Psychiatry, 47,* 76–85.

Trace, S. E., Baker, J. H., Penas-Lledo, E., & Bulik, C. M. (2013). The genetics of eating disorders. *Annual Review of Clinical Psychology, 9,* 589–620.

Traube, D. E., James, S., Zhang, J., & Landsverk, J. (2012). A national study of risk and protective factors for substance use among youth in the child welfare system. *Addictive Behaviors, 37,* 641–650.

Treasure, J., Sepulveda, A. R., MacDonald, P., Whitaker, W., Lopez, C., Zabala, M., ... Todd, G. (2008). The assessment of the family of people with eating disorders. *European Eating Disorders Review, 16,* 247–255.

Troisi, A., Massaroni, P., & Cuzzolaro, M. (2005). Early separation anxiety and adult attachment style in women with eating disorders. *British Journal of Clinical Psychology, 44,* 89–97.

Tucker, J. S., Pollard, M. S., de la Haye, K., Kennedy, D. P., & Green, H. D. (2013). Neighborhood characteristics and the initiation of marijuana use and binge drinking. *Drug and Alcohol Dependence, 128,* 83–89.

Turk, D. C., & Melzack, R. (Eds.). (2011). *Handbook of pain assessment* (3rd ed.). New York: Guilford.

Turnacioglu, S., & Gropman, A. L. (2013). Developmental and psychiatric presentations of inherited metabolic disorders. *Pediatric Neurology, 48,* 179–187.

Turner-Cobb, J. M. (2014). *Child health psychology: A biopsychosocial perspective.* Thousand Oaks, CA: Sage.

Twycross, A., Dowden, S., & Stinson, J. (Eds.). (2013). *Managing pain in children: A clinical guide for nurses and healthcare professionals* (2nd ed.). Hoboken, NJ: Wiley-Blackwell.

Tye, C., Asherson, P., Ashwood, K. L., Azadi, B., Bolton, P., & McLoughlin, G. (2014). Attention and inhibition in children with ASD, ADHD and co-morbid ASD + ADHD: An event-related potential study. *Psychological Medicine, 44,* 1101–1116.

van Leeuwen, A. P., Creemers, H. E., Greaves-Lord, K., Verhulst, F. C., Ormel, J., & Huizink, A. C. (2011). Hypothalamic-pituitary-adrenal axis reactivity to social stress and adolescent cannabis use: The TRAILS study. *Addiction, 106,* 1484–1492.

Walder, D. J., Faraone, S. V., Glatt, S. J., Tsuang, M. T., & Seidman, L. J. (2014). Genetic liability, prenatal health, stress and family environment: Risk factors in the Harvard adolescent family high risk for schizophrenia study. *Schizophrenia Research, 157,* 142–148.

Waldron, J. C., Wilson, L. C., Patriquin, M. A., & Scarpa, A. (2015). Sexual victimization history, depression, and task physiology as predictors of sexual revictimization: Results from a 6-month prospective pilot study. *Journal of Interpersonal Violence, 30,* 622–639.

Ward, P. J., Lundberg, N. R., Zabriskie, R. B., & Berrett, K. (2009). Measuring marital satisfaction: A comparison of the revised dyadic adjustment scale and the satisfaction with married life scale. *Marriage and Family Review, 45,* 412–429.

Warner, T. D., Behnke, M., Eyler, F. D., & Szabo, N. J. (2011). Early adolescent cocaine use as determined by hair analysis in a prenatal cocaine exposure cohort. *Neurotoxicology and Teratology, 33,* 88–99.

Wechsler, D. (2002). *Wechsler preschool and primary scale of intelligence* (3rd ed.). San Antonio, TX: The Psychological Corporation.

Wechsler, D. (2015). *Wechsler intelligence scale for children* (5th ed. integrated). San Antonio, TX: Psychological Corporation.

Wei, X., Wagner, M., Christiano, E. R. A., Shattuck, P., & Yu, J. W. (2014). Special education services received by students with autism spectrum disorders from preschool through high school. *Journal of Special Education, 48,* 167–179.

Weller, E. B., Weller, R. A., Fristad, M. A., Rooney, M. T., & Schecter, J. (2000). Children's interview for psychiatric syndromes (ChIPS). *Journal of the American Academy of Child and Adolescent Psychiatry, 39,* 76–84.

Whitney, J., Howe, M., Shoemaker, V., Li, S., Sanders, E. M., Dijamco, C., … Chang, K. (2013). Socio-emotional processing and functioning of youth at high risk for bipolar disorder. *Journal of Affective Disorders, 148,* 112–117.

Widom, C. S., & Wilson, H. W. (2015). Intergenerational transmission of violence. In J. Lindert & I. Levav (Eds.), *Violence and mental health* (pp. 27–45). New York: Springer.

Wilkinson, G. S., & Robertson, G. J. (2006). *Wide range achievement test 4.* Lutz, FL: Psychological Assessment Resources.

Willcutt, E. G. (2012). The prevalence of DSM-IV attention-deficit/ hyperactivity disorder: A meta-analytic review. *Neurotherapeutics, 9,* 490–499.

Williams, C. L., & Butcher, J. N. (2011). *A beginner's guide to the MMPI-A.* Washington, DC: American Psychological Association.

Wilson, C. T., Fairburn, C. C., Agras, W. S., Walsh, B. T., & Kraemer, H.

(2002). Cognitive-behavioral therapy for bulimia nervosa: Time course and mechanisms of change. *Journal of Consulting and Clinical Psychology*, *70*, 267–274.

Wolfe, V. V. (2007). Child sexual abuse. In E. J. Mash & R. A. Barkley (Eds.), *Assessment of childhood disorders* (4th ed., pp. 685–748). New York: Guilford.

Wong, B. Y. L. (Ed.). (2004). *Learning about learning disabilities* (3rd ed.). New York: Elsevier.

Wong, B. Y. L. (2008). *The ABCs of learning disabilities* (2nd ed.). Boston, MA: Elsevier/Academic.

Young, M. E., & Fristad, M. A. (2007). Evidence based treatments for bipolar disorder in children and adolescents. *Journal of Contemporary Psychotherapy*, *37*, 157–164.

Young, N. J., & Findling, R. L. (2015). An update on pharmacotherapy for autism spectrum disorder in children and adolescents. *Current Opinion in Psychiatry*, *28*, 91–101.

Youngstrom, E. (2010). Pediatric bipolar disorder. In E. J. Mash & R. A. Barkley (Eds.), *Assessment of childhood disorders* (4th ed., pp. 253–304). New York: Guilford.

Youngstrom, E. A., Findling, R. L., Danielson, C. K., & Calabrese, J. R. (2001). Discriminative validity of parent report of hypomanic and depressive symptoms on the general behavior inventory. *Psychological Assessment*, *13*, 267–276.

Zentall, S. S., & Beike, S. M. (2012). Achievement of social goals of younger and older elementary students: Response to academic and social failure. *Learning Disability Quarterly*, *35*, 39–53.

Zhou, X., Qin, B., Giovane, C. D., Pan, J., Gentile, S., Liu, Y., … Xie, P. (2015). Efficacy and tolerability of antidepressants in the treatment of adolescents and young adults with depression and substance use disorders: A systematic review and meta-analysis. *Addiction*, *110*, 38–48.

Zulauf, C. A., Sprich, S. E., Safren, S. A., & Wilens, T. E. (2014). The complicated relationship between attention deficit/hyperactivity disorder and substance use disorders. *Current Psychiatry Reports*, *16*, 436.

图书在版编目(CIP)数据

儿童行为障碍案例集 : 第 6 版 / (美)克里斯托弗·
卡尼著 ; 王金丽,李哲译 .— 上海 : 上海社会科学院
出版社,2020
书名原文 : Casebook in Child Behavior Disorders
(Sixth Edition)
ISBN 978 - 7 - 5520 - 2620 - 7

Ⅰ.①儿… Ⅱ.①克… ②王… ③李… Ⅲ.①儿童—
精神障碍—行为治疗—案例—汇编 Ⅳ.①R749.94

中国版本图书馆 CIP 数据核字(2020)第 111492 号